ワーキングメモリの脳内表現
Neural Correlates of Working Memory

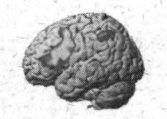

苧阪直行 [編著]
Naoyuki Osaka

京都大学学術出版会

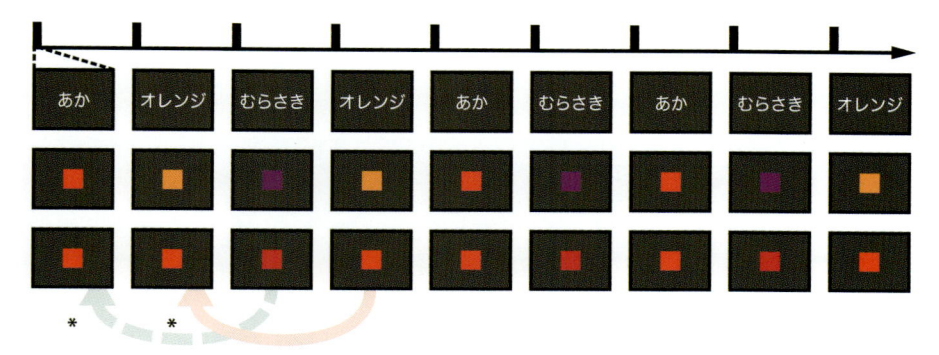

図 3-1 実験で用いた各条件の刺激と刺激提示および反応のシークエンス（Ikeda & Osaka, 2007より改変）.

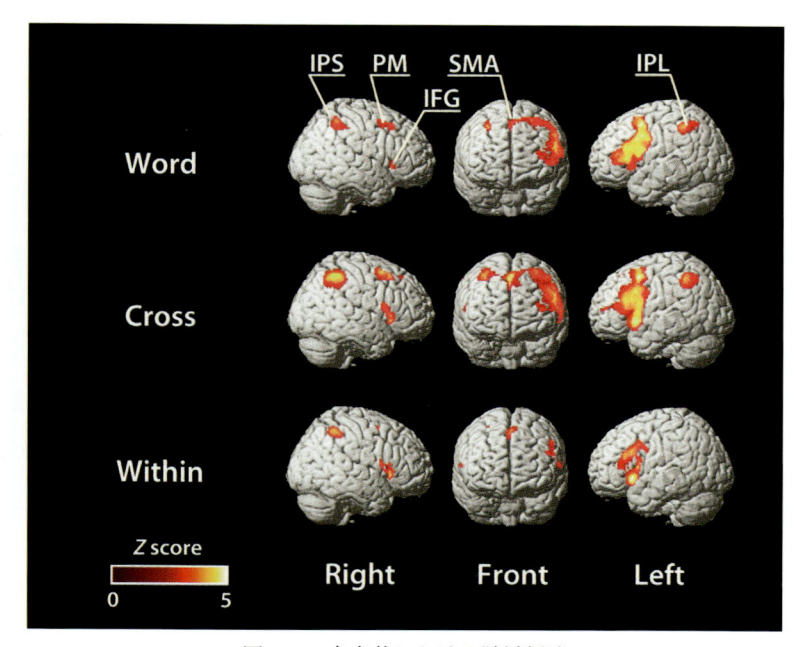

図 3-2 各条件における賦活領域
9名のデータをグループ解析したものである．賦活の有意性の検定には多重比較時の修正を行った（FDR, $p < .05$）（Ikeda & Osaka, 2007 より改変）.

図 4-7A　空間的注意の脳内機構

音声教示をオンセットとした神経活動のうち，「注意なし」に比して「注意あり（よこ・たて）」で活動が増加する脳部位を示す．GF (fusiform gyrus)，GL (lingual gyrus)，Sca (calcarine sulcus: 鳥距溝)．（坪見・苧阪（2006）より改変）．

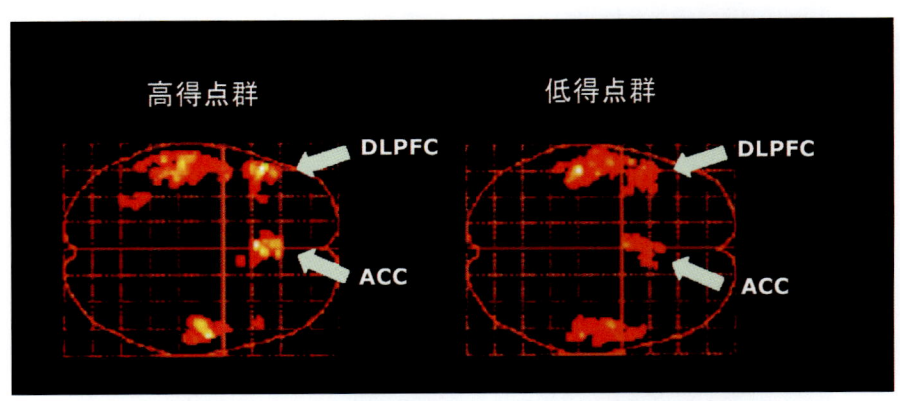

図 5-1　LST 遂行中の脳の活動領域（軸位断面で示す）

左図は高得点群，右図は低得点群．図の上部は左半球，右側は前頭部を示す．（Osaka et al. (2003) より改変）．

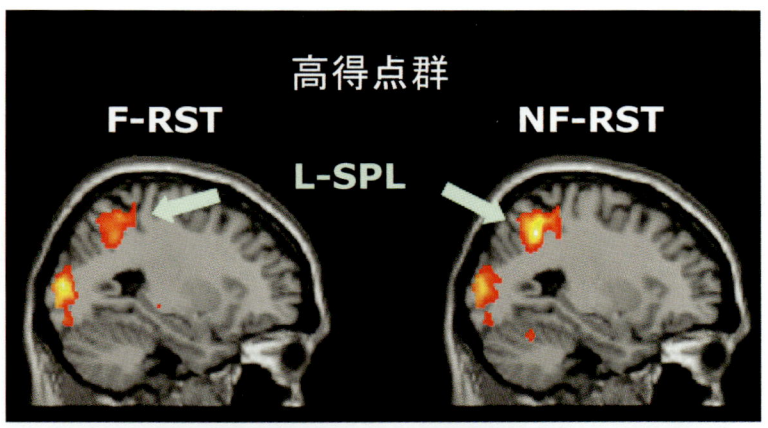

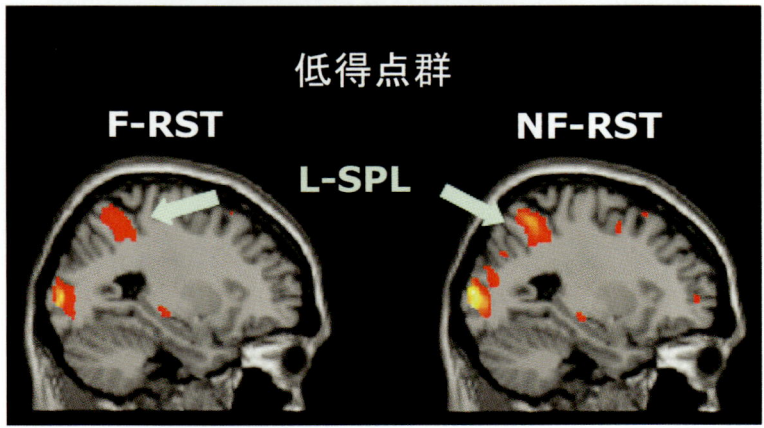

図 5-3　F-RST と NF-RST 条件における SPL の活性化の変化
文を読んで単語を記憶しているときの活動を示す．上図は高得点群，下図は低得点群を示す．(Osaka et al. (2007) より改変)．

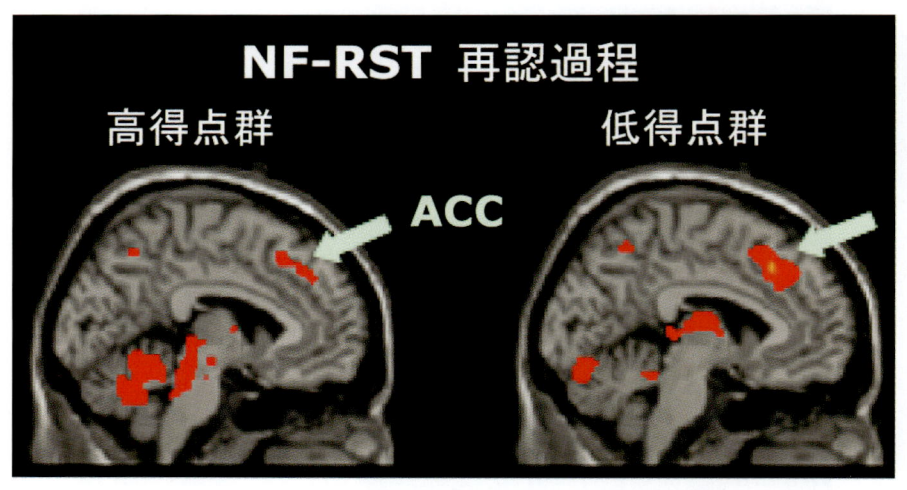

図 5-6　F-RST と NF-RST 条件における脳の活動領域
単語を再認しているときの活動の変化を示す．左図は高得点群，右の図は低得点群を示す．（Osaka et al. (2007) より改変）．

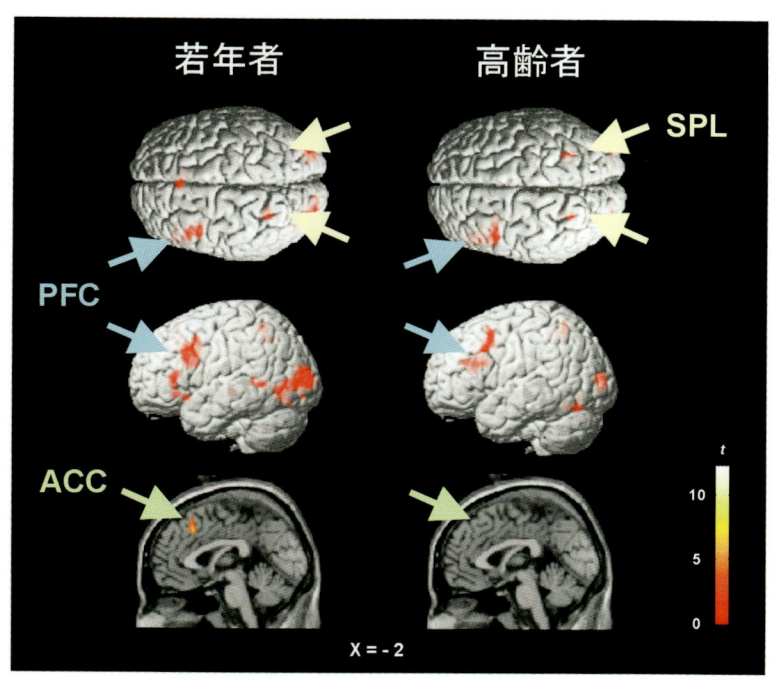

図 6-2　若年者と高齢者が読み＋記憶期間中に有意な活動を示した脳領域．上段は脳の外側面を真上から見た図．中段は脳の外側面を左側から見た図．下段は脳の内側面を左側から見た図．（Otsuka et al.（2006）より改変）．

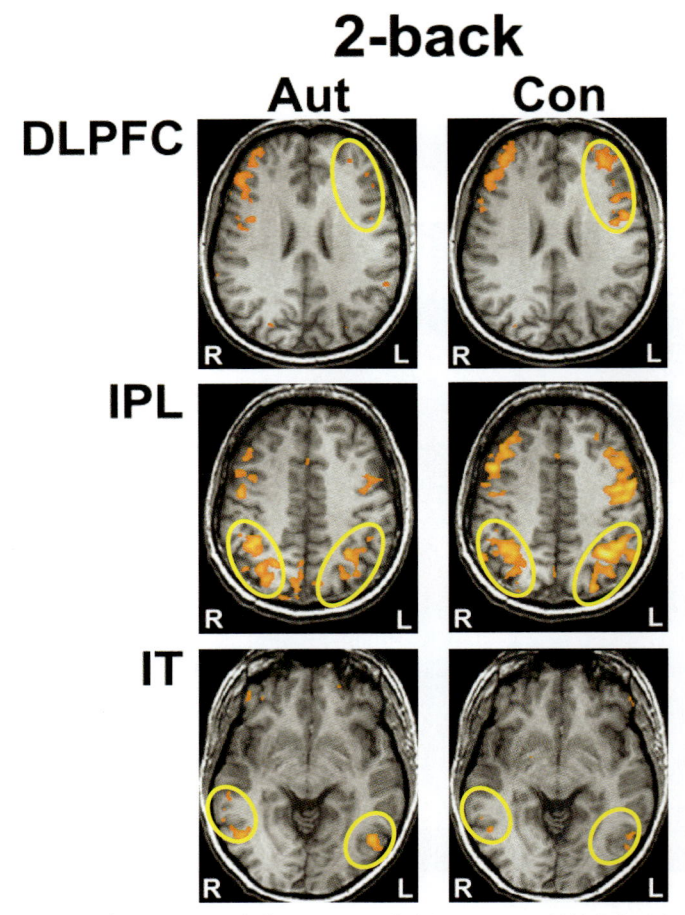

図 8-5　各群の 2-back 条件における，代表的な ROI の活性化を示す t-マップ．個々の被験者の t-マップは Talairach and Tournoux (1988) に基づいて標準化された後，MCW-AFNI (Cox, 1996) を用いてグループの平均が計算された．DLPFC (dorsolateral prefrontal cortex: 前頭前野背外側領域)，IPL (inferior parietal: 下頭頂小葉)，IT (inferior temporal). Reprinted from NeuroImage, 24, Koshino, H., Carpenter, P. A., Minshew, N. J., Cherkassky, V. L., Keller, T. A., & Just. M. A., 810-821, Copyright (2005), with permission from Elsevier.

High-intention (Rating value = 6.53)　5s　**Low-intention** (Rating value = 1.93)

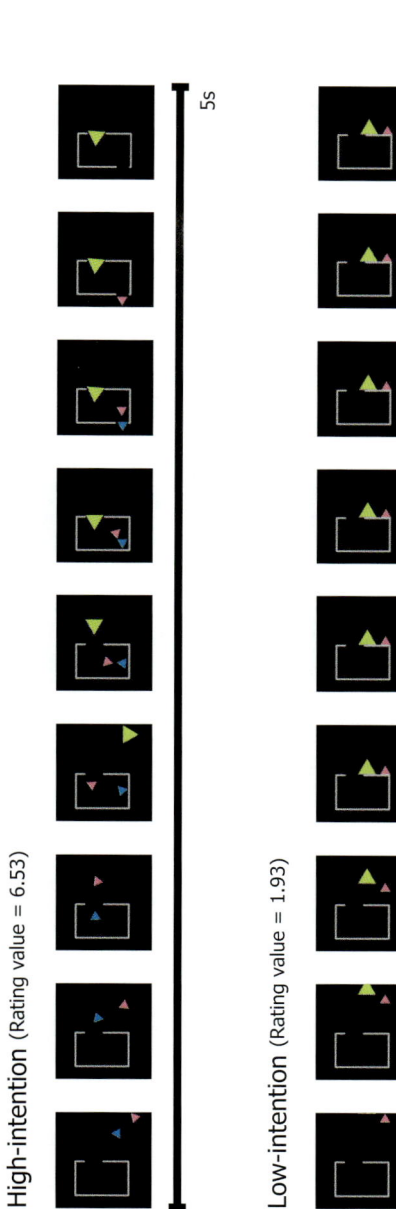

図 9-4　アニメーション・パタンに対する意図推定実験の画像の一例．動画は下から上方向に動く．左と右は 50 のパタンのうち最も評定値の高かったパタンと低かったパタンをそれぞれ示す（Osaka, Ikeda, & Osaka, 2006 より）．

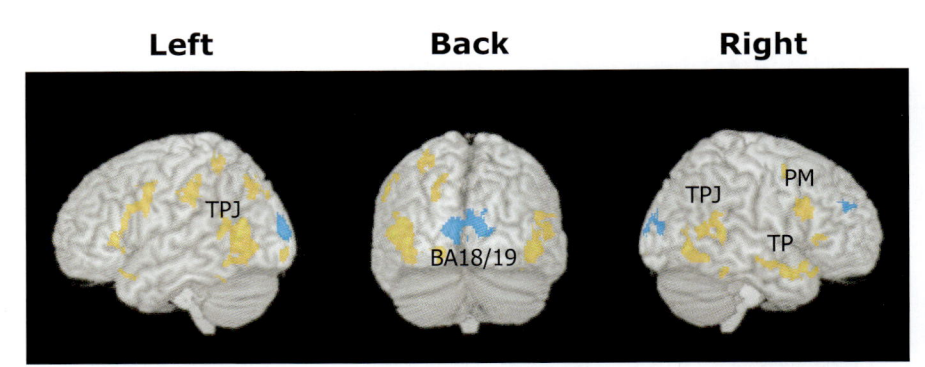

図9-5 アニメーション・パタンによる意図推定実験の event-related fMRI で活性化した脳内領域（左右および後部外側面：High-intention (HI) >Low-intension (LI)（黄色）とその逆 (LI>HI) を示す）．右の TPJ（側頭頭頂接合領域），TP（側頭極），PM（前運動野）と左の TPJ が活性化を示した（Osaka, Ikeda, & Osaka, 2006 より）．

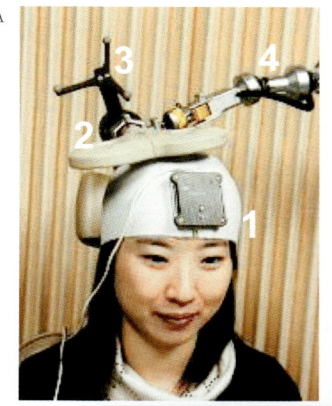

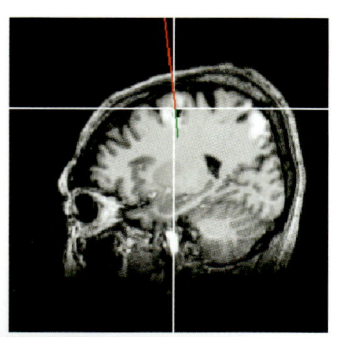

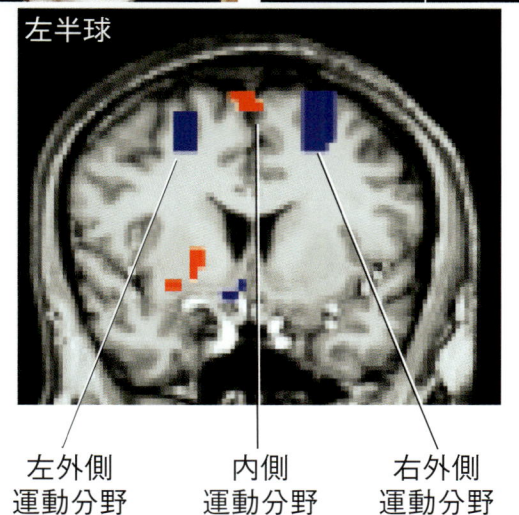

図 10-3 ニューロナビゲーションを用いた運動前野への経頭蓋磁気刺激実験（Tanaka et al., 2005 より）

(A) ニューロナビゲーションの様子．ヘッドプローブ (1) と磁気コイル (2) にとりつけたコイルプローブ (3) の位置を赤外線カメラでモニターすることで磁気コイルの中心をターゲットとなる脳領域（この例では右背外側運動前野）の直上に置くことができる．磁気コイルはマシーンアーム (4) によってしっかり支えられている．
(C) 機能的磁気共鳴画像実験の結果．言語表象操作課題では内側運動前野（赤の活動）が，視空間表象操作課題では左右半球の背外側運動前野（青の活動）がより活動を示した．

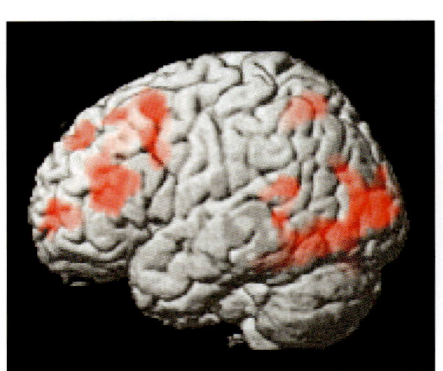

図 11-3　同じ被験者の RST 課題下で活性化パタン例（Osaka et al.（2007）より）．

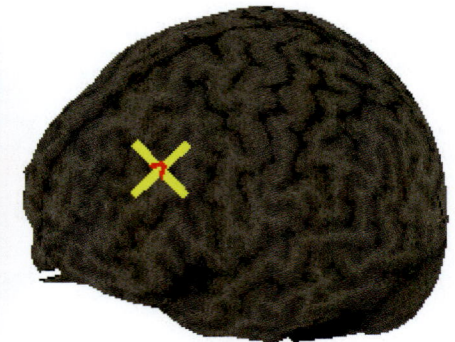

図 11-4　TMS 刺激を照射した左背外側前頭前野領域（LDLPFC）の個人例．前もって fMRI の T1 構造画像に重ねて個人ごとに Brainsight で特定した（Osaka et al.（2007）より）．

まえがき

　ワーキングメモリ（working memory: WM）は作動記憶とか作業記憶と呼ばれることもあるが，最近はそのままワーキングメモリと表記するのが一般的になってきた．一般に，「ワーキンググループ」とか「ワーキングウーマン」などという表現があるが，「ワーキング」という言葉からその機能をイメージしやすいというメリットもあるのだろう．ワーキングという表現には現在進行形で動いているというイメージが含意されており，編者もワーキングメモリが現在進行形の記憶というイメージをよく表しているという意味で好ましいと思っている．

　「写真にたとえると「ワーキング」とは，詳細な静止画像というよりも動きによってぶれている写真に相当するかもしれない．動きには心の志向性と意図が含まれている．ちなみに，動物は「動く物」と書くが，まさに意図をもって動くのが動物であり，人間でありそして心なのである．動く心を仮に「動心」と書くと，これは最もワーキングメモリに近い造語になろう．英語に直すとさしずめworking mindという表現になるだろう．

　記憶という語には過去から何かを引き出す，といったニュアンスが付きまとうが，ワーキングメモリはそれを含みながらそれを超えた存在である．現在進行形の記憶から未来への記憶をデザインするのがワーキングメモリという「動心」の本質なのである．未来へのメモ帳という意味でもワーキングメモリは単なるメモリ（記憶）を超えている．認知と行動を目標志向的フレームの中で統合するというダイナミックでアクティブな記憶システムがワーキングメモリであるといってよいだろう．

　日々の生活の段取りをつけ，目標へのアプローチを工夫し，新たな近未来を自

分なりにデザインしプランするというアクティブな"脳のメモ帳"がワーキングメモリの姿でもある．一方で，"この脳のメモ帳"には厳しい容量制約があるが，これが個人差や個性をはじめとする様々な特徴を生み出すと同時に，当面不要な情報を抑制し目標志向性を高めるという役割を担っているのである．

　生物は常に目的と意図をもって地理的環境や社会環境に適応してきた．目標志向性的な適応には食物を得るといった生物的レベルから，他者の心や意図を読み取るといった社会的レベルまで広範にわたり，生物種もその生存環境に適したワーキングメモリを獲得してきた．たとえば，ハトは眼前の複数の皿の一つにエサを入れ，布で覆って見えなくしてしまうと，エサの皿の位置をおよそ5秒ほどしか憶えておくことができないが，健常成人はしばらく別の仕事をしていてもちゃんと憶えておくことができる．情報の保持と操作の同時的処理というワーキングメモリの機能のうち，保持機能が正常に働いている証拠である．見えなくても憶えられるのは心の中に内的表象としてその情報を「生きたままで」保持しておくことができるからである．乳児も上記の課題は不得意だが，少し成長して4，5歳になると，憶えておくことができるばかりか，ちょっとした三段論法的な表象の操作を行えるようになる結果，問題解決ができるようになる．さらに，他者の心を見抜くマインドリーディングを行うことができ，保持した情報にさらに複雑な内的操作（処理）を加えることも可能となってくる．ワーキングメモリの制御を行う脳の前頭葉が成熟してきたおかげで"脳のメモ帳"が成熟し，自由に使えるようになってきたためである。自己中心的視点が他者からの視点を含んだ見方に移行できるようになるのである．ここ数年の世界的なヒトを対象としたワーキングメモリ研究の流れをみると，従来の行動的・心理的研究に加えて脳のニューロイメージングを併用した研究が著しい増加傾向を見せている．ワーキングメモリを「脳と心」の関わりの中から考えようという潮流ではないだろうか．

　本書は2000年に同じ京都大学学術出版会から出した「脳とワーキングメモリ」に続いて，その後の7年間のワーキングメモリ研究の進展を，特にヒトの脳のイメージング研究を中心にまとめたものである．2004年に京都で開催した国際ワーキングメモリ学会を機に設立された，日本ワーキングメモリ学会も今年度で第5

まえがき

回を迎えるが，この間多くの脳のイメージング研究のシンポや発表が行われていることからも，この方向の研究の進展がうかがわれる．「脳と心」あるいは「脳と意識」の研究の分野における最近の研究動向を知るためにも，心理学，認知神経科学，認知科学，認知哲学や情報学の分野の学部生，院生や研究者に役立つものと考えている．

2007 年 12 月 1 日

苧阪直行

目　次

口絵　　i
まえがき　　xi

I　ワーキングメモリ研究の現在的意義

第1章　ワーキングメモリ研究の現在（苧阪直行）——— 3

1　はじめに　3
2　モデルの変遷　4
3　高度情報化社会における「ワーキングメモリの危機」　9
4　発達・進化研究とワーキングメモリ　11
5　ニューロイメージング研究の動向　13
6　本書の構成　14

第2章　ワーキングメモリと志向的意識の脳内表現 —— 知情意との関わり（苧阪直行）——— 19

1　はじめに　19
2　志向性の脳内表現　19
3　内側前頭前野皮質　23
4　社会脳　24

xv

II　視空間性ワーキングメモリ

第3章　色のワーキングメモリの脳内表現（池田尊司・苧阪直行）—— 29

1　色とその神経基盤　31
2　ワーキングメモリの中の色　32
3　色のカテゴリー　33
4　言語的な記憶と視覚的な記憶　34
5　色のワーキングメモリ　35
6　色のワーキングメモリの脳内表現　38
7　色の言語性ワーキングメモリ　38
8　視空間性ワーキングメモリ　39

第4章　視覚的注意の脳内表現（坪見博之・苧阪直行）—— 43

1　はじめに　43
2　視覚野における注意のモジュレーション　45
3　注意と一次視覚野の活動　50
4　一次視覚野への注意効果はどこから来るのか　55
5　一次視覚野より以前の注意効果　56
6　視覚野へのモジュレーション源　57
7　注意によるモジュレーションの経路　60
8　視覚的注意とワーキングメモリ　64

III　言語性ワーキングメモリ

第5章　ワーキングメモリにおける注意のフォーカスと抑制の脳内表現（苧阪満里子） ―― 77

1　はじめに　77
2　ワーキングメモリの資源制限　78
3　ワーキングメモリの個人差　79
4　ワーキングメモリの脳内機構　81
5　中央実行系の脳内機構　82
6　リーディングスパンテスト課題下における脳内表現　83
7　DLPFC と ACC　84
8　ワーキングメモリの個人差とその脳内表現　86
9　スパンタスクと注意の制御　89
10　注意のフォーカスとその個人差　91
11　注意のフォーカスの脳内表現の探索　93
12　フォーカスと抑制の脳内表現　96

第6章　高齢者のワーキングメモリ（大塚結喜・苧阪直行） ―― 103

1　加齢とワーキングメモリ　103
2　行動研究からのアプローチ　106
3　ニューロイメージング研究　109
4　行動的研究とニューロイメージング研究の融合　112
5　今後の課題と展望　118

第7章　言語性ワーキングメモリ課題遂行時の情報処理と貯蔵容量〈森下正修・苧阪直行〉 ──── 123

1. 言語性ワーキングメモリ　123
   - (1) ワーキングメモリとリーディングスパン課題　123
   - (2) リーディングスパン課題の問題点　125
   - (3) 仮説　126
2. 注意の焦点の容量　127
   - (1) 短期記憶の容量に関する研究　127
   - (2) 短期記憶の"純粋な"貯蔵容量　128
   - (3) 注意の焦点とWMの関係　130
3. リーディングスパン課題の処理に伴う情報量　131
   - (1) 文の音読の効果　131
   - (2) 文の音読に伴う情報量　132
4. リーディングスパン課題における保持量のレビュー　134
   - (1) WMの貯蔵容量の意義　134
   - (2) 先行研究の選択基準　135
   - (3) 言語性WMの貯蔵容量の範囲　139
5. リーディングスパンテストにおける貯蔵と処理の動的関係　141
   - (1) リーディングスパン課題の流れ　141
   - (2) "RST","RST#"タイプでの課題の流れ　141
   - (3) "RST +"タイプ（真偽判断）での課題の流れ　143
   - (4) "RST +"タイプ（意味性判断）での課題の流れ　145
   - (5) "RST +"タイプ（試行終了後の文意確認）での課題の流れ　146
6. 仮説の評価　147
   - (1) 仮説のまとめと問題点　147
   - (2) 個人差の問題　149
   - (3) モダリティの問題　152

IV　心の理論とワーキングメモリ

第8章　自閉症のワーキングメモリー（越野英哉）——— 161

1　人間のワーキングメモリーとそれに関するブレインイメージング　161
2　自閉症の情報処理の特徴　163
3　自閉症のワーキングメモリーに関する行動指標に基づいた研究　168
4　自閉症者のワーキングメモリーに関するブレインイメージングの研究　170
5　自閉症のワーキングメモリーの特徴　180

第9章　心の理論の脳内表現 ── ワーキングメモリからのアプローチ
（苧阪直行）——— 193

1　はじめに　193
2　ミラーシステム　195
3　心の理論と実行系機能　197
4　心の理論と内側前頭前野皮質　198
5　心の理論と側頭頭頂接合領域　200
6　セルフをめぐる話題　203
7　セルフと心の理論の分化　208

V　TMSとワーキングメモリ

第10章　経頭蓋磁気刺激法を用いたワーキングメモリ研究
（田中悟志）——— 223

1　はじめに　223

2　経頭蓋磁気刺激法のメカニズムと実験パラダイム　225
   3　経頭蓋磁気刺激法を用いた視空間性ワーキングメモリ研究　228
   4　経頭蓋磁気刺激法を用いた言語性ワーキングメモリ研究　236
   5　経頭蓋磁気刺激法によるワーキングメモリ研究のまとめ　239

第11章　経頭蓋磁気刺激法とワーキングメモリ（苧阪直行）──── 249

   1　はじめに　249
   2　ワーキングメモリの機能的磁気共鳴画像法研究　252
   3　経頭蓋磁気刺激法を用いて何が分かってきたか　253
   4　リーディングスパンテストを用いた経頭蓋磁気刺激実験　254

あとがき　261
索引　263

I ── ワーキングメモリ研究の現在的意義

苧阪直行 *Naoyuki Osaka*

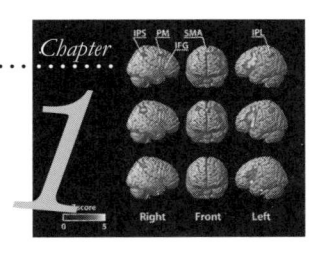

ワーキングメモリ研究の現在

1 はじめに

　本章では，ワーキングメモリ（working memory: 以下 WM と略）の研究の最近の動向について概観した後で，本書の構成内容について触れておきたい．
　WM は脳の前頭葉を中心に働き，目標志向的な課題や作業の遂行にかかわるアクティブな短期性記憶である（苧阪, 2000）．また，WM は容量制約的環境で働き，そこには情報が時間的制約のなかで統合される働きが含まれる．身近な視点からみると，WM は日常生活をなめらかに営むための必要不可欠な"脳のメモ帳"の役割を演じている．目標に向けてプラン（段取り）や方略をたて，順次効率的に実行してゆくために必要とされる．WM, つまり"脳のメモ帳"の目標は, 世界（環境）と自己の理解にあるといえよう．そして, その働きは, 処理すべき情報が過負荷になりメモ帳から情報がオーバーフローしたときに一時的な障害をもたらす．この障害は，よくある"物忘れ"から，"行為のし忘れ"によって重大な事故につながるヒューマンエラーまで様々な問題を引き起こすことが分かってきた．さらにこの障害は，WM を制御する注意の実行系の一時的な機能不全と関わること，そして個人差, 年齢差の影響も大きいことも分かってきた．

2 モデルの変遷

　WMの概念は，歴史的にはJohn Locke（1690）が「静観」（静かに観察すること）と「記憶」（動的に想起）を区別したことに遡り，さらに19世紀後半にはWilhelm WundtやWilliam Jamesが類似した考えを提案している（Logie, Osaka & D'Esposito, 2007）．特に，Jamesは短い記憶としての一次的記憶（primary memory）と人生全体にわたる長期の記憶としての二次的記憶（secondary memory）を区別し，一次的記憶を現在の短期記憶に近い概念として提案している（James, 1890）．ジェームスは経験した事象の表象が注意を向けられることで意識内に保持されている状態を一次的記憶と呼んだ．つまりある時間的な幅をもった意識化された心理的現在を一次的記憶と考えたのである．ヴントもジェームスも意識における統覚やアウェアネスの問題を記憶と結びつけて考えている点で共通点が認められる．このような哲学的・心理学的なアイデアに加えて短期的記憶に関わる脳内機構を考えるヒントとなったのが，Donald Hebbの「セルアッセンブリの理論」である（Hebb, 1949）．ニューロン群の活性化がニューロン間相互の可塑的シナプス結合の重みによって表現され，これが短期の情報の保持に関わるという先駆的なモデルである．

　以上のような背景のもとで1950年代に短期記憶の研究が開花し，さらに70年代以降のWM研究の誕生と隆盛の時代を迎えるのである．

　WMという用語は既に1960年に出版されたMiller, Galanter & Pribramの著書（Miller, Galanter & Pribram, 1960）で用いられており，目標やプランを達成するための行動を制御する心的概念として用いられている．この著書は未来予測的な意味でWMの重要性を先取りした重要な業績であるが，WMの理論的定義についてはいまひとつ明確ではなかった．1960年頃の記憶研究は記憶システムが単一か複数（分離可能か）かという論議が主流であり，その検討のために多くの精緻な実験パラダイムが工夫されていた．その中で，記憶を情報処理モデルから検討し，システムが複数に分離でき，とりわけ短期記憶が重要であるという見方に立つモ

デルが Broadbent たちによって支持されていた．1958 年に Broadbent は短期記憶に容量制約のある貯蔵システムを提案した（Broadbent, 1958）．図 1-1A のように入力刺激は容量制約のない感覚貯蔵庫に入り，中間に容量制約のある貯蔵庫（短期記憶）をおき，最後に長期記憶貯蔵庫を想定した 3 ステージモデルである．このモデルは当時多くの人々によって提案されていたモデルの典型として「モーダルモデル」と呼ばれている．感覚貯蔵庫と短期記憶の間にフィードバックの経路が想定されている点が注目される．Broadbent は当時，英国のケンブリッジの医学研究カウンシルの応用心理学部門で仕事をしていたが，この研究部門に Alan Baddeley と Graham Hitch が参加したことで WM の研究が開始されることになる．60 年代のこのホットな議論に大きな影響を与えたのは，1968 年に Atkinson と Shiffrin が提案した短期記憶モデルである（Atkinson & Shiffrin, 1968: A & S モデル）．彼らは情報の貯蔵空間と制御過程を 3 ステージにとり込んでモデル化し，視覚，聴覚などの情報がまず感覚レジスタに短時間保持された後，短期貯蔵庫（STS）に入り，そこでリハーサルなど符号化過程を介して長期貯蔵庫（LTS）に永続的に保持されると考えた（図 1-1B）．このモデルは，基本的には Broadbent のモデルを発展させたものであったが制御系（コントロールプロセスなど）が組み込まれているのが特徴である．

　ケンブリッジの Broadbent の影響のもとで Baddeley と Hitch は共同研究を続け，A & S モデルを含むこれまでの短期記憶の概念に欠けていたアクティブで目標志向的な記憶と，それを制御する注意の実行系の重要性に気づき，1974 年にはじめて WM の概念を提案した（Baddeley & Hitch, 1974）．この提案に基づいてその後提出されたモデルが B & H モデルである．このモデルは 3 ステージモデルと異なり，中央実行系の制御のもとに音韻ループ（phonological loop: PL），視空間的スケッチパッド（visuospatial sketchpad: VSSP）と呼ばれる二つのサブシステムを想定したものであった．環境からの情報の受け皿として多面的な情報の保持機構を導入し，単純化されすぎたモーダルモデルを抜本的に改めたものであった．高次認知を言語性 WM と空間性 WM に分離し，両者を中央実行系が制御するという 3 コンポーネントモデルである（図 1-1C）．2000 年以降はこの二つのサブシステム

ワーキングメモリ研究の現在的意義

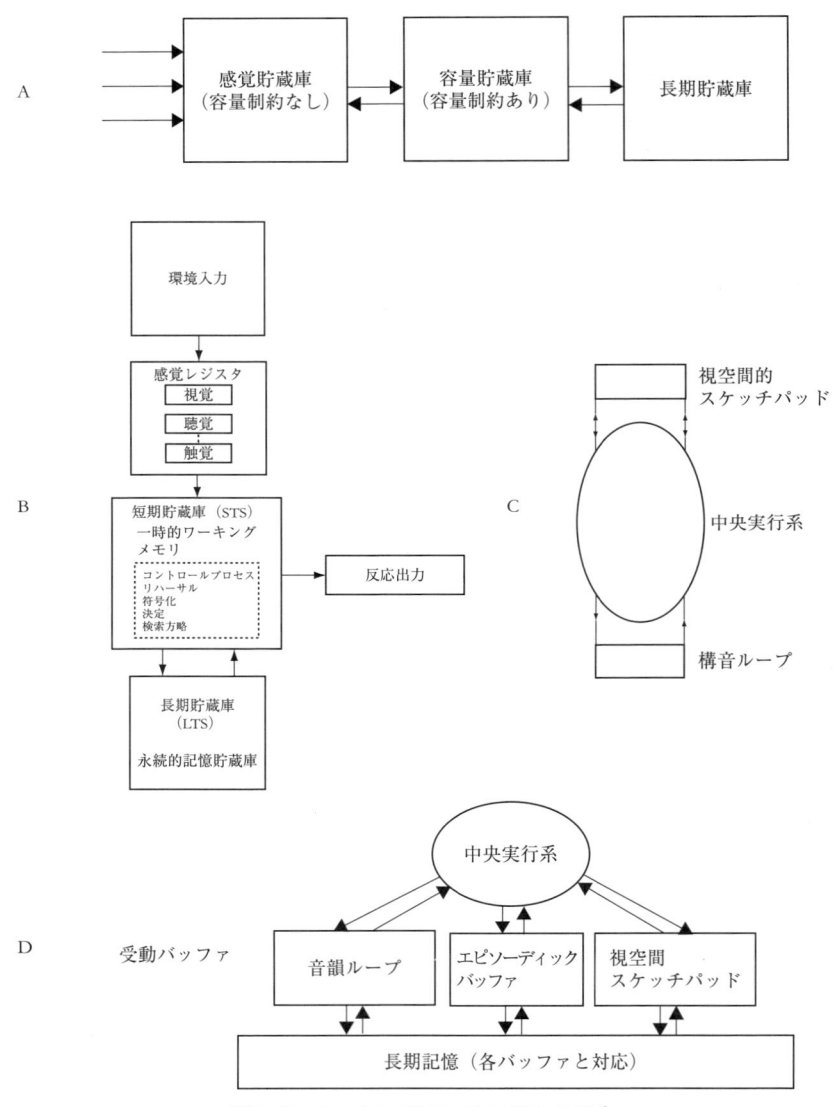

図 1-1　ワーキングメモリモデルの誕生

にエピソードバッファを加えて4コンポーネントモデルへと拡張された（Baddeley, 2000）．エピソードバッファはエピソード情報とPLおよびVSSPで担いきれない情報を扱うために設定されたもので，この三つのサブシステムはいずれも流動的なバッファとされ，そのもとにそれぞれのサブシステムに対応した長期記憶を想定している（図1-1D）．長期記憶は三つのサブシステムが相互作用して意味的理解の働きを助けるものと想定されており，以前のモデルがあいまいにしてきた自己経験を含む長期記憶の積極的寄与を考慮したものとなっている．長期記憶システムは流動的な三つのバッファ（コンポーネント）と相互作用をもつことで，バッファに保持された情報にそれぞれのバッファ固有の表象を与えるものと考えられる（Kondo & Osaka, 2004）．エピソードバッファや長期記憶の導入でBroadbentから始まったモーダルモデルは，記憶のモデルとしては最も包括的なモデルに成長を遂げたといえる．長期記憶の位置付けについては，これを4コンポーネントモデルのように三つの流動的バッファを介して位置付けるB & H型モデルと，長期記憶システムの一部が活性化したものがWMだとするモデルがあるが，その位置付けと脳内機構の吟味が現在続けられている．

　バッファ固有の表象は心的操作の対象ともなり，また実行系の関与のもとでの方略的な表象操作とも関わるものと考えられる．1974年以降，WM研究の多面的な展開により，ヒト（や動物）の高次な認知やプランに基づく行為の実行などについて，その神経基盤も含めて多くのことが分かってきた．1980年代に入ると，WM研究は心理学の分野で多くの実験的研究を生み出してきた．研究は多様な領域に展開しつつあるが，基礎的な研究の中心は既に述べた注意の制御機能を中心とした実行系機能（executive function）の検討である．ここで，後者について少し触れてみたい．

　そのしなやかでダイナミックな機能で高次認知や適応的な順応を可能にし，ヒトの知性の進化の中心的役割を演じてきたWMは，一方ではその厳しい容量制約のために脳のメモ帳として有効に運用するにあたって，方略差や個人差が大きく現れることが分かってきた．WMの個人差研究も1980年にDanemanとCarpenterの読みについての研究以降，一つの大きな研究の潮流となった

(Daneman & Carpenter, 1980). この間，ヒトや動物の WM についての様々なモデルが提案されてきた．動物の場合は P. Goldman-Rakic を中心とした脳研究が進展したが，その WM の概念は主に保持機能を中心とした考えであった．一方，ヒトの場合は保持に加えて処理の概念を重視することで，言語的理解というような最も高次な心的機能の研究が WM の重要な研究課題となってきた．

　欧州を中心とした B&H のコンポーネントモデルは最も広く知られたものであり，中央実行系のもとに複数のサブシステムが束ねられるという着想に基づいている．これに対して，米国のカーネギメロン大学を中心に展開された CAPS モデル（Capacity-constrained, concurrent, activation-based production system: Carpenter & Just, 1989）は，一味違う機能モデルである．Just と Carpenter の CAPS モデルでは，高次認知の遂行に必要な情報の保持と処理（操作）の並列的な活性化を支えるシステムとして WM が想定されている．彼らは，たとえば文章理解などで保持と処理を活性化するには，制約された容量をもつ処理資源（processing resources）の供給が必要であると考えた．また WM の働きは，長期記憶内で活性化された注意の焦点が担っており，焦点に入れることができる情報は非常に限定されるというモデルも提案されている．これは注意の焦点化機能を重視した，Cowan が提案する注意の焦点化モデル：(Cowan, 1999) である．焦点化モデルでは Hebb の細胞集生体や James の 2 次的記憶のアイデアに基づいて，注意のフォーカスという概念を想定する．活性化された情報が直ちに処理候補となるわけではなく，その中でも特に制約された注意のフォーカスに入れることのできる情報のみが処理の候補となると想定し，この容量は極めて小さいと考えている（項目あるいはチャンク数で 3 ないし 4 個：詳しくは第 5 章参照）．2000 年頃までの WM のモデルと概念についての変遷小史を図 1-2 に示した．

　ほかにも多くのモデルが提案されそれらの比較も試みられている（Miyake & Shah, 1999）．これらのモデルはいずれも行動的，概念的レベルのモデルであり，脳内表現のモデルとはなっていない．WM という心的メカニズムを支える脳内メカニズムの研究は始まったばかりであるといってよいだろう[*]．

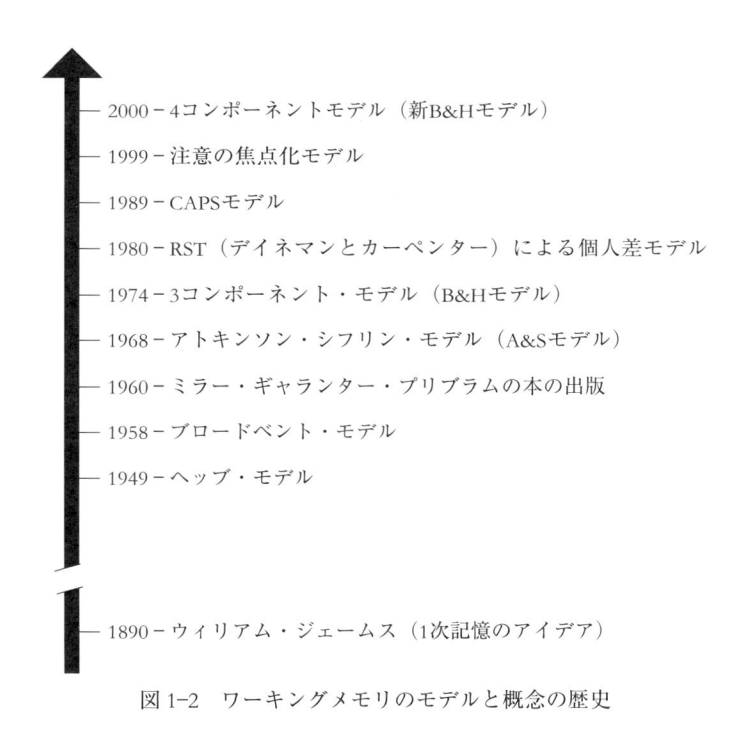

第1章　ワーキングメモリ研究の現在

- 2000 – 4コンポーネントモデル（新B&Hモデル）
- 1999 – 注意の焦点化モデル
- 1989 – CAPSモデル
- 1980 – RST（デイネマンとカーペンター）による個人差モデル
- 1974 – 3コンポーネント・モデル（B&Hモデル）
- 1968 – アトキンソン・シフリン・モデル（A&Sモデル）
- 1960 – ミラー・ギャランター・プリブラムの本の出版
- 1958 – ブロードベント・モデル
- 1949 – ヘッブ・モデル

- 1890 – ウィリアム・ジェームス（1次記憶のアイデア）

図1-2　ワーキングメモリのモデルと概念の歴史

3 高度情報化社会における「ワーキングメモリの危機」

　実行系を支える注意制御については，最近多くの脳のイメージング研究が行われるようになり，WMの脳内表現のモデルも提案されるようになってきた．脳内表現が明らかにされることのメリットの一つは，WMを通して短期・長期記

＊　本書で扱うWMの脳内表現の問題を考えるにあたって，一般的なWMの概要について知りたい向きには，既に成書が何冊かでているのでそれらを参照されたい．高次認知とWMについてはBaddeley (1986), Richardson et al. (1996), Miyake & Shah (1999), Andrade (2001), Conway et al. (2007), Baddeley (2007), Osaka, Logie & D'Esposito (2007), 苧阪 (2000), 苧阪 (2002) などがある．発達や教育とWMの関わりについてはHulme & Mackenzie (1992), Gathercole & Baddeley (1993), Alloway & Gathercole (2006), De Ribaupierre & Hitch (1994), Pickering (2006) などがあげられる．

憶を含むヒトの記憶の全容を統合的に理解できる可能性が探れるところにある．つまり，「記憶とは何か」についての答えを出すことができる可能性が見えてくることであり，さらに「脳と心」あるいは「脳と意識」の問題の解明の端緒が明らかにされることにもつながると考えられるのである (Rose, 2006: Osaka, 2003; Baars, 1997)．

　前頭葉を中心とした実行系の解明を通して，注意制御のメカニズムが明らかになれば，なぜヒトは「注意」をもたねばならないのか，「志向性」をもたねばならないのかが明らかになることで，なぜ「WMが厳しい容量制約」をもたねばならないのかという問題も解明されるのである．このような基本的問題の解明はWMの生物学的あるいは社会的な存在の意義を明らかにし，さらに記憶や認知障害がなぜおこるのかという問題を解く手がかりを提供することになるであろう．また，WM研究は基礎と応用が表裏一体の関係にある研究領域なので，高度情報化社会という環境に生きる人々の心が抱える多くの問題を改善する手がかりを与えてくれるはずである．

　今日の高度情報化社会はCAPSモデル流に表現すると，WMにとってWMの容量を超えた処理と保持の同時的活性化が常に半ば強制的に求められる社会になりつつあるということである．そこでは個人差や年齢差がますます拡大されてゆく傾向にある．現在のような高齢化社会においては，情報化社会が高度に複雑になるほど，ディジタルデバイド（digital divide パソコンやインターネットなどの情報技術を使いこなせない人々と，使いこなせ，その恩恵を受けることのできる人々との間に生じる格差で「情報格差」とも訳される）は加速されてゆく傾向にある．このディジタルデバイドは高齢者と若年者の間で，現在進行形で拡大再生産されつつある現象で，経済的格差，待遇格差や機会の格差などとして現れているが，問題は当事者がこの問題にほとんど気づかないという点にある．高齢者の前頭葉の機能的衰退やWMの働きの弱体化には個人差が大きいものの，デジタルデバイドにより高齢者が潜在的に受ける不利益は計り知れないといえる．

　このような意味では，高度情報化社会の進展はその影の部分として，WMの退化の危機をはらんでいる．たとえば，携帯電話の「外部メモ帳」の便利さは，一

方ではWMの鍛錬の機会の喪失（これはWMの働きの劣化につながる）や創発的思考の放棄などの対価を払っているのであり，これについては高齢者というよりもむしろ幼児，生徒や学生などの若年層の教育への影響が懸念される．WMという制約された心の資源を考えながら情報化教育は進められるべきであろう．

　WMは「ワーキングアテンション（working attention）」でもあるという視点にたてば（Baddeley, 1993），ワーキングアテンションの過負荷が続いているのが今日の高度情報化社会の状況でもある．携帯電話の普及は容量制約のない外部記憶（携帯の電子メモリ）への依存度を高める結果，脳のWMの退化を招いている．ヒトのWMの作動特性，あるいはワーキングアテンションの作動特性を考慮したWM中心の情報化社会が再構築される必要があるのである．筆者はこれを「ワーキングメモリデザイン：working memory design（WMD）」に基づく高度情報化社会の再構築と表現してきた（苧阪，2004）．高齢者や障害者に配慮したユニバーサルデザインにも似ているが，WMデザインはヒトのWM（前頭葉）という「心の働き」を踏まえた社会の設計につながるニューコンセプトである．特に，個人差をベースにした，あるいは若年から高齢者まで，年齢をベースにしたWMデザインに基づく社会環境の設計やWMの発達段階に沿った教育・支援プログラムの再検討が必要であると思われる．

4 発達・進化研究とワーキングメモリ

　WMの働きが広く知られるようになり，それが人間のアクティブな高次認知と行為のプラン創出に必要不可欠であること，厳しい容量制約をもつことなどが多くの人々に認識されるようになってきた．思い違いや行為のし忘れ，さらには注意不足から生じるミスなど，日常生活で誰でもが経験する事柄もその背景にWMがあることが広く認識されてきたし，読解力や創造的思考，ひいては学習や教育にも，WMが関わることがようやく理解されるようになってきた．幼児期の言語獲得はヒトの知性の開花の重要なステップであるが，これにもWMの

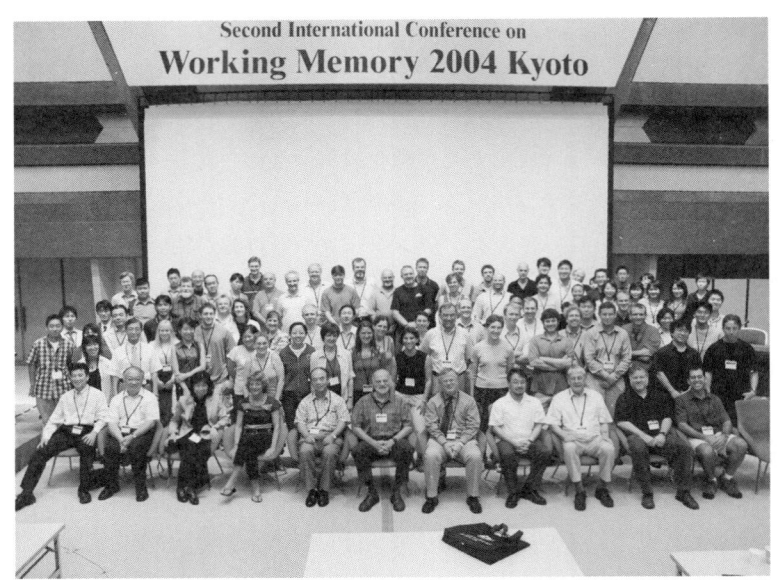

写真 1-1　2004 年 8 月に京都国際会館で開催された国際ワーキングメモリ学会

サブシステムが大きな役割を演じていることが明らかにされてきた．たとえば，語彙の獲得には，言語性 WM を支える（構音）音韻ループが決定的な役割を演じていることが分かってきた．さらに最近では，心の理論やセルフなど他者や自己の心の理解をめぐる問題にも WM が関与するといわれるようになってきた．言語，空間とエピソードバッファを通した認知サブシステムが，注意の実行系制御 (executive control) のもとに WM という容量制約システムの中に志向的に束ねられることが知られるようになってきたのである．

　このような状況の中で，WM 研究の 30 周年記念もかねて，2004 年 8 月，京都ではじめて WM の国際会議（国際ワーキングメモリ学会：会長苧阪直行）が開催された（写真 1-1）(1994 年には英国のケンブリッジ大学で小規模の会合が開催されている)．京都の国際会議では，WM 研究の 30 年の過去が総括され，現在の研究の進展が報告され，さらに未来への方向性が示され，その成果は「ワーキングメモリの認知神経科学 (The Cognitive Neuroscience of Working Memory)」というタイトルで

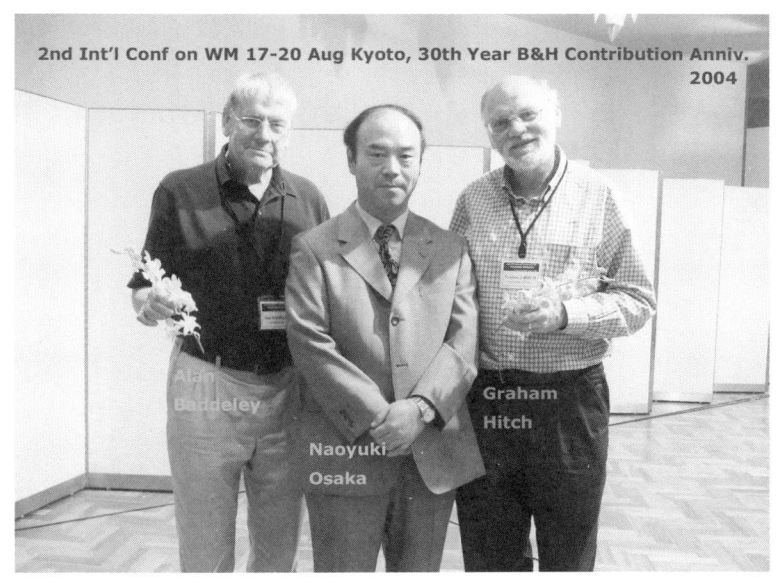

写真 1-2　写真は左からアラン・バッドリー，筆者とグレアム・ヒッチ

オックスフォード大学出版会から出版された（Osaka, Logie, & D'Esposito, 2007）．国際会議のパーティーではBaddeleyとHitch両氏に花束が贈呈され30周年を祝った（写真1-2）．この会議では世界のWM研究をリードする研究者の37件あまりの招待講演が行われ，その内容は2007年に出版された上記の書物に収録されているが，特に第1章にはBaddeleyとHitch両氏によってB&Hモデルを中心としたWMの概念の誕生の歴史がエピソードを交えて描かれており興味深い内容となっている（Baddeley & Hitch, 2007）．

5 ニューロイメージング研究の動向

WMの最近の研究動向の特徴は，WM研究の中心となってきた多くの研究者が，機能的磁気共鳴画像法（functional magnetic resonance imaging: fMRI），ポジトロン断

層撮像法（positron emission topography: PET），脳磁場測定法（magnetoencephalography: MEG）や経頭蓋磁気刺激法（transcranial magnetic stimulation: TMS）など，広い意味でのニューロイメージングの研究法を行動実験と併用し実行系の探索を開始しはじめたことである．これは，WMのダイナミックな脳内表現（neural correlates of working memory）に関心が移りつつあるということを示している．2004年の京都での国際WM学会のテーマも"Working memory: Behavioral and neural correlates"であり，これ基礎に2007年の上記書物が編集された．このような事情からも分かるように，WMを脳と心の関わりから捉えるという研究がメインストリームの一つを形成しつつあるのである．この会議でも多くのニューロイメージングの方法を用いた研究が報告され，前頭前野（prefrontal cortex: PFC）を中心としたWMの脳内表現の一端が明らかにされた．

6　本書の構成

本書は，最近のヒトを対象としたニューロイメージング研究が，WMおよび関連した注意制御の脳内機構のどこまでを明らかにしたかをまとめたものである．WMのニューロイメージング研究を中心に，合わせて注意制御が高次認知に及ぼす研究についても取り上げた．第2章ではWMのこれからの研究の方向が示されたあと，第3章と4章では視空間性WM（VSSP）を色のWMと視覚的注意のトップダウン制御のトピックを中心に取り上げた．色は言葉（色名）によっても，知覚によっても脳内表現が可能である．この特徴は，色は言語性WMからも視空間WMからもアプローチできることを示している．色の言葉と知覚的色彩がある課題下ではコンフリクトを起こすことが知られていることからも（ストループ効果），両者の関係が競合・協調の二つの側面をもつことが推察できる．色の保持は典型色（たとえば赤とか緑の色相）では左半球での言語的保持が優位であるが，非典型色（たとえば言語化しにくい微妙な色差をもつ色相）では右半球での知覚優位の保持になることをfMRIによる脳内表現を通して明らかにした．また，

視覚的注意のトップダウン制御のトピックでは，前頭前野や頭頂の実行系からのトップダウン制御が，初期視覚野にまで及ぶことを，fMRI と構造化方程式モデリングを適用した機能的結合性の分析で明らかにしている．このトピックでは直接 WM のモデルを検討しているわけではないが，B & H モデルでは考慮されていない感覚的貯蔵庫にまでフィードバック情報が返されることで，高次認知が決まることを示唆している．

　第 5 章，第 6 章と第 7 章では，言語性 WM に関わる話題を取り上げた．第 5 章では，注意のフォーカス機能（EPM モデルでいう焦点とは意味が異なるのでフォーカスと表現する）と抑制の問題をリーディングスパンテスト（RST）課題のもとで取り上げた．RST 内のターゲット語と非ターゲット語の保持を注意のフォーカスと抑制の視点から評価し，WM 得点の高いグループと低いグループでは注意のフォーカス機能が異なることを，fMRI を用いて前頭前野と頭頂の注意の実行系ネットワークから論じている．この章では個人差がテーマとなっている．第 6 章では，高齢者の WM をやはり RST をもとに fMRI で検討し，高齢化に伴う注意の実行系の機能的弱体化を，別の半球の実行系がネットワーク再編という形で補償しているというトピックを論じている．第 7 章では，言語性 WM の個人差を評価する RST について，そのモデルや考え方，さらにその信頼性や妥当性を多くのデータにも基づいてメタ分析している．その結果，RST を含む既存の WM 課題，つまり，2 重課題下での情報の保持量はおよそ 3 アイテムとなると予測している．この値は EPM モデルでのカーワンの予測値と合っている（Cowan, 2005）．第 8 章と第 9 章では，心の理論つまり自己と他者の認知と WM について fMRI などを用いて検討したトピックを取り上げた．第 8 章では自閉症者が他者の心や感情を理解しにくい説明として，実行系よりも視空間的 WM などのサブシステムにおける情報の保持が関わるのではないかと考えている（Baron-Cohen, 1995）．fMRI を用いた研究から，後頭葉と前頭前野の間の機能的結合性の弱さ，つまり双方向性の情報の相互作用が弱いため，十分な実行系の機能が引き出されていないと推定している．第 9 章では，主として fMRI を用いた研究から，前頭前野背外側領域（dorsolateral prefrontal cortex: DLPFC）における WM の自己モニター

機能や内側前頭前野皮質 (medial prefrontal cortex: MPFC) の諸機能が自己や他者の相互帰属やメタ表象を含む，高次表象を担っている可能性を検討している．また，他者の意図の推定問題，セルフと WM の関わりなどが検討されて，同時に「社会脳 (social brain)」と WM の関連性が指摘されている．

第 10 章と第 11 章では，経頭蓋磁気刺激法 (TMS) を用いた WM 研究を紹介している．第 10 章では右半球や左半球に TMS を与えた場合，空間性 WM や言語性 WM に干渉効果を引き起こすことが報告され，WM については TMS と機能的磁気共鳴画像法 (fMRI) で得られたデータの間にはおおむね一致した傾向が認められることを報告している．第 11 章では，個人ごとに fMRI 実験で同定された活性化領域 (左前頭前野背外側領域) に (RST 課題下で) TMS パルスを与えると再生成績が悪くなることが報告されており，TMS が言語性 WM に干渉効果を及ぼすことが論じられている．

これらの章の共通の視座は実行系における目標志向的な注意制御機能のダイナミックスを解明するところにある．ヒトのアクティブな心の働きが，外部の環境認知から始まり，思考，自己のメタ認知，さらに他者の心の理解まで広くまた深く WM に依存していること，そしてそこには広い意味での志向的な意識が働く姿が見えてくるのである．7 年前の 2000 年に「脳とワーキングメモリ」を京都大学学術出版会から上梓したが，幸いに好評であった．本書はその後 7 年間のワーキングメモリ研究の発展をヒトの脳内表現を扱った研究を中心に取り上げたものである．当時はヒトのワーキングメモリの脳内表現の問題を取り上げるには時期が早すぎたきらいがあった．しかし，現在社会脳や社会認知神経科学など多くの領域で WM に関心が向けはじめられ，たとえばメタ意識としてのリカーシブな心の働きと WM のかかわりの重要性が認識されはじめてきた (Cacioppo et al., 2002; Frith & Frith, 2001)．十年一昔といわれるが，WM の最近の研究の目覚しい進展は，七年一昔と言ったほうが現実に近いような気を起こさせる．

引用文献

Alloway, T. P., & Gathercole, S. E. (Eds.) (2006). *Working memory and neurodevelopmental disorders.* Padstow: Psychology Press.

Andrade, J. (Eds.) (2001). *Working memory in perspective.* Hove: Psychology Press.

Atkinson, R. C., & Shiffrin, R. M. (1968). Human memory: A proposed system and its control processes. In K. W. Spence & J. T. Spence (Eds.), *The Psychology of Learning and Motivation: Advances in Research and Theory*, Vol. 2, pp. 89–195. New York: Academic Press.

Baars, B. (1997). *In the theater of consciousness: The workspace of the mind.* New York: Oxford University Press. 苧阪直行（監訳）（2004）脳と意識のワークスペース　協同出版.

Baddeley, A. (1993) Working memory or working attention? In A. Baddeley & L. Weiskrantz (eds.) *Attention: Selection, awareness & control.* Oxford: Oxford University Press.

Baddeley, A. D. (1986). *Working memory.* New York: Oxford University Press.

Baddeley, A. D. (2000). The episodic buffer: A new component of working memory? *Trends in Cognitive Neurosciences*, 4, 417–423.

Baddeley, A. (2007). *Working memory, thought, and action.* Oxford: Oxford University Press.

Baddeley, A., & Hitch, G. (1974). Working memory. In G. H. Bower (ed.) *The psychology of learning and motivation: Advances in research and theory.* New York: Academic Press

Baddeley, A., & Hitch, G. (2007). Working memory: Past, present ... and future. In N. Osaka, R. Logie & M. D'Esposito (Eds.) *The Cognitive Neuroscience of Working Memory.* Oxford: Oxford University Press.

Baron-Cohen, S. (1995). *Mindblindness: An essay on autism and theory of mind.* Cambridge, MA: MIT Press. 長野　敬・長畑正道・今野義孝（訳）（2002）自閉症とマインド・ブラインドネス　青土社.

Broadbent, D. E. (1958). *Perception and Communication.* New York: Pregamon Press.

Cacioppo, J., Berntson, G., Adolphs, R., Cater, C., Davidson, R., McClintock, M., McEwen, B., Meaney, M., Schacter, D., Sternberg, E., Suomi, S., & Taylor, S. (Eds.). (2002). *Foundations in social neuroscience.* Cambridge, MA: MIT Press.

Carpenter P., & Just, M. (1989). The role of working memory in language comprehension. In D. Klahr & K. Kotovsky (Eds.), *Complex information processing: The impact of Herbert Simon.* Hillsdale, NJ: Lawrence Erlbaum Associates.

Conway, A. R. A., Jarrold, C., Kane, M. J., Miyake, A., & Towse, J. N. (Eds.). *Variation in working memory.* Oxford: Oxford University Press.

Cowan, N. (1999). An embedded-processes model of working memory: In A. Miyake & P. Shah (Eds.), *Models of Working Memory: Mechanisms of Active Maintenance and Executive Control*, pp. 62–101. Cambridge: Cambridge University Press.

Cowan, N. (2005). *Working memory capacity.* Hove: Psychology Press.

Daneman, M., & Carpenter, P. (1980). Individual differences in working memory and reading. *Journal of Verbal Learning and Verbal Behavior,* 19, 450–466.

De Ribaupierre, A., & Hitch, G. H. (1994). *The development of working memory.* Hove: Lawrence Erlbaum Associates.

Frith, U., & Frith, C. (2001). The biological basis of social interaction. *Current Directions in Psychological Science,* 10, 151–155.

Gathercole, S. E., & Baddeley, A. D. (1993). *Working Memory and Language.* Hove: Lawrence Erlbaum Associates.

Hebb, D. O. (1949). *Organization of Behavior.* New York: Wiley.

Hulme, C., & Mackenzie, S. (1992). *Working Memory and Severe Learning Difficulties.* Hove: Lawrence Erlbaum Associates.

James, W. (1890). *The Principles of Psychology.* New York: Henry Holt.

Kondo, H., & Osaka, N. (2004) Susceptibility of spatial and verbal working memory to demands of the central executive, *Japanese Psychological Research,* 46, 86–97.

Locke, J. (1690). *An Essay Concerning Human Understanding.* Penguin Classics.

Logie, R., Osaka, N., & D'Esposito, M. (2007) Working memory capacity, control, components and theory. In N. Osaka, R. Logie & M. D'Esposito (eds.), *The Cognitive Neuroscience of Working memory.* Oxford: Oxford University Press.

Miller. G. A., Galanter, E., & Pribram, K. H. (1960). *Plans and the Structure of Behavior.* New York: Holt, Rinehart & Winston.

Miyake, A., & Shah, P. (Eds.) (1999). *Models of Working Memory: Mechanisms of Active Maintenance and Executive Control.* Cambridge: Cambridge University Press.

苧阪満里子（2002）．脳のメモ帳：ワーキングメモリ．新曜社．

苧阪直行（編著）（2000）．脳とワーキングメモリ，京都大学学術出版会．

苧阪直行（2004）心能力にあわせた社会（脳を究める 15），日本経済新聞, 2004 年 8 月 20 日（夕刊）．

Osaka, N. (Ed.) (2003). *Neural Basis of Consciousness.* Amsterdam: Benjamin.

Osaka, N., R. Logie & D'Esposito, M. (Eds.) (2007). *The Cognitive Neuroscience of Working Memory.* Oxford: Oxford University Press.

苧阪直行（2006）リカーシブな意識の脳内表現 —— ワーキングメモリを通して自己と他者を知る ——　科学，76，280–283.

Pickering, S. J. (Ed.) (2006). *Working Memory and Education.* Burlington: Academic Press.

Richardson, J. T. E., Engle, R. W., Hasher, L., Logie, R. H., Stoltzfus, E., & Zacks, R. T. (1996). *Working Memory and Human Cognition.* Oxford: Oxford University Press.

Rose, D. (2007). *Consciousness: Philosophical and Neural Theories.* Oxford: Oxford University Press（苧阪直行監訳（2007）．意識の脳内表現—心理学と哲学からのアプローチ—，培風館）．

芋阪直行 *Naoyuki Osaka*

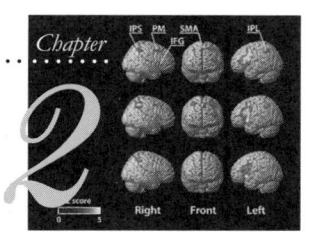

ワーキングメモリと志向的意識の脳内表現
―― 知情意との関わり ――

1 はじめに

　第1章では，ワーキングメモリ（WM）の研究の現在についてみたが，本章では最近の WM のニューロイメージング研究と志向的な意識とのかかわりについてみてみたい．WM は目標志向的な課題や作業の遂行にかかわる志向的意識であり，その志向性は前頭前野（PFC）が生み出すと考えられている．前頭前野は辺縁系などの情動システムとの相互作用が密接なだけ，他の脳領域と異なり，感情，意図や報酬期待などのモチベーションとも関わっている．前頭前野の主要領域が WM や志向的意識の形成とどのように関わるのかについて最近の報告を中心にみてゆきたい．

2 志向性の脳内表現

　WM は目標志向的である点で志向的意識と共通の特徴をもっており，さらに意識とアクティブな記憶である WM が密接に関わることは既に指摘されてきた（Baars, 1997, 2003；芋阪, 1998）．しかし，どのレベルの意識が具体的に WM と関

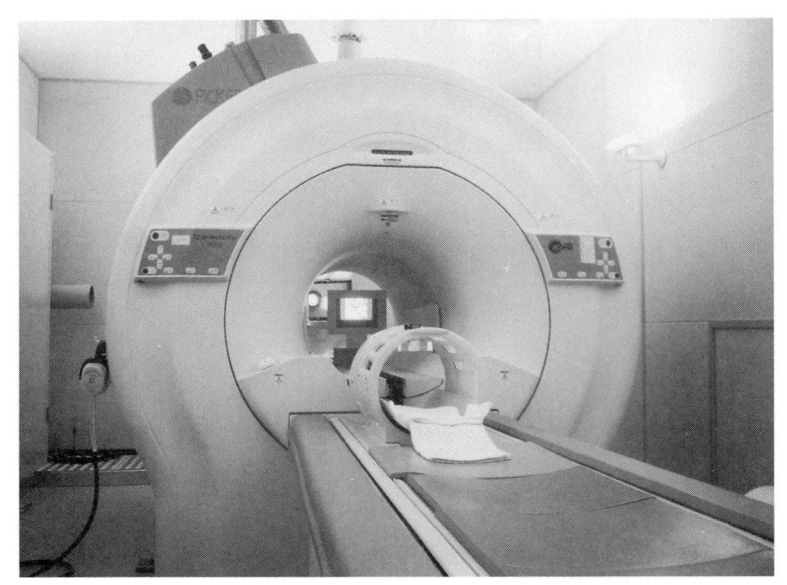

写真2-1 ニューロイメージング研究で最も一般的に用いられる機能的磁気共鳴画像装置（fMRI）（ATR脳イメージングセンター）

わるのかについては必ずしも明確ではない．ここ数年のニューロイメージング研究は，前頭前野を中心とする多様な意識の脳内メカニズムの一端を明らかにしてきた（写真2-1）．

WMの目標志向性の実現方略としてのモチベーションや意図の問題が最近注目を浴びつつある．つまり，WMの知の研究に加えて，情と意の研究の必要性が認識されはじめたのである．

WMでいつも脚光を浴びてきたのは前頭前野背外側領域（DLPFC）であった．前頭前野背外側領域は前部帯状回（ACC）と協調して注意の実行系の制御を担っており（Osaka et al., 2004），その下部領域にはBroca野やミラーニューロンで有名となった前頭前野腹外側領域（ventrolateral PFC: VLPFC）がある．前頭前野背外側領域は多くのWM課題で活性化し（Miller & Cohen, 2001），容量制約の中で情報の処理と保持を行いながら，注意の制御を行っている．同時に，自己モニターなど

のメタ機能にも関わり，プラン形成などの意思決定を伴う実行系機能（executive function）とも関わっている（Owen, Evans, & Petrides, 1996）．一方前頭前野腹外側領域は発話やWMの音韻リハーサル（縁上回の音韻ストア領域とリンクして音韻リハーサル形成）を担い，個人の経験とかかわるエピソード記憶では情報の符号化や検索と関わることが分ってきた．さらに，この領域に見られるミラーニューロン（ミラーシステム）は，動作表象を通して他者と自己の認識のための高次意識の一端を担うと考えられており，近い将来WMとの関わりが明らかになってくるかもしれない．ミラーシステムは他者の動作が目標志向的な意図を担っている場合に限って作動することから，知情意のうちの意，つまり他者の意図や意思の理解とかかわるWMの働きを担っている可能性があろう．WMを知情意という三位一体の働きから見ると，知的処理は上記の領域が中心となって行われるにしても情意はどうなのかという疑問が起こってくる．たとえば，WMの特徴である目標志向性は情と意のシステムに駆動され知の方略の制御のもとに生まれると考えるのが合理的であろう．情意のシステムとWMとの関わりについては，情動系との接点にもなるACCをはじめとして，内側前頭前野皮質（medial prefrontal cortex: MPFC）が，基底核のうち線条体（尾状核・被殻）や側坐核などと連携しWMのモチベーションの一側面を支えていると推定され（Osaka & Osaka, 2005），辺縁系の情動システムや腹側被蓋野・黒質のドーパミン細胞とリンクした報酬系との複雑な関わりも注目されるようになってきた．図2-1には目標志向的意識を生む情意脳と知性脳（PFC）との相互作用を示すモデル図を示した．他方，前頭前野前方先端部に位置する前頭極（frontal pole: BA10）やその近傍の眼窩前頭葉皮質（orbitofrontal cortex: OFC）も，情意やモチベーションさらに，セルフ（自己意識）などと関わることも分かってきた．

　まず，眼窩前頭葉皮質は扁桃体など情動系と相互作用をもち，報酬や罰と関わって目標志向的行為をプランし，報酬獲得に際し最適な行為を選択する働きももっているといわれる（Elliott, Dolan, & Frith, 2000）．眼窩前頭葉皮質での報酬期待がWMや意識の志向性を担っている推定されるのである．眼窩前頭葉皮質は報酬と行為を結びつけるという点で他の前頭前野領域と違うように思われる．次に，

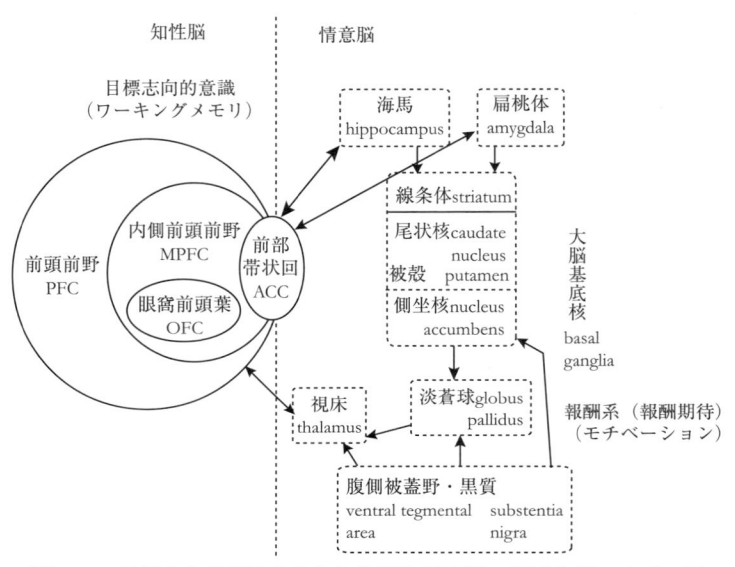

図2-1 目標志向的意識を生む知性脳と情意脳の相互作用のモデル例.

　前頭極は抽象化されたレベルの情報の操作がなされ，目標志向的枠組みの中で意図の形成や複数の認知的操作を統合する働きをもっているようである（Ramnani & Owen, 2004）．前頭極は情報が符号化されたときの文脈が重要な働きを担うソースメモリ（source memory）や未来における行為やプランの実行にかかわるプロスペクティブメモリ（prospective memory）とも関わっている可能性も指摘されている（Burgess, Quayle & Frith, 2001: Rammani & Owen, 2004）．前者は情報源，後者は展望にそれぞれ関わる記憶でありWMと関わりがある．ACCはその前方領域が情動と，後方領域は認知や注意と関わる機能をもつと考えられている（Bush, Luu, & Posner, 2000）．ACCは実行系機能と関わる注意の制御や行動の選択，さらに情動や報酬期待の符号化などモチベーションと関わる処理とも関係するといわれている（Peoples, 2002）．認知と関わる後方領域には，セルフの意識と関わる機能として，遂行エラーの自己モニターの働きがあるといわれる．これはACCがもつコンフリクト検出の働きとも密接に関わるようである．後方領域のACCはWM課

題下では前頭前野背外側領域と協調して注意のモジュレータとして働き,両者は神経ネットワークで結ばれていることが機能的結合性などの指標によって推定されている(Kondo, Osaka, & Osaka, 2004).また,この結合性の重みはWMの容量の個人差を反映することが推定されており,WMの働きの個人差がACC-DLPFCネットワークに反映されていると考えられる(Osaka et al., 2004).

3 内側前頭前野皮質

さらに,内側前頭前野皮質は前頭前野腹外側領域とともに側頭葉の上側頭溝(STS)領域と協調して,自己と他者についての意識を生む社会脳と関わる領域の候補でもあり,また行為のプラン形成や,前頭前野背外側領域同様に自己モニターとも関わる領域だともといわれている(Frith & Frith, 2001).前頭前野腹外側領域とともに,自己意識の中に他者表象を形成するなど社会脳形成のかなり重要な役割を果たしているのが内側前頭前野皮質である.腹内側前頭前野皮質(ventromedial prefrontal cortex: VMPFC)では判断や意思決定といった高次な選択的意識が報酬期待とも関わりながら行為や反応,ひいては学習や記憶の効率を制御しているらしい.この領域が障害を受けると将来のプランを作る能力が失われたり,罰に対する正常な反応の消失や他者への無関心といったことが生じることが報告されている.

最後に,心の理論(theory of mind: TOM)とWMとの関わりについて触れてみたい.他者の心的状態を自己の意図や動機に帰属させるという志向的な心の働きはTOMといわれるが,これと自己モニター,リカーシブな意識(苧阪,1998,2006)やメタ表象(苧阪・苧阪,2005)の脳内機構がWMとどう関わるかについての研究の進展が注目を浴びている(第9章参照).リカーシブな意識とは,再帰的意識としての自己や他者についての意識であり,社会的文脈の中に位置付けられた自他の心的表現を指しWMの最も重要な位置を占めると想定されている(苧阪,2006).TOMと既に述べたミラーシステムとの類似性は明らかであり,TOM

の原初的な神経基盤とWMのそれとの間には共通したメカニズムが存在する可能性がある．興味深いことに，ミラーシステムの活動する前頭前野腹外側領域は共同的注意を含む視線検出システム (Baron-Cohen, 1995)，意図や情動を伴う社会的知覚を処理するシステム，そして言語の発話行為や腹側経路の統合領域とも重なってくるのである．前頭前野のいわば社会脳といわれる領域がこれらの機能を担っているとすれば，TOMとリカーシブな心の働きについても，これからの研究が大いに期待されると思われるのである．

4 社会脳

　以上スケッチしたように，最近の前頭前野の社会神経科学の大きな特徴は，目標達成に応じた内的な表象を生成するという知的な働きが，実は情動や意思によって駆動されており，またそれが社会的文脈に修飾されたものであることである．前頭前野は後頭葉の働きとリンクして注意や記憶に修飾された内的な視覚世界を作り外界の内部表現を生み出すと同時に，側頭葉や頭頂葉の働きと協働して他者の心を推定し，あるいは自身の心をメタ認識する社会脳の働きと関わることも分かってきた．内側前頭前野皮質を含む前頭前野は脳全体に分散した知情意の情報を統合したりあるいは抑制したりする機能と構造をもっており，これらは志向的意識としての目標達成のためのWMをその背後で支えているのである．前頭前野は環境世界に適応するように構築された，いわばしなやかな社会脳を含むシステムであり，そこには知情意に彩られた社会の脳内表現が認められるといえる．最近の社会神経科学では意識とWMの関わりが，社会的文脈の中での自己認識の問題にまで拡張され，前頭前野が興味深い探求の対象となりつつある (Cacioppo et al., 2002)．さらに，前頭葉には個性（個人差）が色濃く反映されており，思考，学習や記憶のメカニズムの個人差が大きく反映されているという事実も興味をもたれる大きな理由の一つであるといえるだろう．これからのWMの研究は知情意が三位一体となった研究として展開されてゆかねばならないし，現

在の WM の研究はまさにその方向に展開しつつある.

引用文献

Baars, B. (1997). *In the theater of consciousness: The workspace of the mind*. New York: Oxford University Press. 苧阪直行（監訳）(2004) 脳と意識のワークスペース　協同出版.
Baars, B. (2003). Working memory requires conscious processes, not vice versa: A global workspace account. In N. Osaka (Ed.), *Neural basis of consciousness* (pp. 11-26). Amsterdam: Benjamin.
Baron-Cohen, S. (1995). *Mindblindness: An essay on autism and theory of mind*. Cambridge, MA: MIT Press. 長野　敬・長畑正道・今野義孝（訳）(2002) 自閉症とマインド・ブラインドネス　青土社.
Burgess, P. W., Quayle, A., & Frith, C. D. (2001). Brain regions involved in prospective memory as determined by positron emission tomography. *Neuropsychologia, 39*, 545-555.
Bush, G., Luu, P., & Posner, M. I. (2000). Cognitive and emotional influences in Anterior cingulate cortex. *Trends in Cognitive Sciences, 4*, 215-222.
Cacioppo, J., Berntson, G., Adolphs, R., Cater, C., Davidson, R., McClintock, M., McEwen, B., Meaney, M., Schacter, D., Sternberg, E., Suomi, S., & Taylor, S. (Eds.). (2002). *Foundations in social neuroscience*. Cambridge, MA: MIT Press.
Elliott, R., Dolan, R. J., & Frith, C. D. (2000). Dissociable functions in the medial and lateral orbitofrontal cortex: Evidence from human neuroimaging studies. *Cerebral Cortex, 10*, 308-317.
Frith, U., & Frith, C. (2001). The biological basis of social interaction. *Current Directions in Psychological Science, 10*, 151-155.
Kondo, H., Osaka, N., & Osaka, M. (2004). Cooperation of the anterior congulate cortex and dorsolateral prefrontal cortex for attention shifting. *NeuroImage, 23*, 670-679.
Miller, E. K., & Cohen, J. D. (2001). An integrative theory of prefrontal cortex function. *Annual Review of Neurosciences, 24*, 167-202.
Osaka, M., Osaka, N., Kondo, H., Morishita, M., Fukuyama, H., Aso, T., & Shibasaki, H. (2003). The neural basis of individual differences in working memory: An fMRI study. *NeuroImage, 18*, 789-797.
苧阪直行 (1998) リカーシブな意識とワーキングメモリ　心理学評論. *41*, 87-95.
苧阪直行 (2006) リカーシブな意識の脳内表現 ── ワーキングメモリを通して自己と他者を知る ──　科学. *76*, 280-283.
苧阪直行・苧阪満里子 (2005) 擬態語により創発される情動空間の脳内表現 ── fMRI による笑いと痛みのクオリアの検討 ──, 生理心理学と精神生理学. *23*, 5-10.
Osaka, N., Otsuka, Y., Ikeda, T., & Osaka, M. (2004). Individual differences in working memory under "theory of mind" task; An event related fMRI study. *Proceedings of the 2nd International*

Conference on Working Memory, p.5.

Osaka, N., Logie, R., & D'Esposito, M. (Eds.). (2007). T*he Cognitive Neuroscience of Working memory:* Oxford: Oxford University Press.

Osaka, N., & Osaka, M. (2005). Striatal reward areas activated by implicit laughter induced by mimic words in humans: A Functional Magnetic Resonance Imaging study. *NeuroReport, 16,* 1621–1624.

Owen, A. M.., Evans, A. C., & Petrides, M. (1996). Evidence for a two-stage model of spatial working memory processing within the lateral frontal cortex: A positron emission tomography study. *Cerebral Cortex, 6,* 31–38.

Peoples, L. L. (2002). Will, Anterior cingulate cortex, and addiction. *Science,* 296, 1623–1624.

Ramnani, N., & Owen, A. M. (2004). Anterior prefrontal cortex: Insights into function from anatomy and neuroimaging. *Nature Reviews Neuroscience, 5,* 184–194.

II ——— 視空間性ワーキングメモリ

池田尊司 Takashi Ikeda
苧阪直行 Naoyuki Osaka

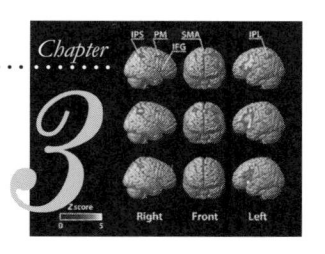

色のワーキングメモリの脳内表現

　ワーキングメモリ（WM）のコンポーネントモデル（Baddeley, 1986: 第1章の図1-1CおよびDを参照）では，WMを一つの中央実行系（central executive）と二つのサブシステムすなわち，「音韻ループ（phonological loop: PL）」と「視空間スケッチパッド（visuo-spatial sketchpad: VSSP）」にわけて考える（Osaka, Logie, & D'Esposito, 2007）．中央実行系は注意の管理調整システムであり，その実体はSAS（supervisory attentional system; Norman & Shallice, 1986）などと類似したもの考えられている．実行系の管理下で働く「音韻ループ」と「視空間スケッチパッド」は人間の高次認知の2本柱ともいえる言語と空間の理解に，それぞれ関わるサブシステムである．「音韻ループ」や「視空間スケッチパッド」は，それぞれ言語の習得や空間の認識（と行動）に密接に関わることが分かっている．機能的磁気共鳴画像法（functional magnetic resonance imaging: fMRI）などのニューロイメージング法によって，「音韻ループ」とそれに関わる働きは左半球の下前頭回（いわゆる物真似ニューロンと呼ばれるミラーニューロンもこの領域に位置する），上側頭溝や縁上回近傍を中心とした領域に観察されている．一方，「視空間スケッチパッド」については，主として右半球の側頭―頭頂の連合野領域と両側の後頭皮質（底面皮質を含む）などの高次視覚皮質が関わることが示唆されている（Carpenterら，1999）．

　さて，二つのサブシステムをもう少し細かくみると，言語性WMの基本システムである「音韻ループ」は，「音韻ストア（phonological store）」と「構音コント

ロール (articulatory control)」からなり，両者が連携して働くと想定されている．これらについては5章以降の言語性WMのところで考えたい（イメージング研究では構音コントロールはリハーサル機構 (rehearsal mechanism) と呼ばれることも多い）．

　本章では色のWMのトピックに入る前に「視空間スケッチパッド（つまり視空間性WM）」とは何か，ということを考えてみたい．周知のように色は形や運動とともに視覚的対象がもつ基本特性とされている．「視空間スケッチパッド」はいわば一時的な「お絵書き帳（スケッチ用紙 sketchpad）」のような存在で，注意して観察した色，形や運動（さらには風景やヒトの顔）を保持する働きをもつ．視空間性WMについて，Logie (1995) は「音韻ループ」が「音韻ストア」と「リハーサル機構」からなることになぞらえて，「視空間スケッチパッド」を「視覚キャッシュ (visual cache)」と「インナースクライブ (inner scribe)」を想定した．後者は前者に入った情報をリハーサルにより保持するとされる．視空間性WMについては，主に空間位置に対して作動する空間性WM (spatial WM: 二つの視覚処理経路のうち，「どこに (where)」の経路に対応）と色，形やテクスチャーに対して作動する視覚性WM (visual WM: 同上のうち，「何が (what)」の経路に対応）を区別しているが，本章ではこれらを併せて視空間性WMと呼びたい．一般に，視覚性のWMには，特定の視覚的特性，たとえば色や顔の名前を冠して，色のWM (color WM) とか顔のWM (face WM) などと呼ばれることがある．いずれも，知覚特性とともに，色の名前やヒトの名前などの言語的側面を併せもつため言語性WMとの関連も検討することができる．

　特に色は知覚特性と一義的に対応した色名をもつことから，色彩という情報がWM内で知覚的に保持されるのか言語的（色名）に保持されるのかが興味を引いている．特に，ニューロイメージングによる検討により，色の知覚と色名の保持についてWMが個別の神経基盤をもっている可能性の検証ができると思われる．本章では，色のWMについてfMRIを用いた検討を行う．

1 色とその神経基盤

　色の認知に関わるメカニズムは古くから色彩に関心をもつ科学者や認知哲学者の重要なテーマであり（Rentschler, Herzberger, & Epstein, 1988），その脳内メカニズムは神経科学の初期段階から検討されてきた．網膜から視神経を通じて後頭葉に至る情報伝達経路は，ヒトと似た視覚システムをもつサルを中心に調べられてきた．網膜の中心窩付近には色を扱う錐体細胞が多く分布しており，視床の外側膝状体（lateral geniculate nucleus: LGN）の小細胞系を経由して後頭葉の一次視覚野（V1）へ投射される．主に色彩情報は側頭葉に向かう腹側経路を通って処理されていく．この中でも色知覚と密接に関わる領域が四次視覚野（V4，V4α）である（Bartels & Zeki, 2000）．この部位に損傷が生じると大脳皮質性の色覚異常を引き起こすことが知られている（Cowey & Heywood, 1997）．また，後頭葉を中心としたニューロイメージング研究では，色彩情報を含む図形と色彩情報を除いたモノクロの輝度情報のみをもつ図形を観察しているときの脳活動の差分を検討する方法が用いられてきた．このように主に後頭葉で生じると考えられる色の感覚は記憶と直接結びつくものなのであろうか．感覚知覚の次にある過程，つまり受け取った情報をどうするかという問題について論じていきたい．感覚レベルの色を一次的な表象だとすると，それ以降の記憶された（符号化された，あるいは想起された）色は二次的な表象だといえる．色の認知はいずれの表象レベルでも注意を向けるという志向的なプロセスを伴って成立する（坪見・苧阪，2006）．色に注意を向けるときには言語性のモードと視覚性のモードがあると考えられる．色の言語的情報と視覚情報の競合についてよく知られている例ではストループ課題（stroop task）を挙げることができる（Dyer & Severance, 1972; Stroop, 1935）．ストループ課題では，たとえば赤インクで印刷した「みどり」という単語を，そのインクの色（「あか」と音読する：不一致課題）で呼称せねばならない（黄のインクで印刷された「あお」の場合は「きいろ」と音読）．4色のインクと四つの色名を組み合わせた多数の単語セットをできるだけ早く誤らぬように音読してゆく作業である．単語

そのものを読み上げるのを抑制し，インクの色名を読み上げねばならないので知覚（感覚）と言語の強いコンフリクトが生じるのである．一方では，紙面にカラー印刷された多数の色パッチをできるだけ早くその通常の色名で音読させ（一致課題），その時間などを測定して不一致課題の成績と比較する．この課題は色の表象同士の競合の解消など高次機能に焦点が当てられることが多いが，色の視知覚とその色名がほぼ自動的に処理されていることを示唆している．ストループ課題では，不一致課題で前部帯状回（ACC）が強く活性化されることが知られている（Bush, Luu & Posner, 2000）．色名と色知覚の保持に関わる神経基盤については，それらが関係する神経経路の一部に障害をもつ患者の症例が重要な意味をもつ．

たとえば，興味深い症例として，色名と色知覚の統合が困難になる離断性の色名呼称障害（disconnection color anomia）がある（De Vreese, 1991）．この症例では，色知覚や色名のみの課題では問題なく遂行できるが，聞いた色名にマッチする色票を選択することができなくなる．その解釈として，健常な右四次視覚野で色覚が成立するが，その情報が左半球の言語野に届かないためであるという考えがある．このような臨床像は，色彩の言語的側面と視知覚的側面が離断し得ること，そして色彩に関する記憶が前頭葉とも密接に関連していることを示唆している．

2 ワーキングメモリの中の色

色は言語的にも視覚的にも記憶することができるため，色がいかに記憶されているかを調べることでWMシステムの包括的な検討を行うことができる．

過去に行われてきた色の記憶研究は視覚性のものがほとんどである．色の記憶を扱った研究では標準化された色票を用いた研究（Hamwi & Landis, 1955; Perez-Carpinell, Baldovi, de Fez, & Castro, 1998）や光源色を用いた研究（Nilsson & Nelson, 1981; Seliger, 2002）などが行われてきた．過去の研究では，再認もしくは再生された色が色空間内でどの程度不明瞭になるのか，またはどのように変化するかといった弁別閾の増大や，再認または再生された色のシフトなどが調査された．記

憶に取り込まれた色は同時に比較する場合に比べて色相・明度・彩度ともに弁別閾が2倍程度上昇し，彩度はより鮮やかになる傾向があることが示されている．時間特性については遅延時間が1秒以内で弁別閾の増大が起こり始め，その後の記憶保持時間にはほとんど影響を受けないことが分かっている．その一方で，不明瞭になった色はシフトするがカテゴリーに規定される境界を超えず，シフトした色はカテゴリーの中心をなす色（focal color）に向かうことが報告されている（Uchikawa & Shinoda, 1996）．色のカテゴリーというものがどのような特徴をもつのであろうか？

3 色のカテゴリー

様々な言語における色名を調査した結果，ある程度発達した言語には安定して用いられる共通した11の基本色名（白・黒・赤・緑・黄・青・茶・オレンジ・紫・ピンク・灰）があることが知られている（Berlin & Kay, 1969）．これらの11色と形容詞の組み合わせで日常的に用いられる色のほとんどを網羅することができる．この個々の色名によってグルーピングされる色空間内の範囲を色のカテゴリーという．Uchikawa and Shinoda（1996）では，ある色を記憶し，多くの色が配置されたカラーパレットから再認するという手順で実験を行ったところ，再認された色は基本色名カテゴリーの範囲を越えて不明瞭にはならず，そのカテゴリーを端的に表す色であるフォーカル色付近で再認度数が増えることが示唆された．また，色の記憶に対する色名の影響を検討した研究においては，緑―青カテゴリーの境界上の色を記憶させた場合に，「緑らしい（greenish）」または「青らしい（bluish）」色を記憶するように教示したところ，再認された色の分布は緑または青に偏ることが示された（Bornstein, 1976）．

このようなカテゴリーまたは色名の影響をより直接的に検証したのがRoberson and Davidoff（2000）である．実験で用いられた色刺激はどれも知覚的に等間隔であり，同時に比較した場合に各刺激間に偏りのないものが用いられた．緑―青

カテゴリーの境界付近の色を記憶させ，5秒の保持期間後にターゲットとディストラクタ（ターゲット刺激と類似しているため弁別が難しい刺激のこと）からなる二つの選択肢から強制的に選択させた．ディストラクタはカテゴリーを越える色（Cross-category）と記憶した色と同カテゴリーの色（Within-category）の2条件で構成された．この結果，Cross-category条件の成績がWithin-category条件の成績よりも有意に高くなった．これを1次課題とし，2次課題として視覚的な干渉を与える条件と言語的な干渉を与える条件を記憶刺激と再認刺激の刺激呈示時間間隔（inter-stimulus interval: ISI）中に課したところ，視覚的な干渉ではなく言語的な干渉を与えた場合にCross-category条件の優位性が消失した．この結果より，カテゴリーの影響には言語情報が関与していることが示唆された．

また，ごく小さな色差（色相の心理的な差異を定量的に表した値）の色同士を記憶する場合には言語的干渉課題の効果はほとんどなく，視空間スケッチパッドの働きに負うところが大きくなっていることが示された（Mohr & Linden, 2005）．そして，言語情報の関与しない状況下での視空間性WMは色差を比較的正確に保持できていることが明らかになった（池田・苧阪，2005）．

4 言語的な記憶と視覚的な記憶

視空間スケッチパッドの中でも視覚的な働きを示す視覚性WM研究の障壁となってきたのは，皮肉にも言語情報の介在である．確かに，日常経験でも，色を記憶する際には視覚的に保持するよりも，言語的すなわち色名で保持したほうが簡単な場合も多い．

そこで，複数の色を記憶するときには刺激間の関係がカテゴリー間かカテゴリー内かによってWMのサブシステムへの負荷が変化することが先行研究から示唆されていることに注目してみた．記憶すべき色がカテゴリーを越える場合には言語性の音韻ループへの負荷が高まり，カテゴリー内に収まる場合には逆に視空間スケッチパッドへの負荷が高くなるのである．この性質を利用し，fMRIを

用いて実際の脳活動との対応をみることができる．

　音韻ループの神経科学的研究は視空間スケッチパッドに比べて進んでおり，右利きのヒトであればほぼ左半球に局在することが知られている．対して視空間スケッチパッドのうち，視覚性のものについて挙げると，頭頂葉を中心に研究が進められており，前頭葉との関連はまだ不明な点も多い．

5 色のワーキングメモリ

　以下では，色を刺激としたWM課題中の脳活動を計測したIkeda and Osaka (2007) および苧阪・池田 (2006) に基づいて，色のWMの神経基盤について考えてみたい．色のWMの実験に参加したのは健常成人9名（平均年齢23.0歳）であった．全員右利きで，色覚および視力は正常であった．

　脳画像の撮像には1.5テスラのMRIスキャナ (Shimadzu-Marconi magnex eclipse) を用い，撮像時にはヘッドコイルを装着した．刺激はヘッドコイル上にスクリーンを設置し，液晶プロジェクタを用いて投影した．実験参加者はこのスクリーンを顔の正面に設置された鏡を通して観察した．反応はボタンの光学式スイッチボックスで取得された．

　実験参加者にはn-back課題を課した．n-back課題はWM課題として頻繁に用いられるものであり，継時的に提示される刺激系列に対して現在提示されている刺激とn個前の刺激について異同判断を求める課題である．nの値が増えるに従って記憶負荷は増大し，難易度も上昇する．今回の実験ではおおよそ正答率が90％前後となるように，二つ前の刺激との異同判断を行う2-back課題を課した．まず刺激が500ミリ秒提示され，4000ミリ秒のブランク画面を挟んで次の刺激が提示された．1試行は9個の刺激で構成され，最後の刺激提示が終わるのは36.5秒後であった．

　2-back課題の条件は3条件（文字セット：Word条件，カテゴリー間の色セット：

Cross条件，カテゴリー内の色セット：Within条件）設定した．Within条件では赤・黄・緑・青の4カテゴリーについて，典型的な色と，その色を中心に色相のみをわずかに変化させた色を二つ設定し，合計3色のセットを四つ作成した（図3-1巻頭口絵にカラー写真で掲載）．また，Cross条件では上記の4カテゴリーと隣り合う言語的に規定されるカテゴリーの色を二つ加えた3色のセット（例：赤セット―紫・赤・オレンジ）を四つ作成した．Word条件ではCross条件で用いた刺激の色名を白色の仮名で提示した[1]．被験者にはWord条件では言葉を用いたリハーサルを，CrossおよびWithin条件では視覚イメージによるリハーサルを用いて課題を遂行するように教示した[2]．

行動データについては，各条件の正答率は93％（Word条件），93％（Cross条件），87％（Within条件）であった．1要因分散分析の結果，主効果は有意ではなく，したがって行動成績に関して有意に成績の異なる条件はみられなかった．次にfMRIデータについてみてみたい．図3-2（巻頭口絵にカラー写真で掲載）は各条件における条件の主効果が有意な領域を示したものである．各条件ともにほぼ同様の領域が賦活していたことが示された．

賦活の見られた領域とWMの先行研究を参考に関心領域（region of interest: ROI）を決定した．両側の下前頭回（inferior frontal gyrus: IFG; BA44/45/47）・運動前野（premotor area: PM; BA6）・補足運動野（supplementary motor area: SMA; BA 6/8）・左の下頭頂小葉（inferior parietal lobule: IPL; BA40）・右の頭頂間溝（intra-

---

[1] 背景は視角 15.3°×11.5°，輝度 12cd/m² の灰色で，色刺激は視角 2.4°×2.4° の正方形であった（図3-1（巻頭口絵にカラーで掲載））．また，隣り合う色刺激の平均色差（ΔE_{av}^*）はCross条件で46.6，Within条件で18.8であった．

[2] 機能画像はグラディエントエコー型エコープラナー法で全脳を撮像した（TR=2500ms, TE=49ms, Flip Angle=80°，Voxel Size=4mm×4mm×6mm）．データの解析にはSPM2を用いた．まず撮像開始から定常状態となるまでの6スキャン分のデータを破棄し，頭部運動の補正を行った．この際に1mm以上の頭部運動が認められた被験者のデータは除外した．また，機能画像は空間解像度がやや劣るため，より空間解像度の高いT1強調構造画像によって補整を行い，さらに標準脳テンプレートへの適用を行った．スムージングにはガウシアンフィルタ（FWHM=8mm）を用いた．

以上の解析前処理を行った後，モデルを作成して解析を行った．モデルは幅が1試行の長さ（36.5s）となる箱形関数を血流動態反応関数（hemodynamic response function: HRF）によって畳み込み積分したものを用いた．グループ解析にはランダムエフェクトモデルを適用し，多重比較のための補正（false discovery rate: FDR）を行って有意な活動を示したボクセルを抽出した（$p<.05$）．

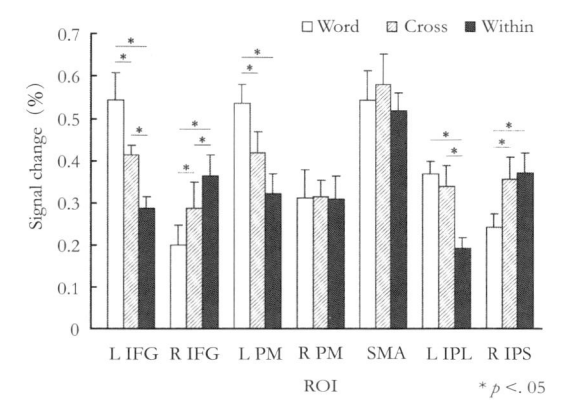

図 3-3　各 ROI における信号変化率の平均値
エラーバーは標準誤差を表している．下位検定の結果はアスタリスクで示した（$p < .05$）．

parietal sulcus: IPS; BA7/40）を ROI とした．この領域がどのくらい強く活動していたかを調べるには信号変化率（signal change）を手がかりにする方法がある．安静時の脳活動の平均値をベースラインとして，各条件で BOLD（blood oxygenation level dependent）信号値が何％変化したかを調べた（図 3-3）．BOLD 信号値は各関心領域の中心（グループ解析で得られた各条件のローカルマキシマの重心）から半径 6mm の球体を仮定し，その内部に含まれるボクセルの平均値を用いた．また，各 ROI の代表値としては BOLD 信号値が安定した値を示す時点（試行のオンセットより 15 秒後）から 1 試行終了までの平均値を採用した．

信号変化率に対して被験者内計画による 2 要因の分散分析（条件×ROI）を行ったところ，ROI の主効果と交互作用が有意であった．しかし条件の主効果は有意ではなかった．多重比較による下位検定を行ったところ，左右の下前頭回には 3 条件間全てに有意差が認められ，左運動前野および右頭頂間溝には Word 条件と他の 2 条件，左下頭頂小葉には Within 条件と他の 2 条件の間に有意差が認められた．

6 色のワーキングメモリの脳内表現

　図3-2より，全ての条件において同様の領域が活動していることが確認された．色の記憶および単語の記憶には同じコンポーネントの活動が必要であることが示された．つまり，色の記憶には視空間性・言語性WMの両方の関与があることが示唆された．

　しかし，この図からは活動の一貫性を読み取ることができるが，活動の強さに関しては直接知ることはできないため，信号変化率を計算した．その結果Word条件では左側の下前頭回・運動前野・下頭頂小葉で強い活動を示し，Within条件では右側の下前頭回・頭頂間溝で強い活動を示すことが分かった．過去の行動実験より，カテゴリー内の色を記憶しているWithin条件では視覚性WMの負荷が高くなっていることから，右側の下前頭回および頭頂間溝が視覚性WMに重要な領域であるといえるであろう．これは視空間性WMが右半球優位であることを示している．一方，単語の記憶であるWord条件およびカテゴリー間の色の記憶であるCross条件では，Within条件よりも言語性の負荷が高いことから，左半球の下前頭回・運動前野・下頭頂小葉が言語性WMの活動を反映していることが示唆された．このような事実から，色相の記憶には右半球を，色名に符号化しやすい言語の記憶には左半球の前頭-頭頂領域を主に使っていることが示された．

7 色の言語性ワーキングメモリ

　これまでに蓄積されてきた音韻ループに関するニューロイメージングの知見からは，左の下頭頂小葉，その中でも縁上回（supramarginal gyrus）が音韻情報の受動的貯蔵を担い，前頭葉にある左の下前頭回や運動前野が能動的なリハーサル機能を担っていることが明らかになってきている（Smith & Jonides, 1999; Vallar, Di Betta, & Silveri, 1997）．今回のデータはこれを支持するものである．単語のリハーサルで

ある Word 条件はもちろん，カテゴリー間比較である Cross 条件で強い賦活がみられた．Cross 条件では視覚イメージによるリハーサルを課したが，これは潜在的な言語情報の活性化が Within 条件と比較して強く起こった可能性が考えられる．

さらに，刺激に色パッチを用いた Cross 条件および Within 条件において，左下前頭回の賦活領域のうち腹側 (BA 45/47) にもう一つの賦活のピークがみられる．左下前頭回の中でも背側 (BA 6/44) は音素や音節といった構音を，腹側 (BA 45/47) は語彙や意味を担当するという機能的な差があることが示唆されている (Wu, Cai, Kochiyama, & Osaka, 2007)．したがって，Word 条件における構音の重要性と，Cross および Within 条件における意味の重要性が脳活動に反映されている可能性が考えられる．

8 視空間性ワーキングメモリ

本来視空間スケッチパッドはオブジェクトそのものである視覚性の記憶と動きや配置といった空間性の記憶を厳密に区別してはいない．Logie (1995) のモデルに従うと，視空間スケッチパッドは音韻ループのように受動的貯蔵機能（視覚キャッシュ：visual cache）と能動的なリハーサル機能（インナースクライブ：inner scribe）に分離させることが可能である．しかし，視覚キャッシュはオブジェクト性の記憶を，インナースクライブは動作と結びついた空間性の記憶と強く関連しているため，空間的要素に乏しい色のリハーサルを説明するには不十分であろう．では色のイメージはどのようにリハーサルされているのであろうか．視覚性 WM と空間性 WM はそれぞれ独立したリハーサル機構をもっているという研究も行われている (Mohr, Goebel, & Linden, 2006)．ここでは空間性ではなく視覚性の WM について考察を進めたい．

受動的な貯蔵機能については，頭頂間溝は保持しているオブジェクトの個数に応じて活動が増加し，容量限界を超えて記憶しようとしてもそれ以上の活動の増

加がみられない (Todd & Marois, 2004) ことが示されている．また，右半球の前頭葉損傷患者を対象とした実験では，下前頭回を含む前頭葉および島部 (insula) や被殻 (putamen) が損傷を受けても記憶容量に影響はないことが示された (Habekost & Rostrup, 2007)．2-back 課題においては常に 2-3 個の色を保持しておく必要がある．右の頭頂間溝が短期記憶容量のみに関わっているのであれば，Cross 条件と Within 条件間に信号強度の差がないという今回のデータと一致する．

では，Cross 条件と Within 条件で差のみられた右の下前頭回はどのような機能を担っているのであろうか．視覚性 WM と右の下前頭回の関係は未だ統一された見解は見あたらない (Hautzel et al., 2002; Nystrom et al., 2000)．しかしながら，前頭前野背外側領域 (DLPFC) や下前頭回は視覚的注意との関わりが指摘されている部位である (Curtis & D'Esposito, 2003)．視覚性 WM のリハーサルを，記憶表象に対して再び注意を向けて意識の上に留まらせる作業であると定義することも可能であろう．Within 条件では常に注意を向けて微妙な色差を区別しながら保持しなくてはならない．したがって，右の下前頭回は色の記憶表象の質，もしくは鮮明さの維持に関わるような機能をもつことが推測される．ただしこれはまだ推測の段階であり，今後の前頭葉機能の解明が待たれる．

以上をまとめると，用いる色の性質によって WM のサブシステムの負荷に違いが出る特徴を利用し，WM システムの脳内表現盤の検討を fMRI を用いて行った結果，WM にとっては前頭前野，特に下前頭回と頭頂葉とのネットワーク (fronto-parietal network) が重要であり，言語的な負荷が高い場合には左が，視覚的な負荷が高い場合には右の前頭—頭頂ネットワークが強く活動することが示された．また，色を記憶しているときの特徴的な活動としては，言葉のもつ意味と関連するといわれている左の下前頭回の腹側 (BA 45/47) 寄りの活動と視覚的なリハーサルの座と推測される右の下前頭回の活動が得られた．色の WM がもつユニークな特徴が言語性と視空間性の WM のダイナミックな相互作用の研究の基盤となることを期待したい．

引用文献

Baddeley, A. (2003). Working memory: Looking back and looking forward. *Nature Reviews Neuroscience, 4,* 829–839.

Bartels, A., & Zeki, S. (2000). The architecture of the colour centre in the human visual brain: new results and a review. *European Journal of Neuroscience, 12,* 172–193.

Berlin, B., & Kay, P. (1969). *Basic color terms: their universality and evolution.* Berkeley: University of California Press.

Bornstein, M. H. (1976). Name codes and color memory. *American Journal of Psychology, 89,* 269–279.

Bush, G., Luu, P., & Posner, M. (2000). Cognitive and emotional influences in Anterior cingulate cortex. *Trends in Cognitive Sciences, 4,* 215–222.

Cowey, A., & Heywood, C. A. (1997). Cerebral achromatopsia: Colour blindness despite wavelength processing. *Trends in Cognitive Sciences, 1,* 133–139.

Curtis, C. E., & D'Esposito, M. (2003). Persistent activity in the prefrontal cortex during working memory. *Trends in Cognitive Sciences, 7,* 415–423.

De Vreese, L. P. (1991). Two systems for colour-naming defects: verbal disconnection vs colour imagery disorder. *Neuropsychologia, 29,* 1–18.

Dyer, F. N., & Severance, L. J. (1972). Effects of irrelevant colors on reading of color names: A controlled replication of the "reversed Stroop" effect. *Psychonomic Science, 28,* 336–338.

Habekost, T., & Rostrup, E. (2007). Visual attention capacity after right hemisphere lesions. *Neuropsychologia, 45,* 1474–1488.

Hamwi, V., & Landis, C. (1955). Memory for Color. *Journal of Psychology, 39,* 183–194.

Hautzel, H., Mottaghy, F. M., Schmidt, D., Zemb, M., Shah, N. J., Muller-Gartner, H. W., et al. (2002). Topographic segregation and convergence of verbal, object, shape and spatial working memory in humans. *Neuroscience Letters, 323,* 156–160.

池田尊司・苧阪直行 (2005) 記憶中の色に対する言語情報の影響．日本色彩学会誌 Supplement, *29,* 52–53.

Ikeda, T., & Osaka, N. (2007). How are colors memorized in working memory? A Functional Magnetic Resonance Imaging study. *Neuroreport, 18,* 111–114.

Logie, R. H. (1995). *Visuo-spatial working memory.* Hove, UK: Lawrence Erlbaum Associates Ltd.

Mohr, H. M., Goebel, R., & Linden, D. E. (2006). Content- and task-specific dissociations of frontal activity during maintenance and manipulation in visual working memory. *Journal of Neuroscience, 26,* 4465–4471.

Mohr, H. M., & Linden, D. E. J. (2005). Separation of the systems for color and spatial manipulation in working memory revealed by a dual-task procedure. *Journal of Cognitive Neuroscience, 17,* 355–366.

Nilsson, T., & Nelson, T. (1981). Delayed monochromatic hue matches indicate characteristics of visual memory. *Journal of Experimental Psychology: Human Perception & Performance, 7,* 141-150.

Nystrom, L. E., Braver, T. S., Sabb, F. W., Delgado, M. R., Noll, D. C., & Cohen, J. D. (2000). Working memory for letters, shapes, and locations: fMRI evidence against stimulus-based regional organization in human prefrontal cortex. *Neuroimage, 11,* 424-446.

苧阪直行・池田尊司（2006）色のワーキングメモリの脳内表現，日本色彩学会誌 *30.* 197-203.

Osaka, N., Logie, R., & D'Esposito, M. (Eds.). (2007). *The Cognitive Neuroscience of Working Memory.* Oxford: Oxford University Press.

Perez-Carpinell, J., Baldovi, R., de Fez, M., & Castro, J. (1998). Color memory matching: Time effect and other factors. *Color Research & Application, 23,* 234-247.

Rentschler, I., Herzberger, B., & Epstein, D. (Eds.). (1988). *Beauty and the Brain: Biological Aspects of the Aesthetics.* Basel: Birkkeuser Verlag. 野口薫・苧阪直行（監訳）（2000）美を脳から考える―芸術への生物学的探検―新曜社.

Roberson, D., & Davidoff, J. (2000). The categorical perception of colors and facial expressions: The effect of verbal interference. *Memory & Cognition, 28,* 977-986.

Seliger, H. (2002). Measurement of memory of color. *Color Research & Application, 27,* 233-242.

Smith, E. E., & Jonides, J. (1999). Storage and executive processes in the frontal lobes. *Science, 283,* 1657-1661.

Stroop, J. (1935). Studies of interference in serial verbal reactions. *Journal of Experimental Psychology, 18,* 643-662.

Todd, J. J., & Marois, R. (2004). Capacity limit of visual short-term memory in human posterior parietal cortex. *Nature, 428,* 751-754.

坪見博之・苧阪直行（2006）視覚的注意のトップダウン制御の脳内表現，心理学評論，*49,* 321-340.

Uchikawa, K., & Shinoda, H. (1996). Influence of basic color categories on color memory discrimination. *Color Research & Application, 21,* 430-439.

Vallar, G., Di Betta, A. M., & Silveri, M. C. (1997). The phonological short-term store-rehearsal system: patterns of impairment and neural correlates. *Neuropsychologia, 35,* 795-812.

Wu, J., Cai, C., Kochiyama, T., & Osaka, K. (2007). Function segregation in the left inferior frontal gyrus: a listening functional magnetic resonance imaging study. *Neuroreport, 18,* 127-131.

坪見博之 *Hiroyuki Tsubomi*
苧阪直行 *Naoyuki Osaka*

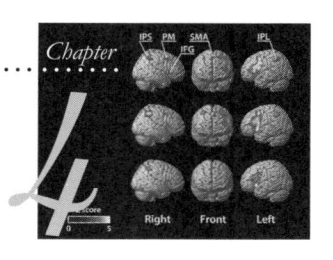

視覚的注意の脳内表現

1 はじめに

　視覚体験は，眼球に入力された情報が脳で処理された結果生じる．ヒトの大脳新皮質はおよそ百億のニューロンで構成されるといわれており（Rockel, Hiorns, & Powell, 1980），視覚情報がはじめに到達する一次視覚野（V1）はその1.5％を占めるといわれる（Bailey & von Bonin, 1951）．単純に計算すると一次視覚野だけでもおよそ1億5000万ものニューロンが視覚情報を扱っていることになる．さらに，それぞれのニューロンはシナプスを介して一万のニューロンと情報をやりとりしているので（Braitenberg & Schutz, 1998），一次視覚野ではおよそ一兆の神経回路網によって視覚情報が処理されることになる．視覚情報処理は一次視覚野だけで完結するのではなく，一次視覚野以遠でも処理が行われるので，視覚処理に関わるニューロンのネットワークはさらに莫大な数になるだろう．これ自体は驚くべきことではない．しかし，視覚情報はこの巨大な並列分散システムによって処理されるにもかかわらず厳しい制約を受けており，網膜に入力された視覚情報のうちアウェアネスにのぼり，意識的に利用できる情報はほんのわずかしかないことは驚きに値する．たとえばPylyshyn and Storm（1988）の行ったマルチエレメントトラッキング実験によると，たくさんのランダム運動する視覚刺激の中で追従でき

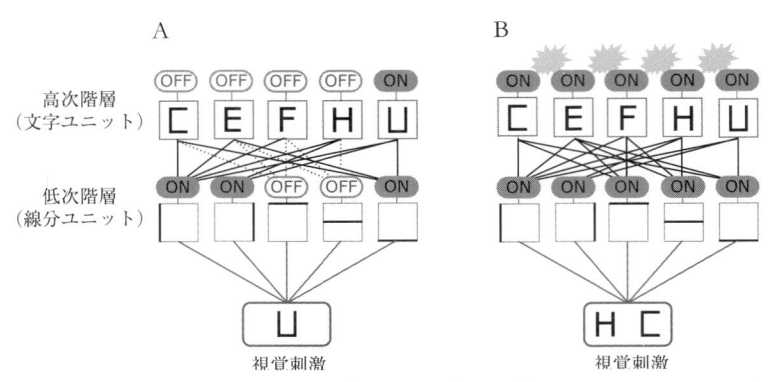

図 4-1　分散処理と情報の干渉

脳は初期の段階で視覚情報を分散処理しており，低次階層（線分ユニット）からの情報を高次階層（文字認識ユニット）が受け取ることで情報を認識する．Aのように一つの情報が提示されたときには情報を認識することができるが，Bのように複数の情報が一度に提示されると，全ての高次階層ユニットが低次階層からの情報を受け取ることになり混乱と干渉が生じる．それを解決する一つの方法は一度に処理する情報を一部に限ることである．図は Farah (1998) を改変して引用した．

るのは四つ程度である．また，変化検出実験を行った O'Regan, Rensink, and Clark (1999) によると，画像を観察している途中で画面の一部が大きく変化しても，それに気づくことは難しい．

　なぜ並列分散処理を行う脳がこのような処理制約をもつのだろうか．これについては様々な見方がある．Broadbent (1958) や Tsotsos (1990) は，シーンに含まれる全てのオブジェクトを処理することは脳にとってあまりにも複雑だからという．しかし，視覚処理を担うニューロンは実際には莫大であるため，これだけでは説明できない．Lennie (2003) は，神経発火のエネルギーコストにより，一度に発火できるニューロンはせいぜい1％ほどしかないために処理制約が発生するという．Desimone and Duncan (1995) や Farah (2000) の説はこれとは異なり，並列分散処理の欠点を補うためは処理制約が必要だという．これを図 4-1A に示す文字認識の例で考えてみよう．脳は初期の段階で視覚情報を分散処理しており，低次階層（線分ユニット）からの情報を高次階層（文字認識ユニット）が受け取ることで外界を認識している．しかし図 4-1B のように，複数の情報が一度に提示され

たときには，高次階層のユニットの全てが低次階層からの情報を受け取ることになり混乱と干渉が生じる．これを解決するためには，一度に処理する情報を視覚世界の一部分に限ればよい．そのために処理制約が生じると考えるのである．Allport (1989) と Deutsch and Deutsch (1963) の説も処理制約を積極的に捉えている．ヒトの身体は2本の手しかもたず，眼球も一対しかない．したがって，視覚情報を利用した行動は最終的には一度に一つしか取ることができないので，情報を絞り込むことが積極的に必要であるという．これらの説は処理制約をどの側面から説明するかが異なっているだけであり互いに排他的ではない．いずれの理由にせよ，脳が処理制約をもっていることは明らかであり，その制約下では目標行動に向けて重要な情報を担う神経活動だけを選択的に優先させる必要があるという点ではどの説も一致している[1]．

本章では，これまであまり扱われてこなかった脳内での視覚情報の干渉と，注意による干渉の解消に焦点を絞りたい．それによって，これまでの行動実験では構成概念として扱われてきた視覚的注意を脳内の具体的な処理過程として実体化することを試みる．

2 視覚野における注意のモジュレーション

視覚情報は感覚器である眼球の網膜に投射された後，外側膝状体を経て鳥距溝 (calcarine sulcus: Sca) にある一次視覚野に到達する．図 4-2A に示すように，一次視覚野以降の視覚経路は背側経路と腹側経路に分かれており，腹側経路が物体認識を担うと考えられている (Haxby et al., 1991; Ungerleider & Mishkin, 1982)．腹側経路は二次視覚野 (V2)，四次視覚野，下側頭皮質 (IT: inferior temporal) へと進む階層構造をもっており，階層が進むにつれて二つの特徴が変化する．一つは，

---

[1] このような情報の取捨選択は，注意の問題として扱われてきた．これまで多くの行動実験が行われており，それらが明らかにしてきた注意のメカニズムについては本邦でも多くのレビューが出ている．最近の『心理学評論』Vol. 46, No. 3 (2003) においても「特集：視覚的注意」が組まれているので詳しくはそちらを参照していただきたい．

視空間性ワーキングメモリ

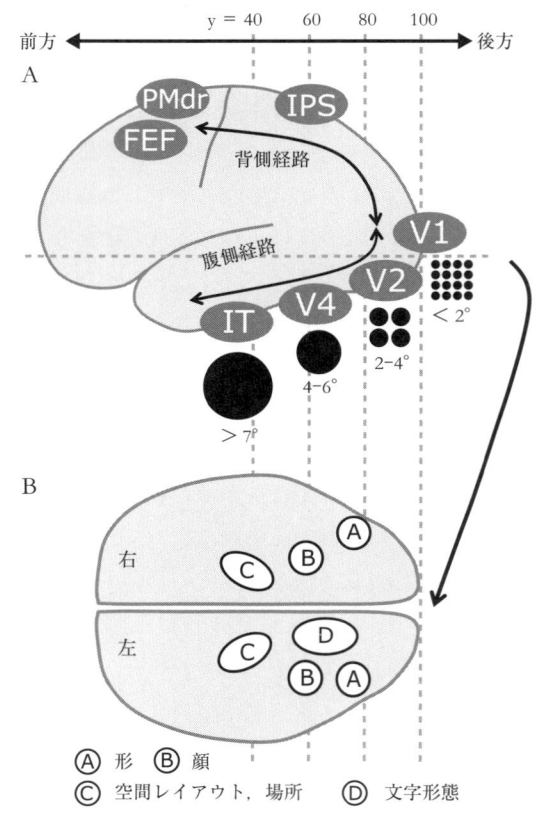

図 4-2

A 視覚処理過程の脳内機構
　視覚情報は一次視覚野に到達した後，背側経路と腹側経路に分かれて処理される．この経路はフィードフォワードの処理だけでなくフィードバック処理もある．図中の●は受容野の大きさを模式的に示しており，腹側経路においては後の視覚野ほど広い受容野をもつ．yの値はタライラッハ座標（Talairach & Tournoux, 1988）を示す．PMdr (dosolateral premortor cortex: 背外側運動前野)，FEF (frontal eye field: 前頭眼野)，IPS (intraparietal sulcus: 頭頂間溝)．苧阪（2000）を改変して引用した．

B 腹側経路の水平断面図
　腹側経路の高次有線外皮質はオブジェクト選択性を示す．Kanwisher, Downing, Epstein, and Kourtzi (2001) を改変して引用した．

後の領域ほど広い受容野 (receptive field: RF) をもつことである．ヒトの偏心度 5°における一次視覚野の受容野サイズは 2°以下，二次視覚野では 2-4°，四次視覚野では 4-6°，IT では 7°以上であるといわれる (Kastner et al., 2001; Smith, Singh, Williams, & Greenlee, 2001)．二つ目の特徴は，処理の複雑性が増すことである．一次視覚野では線分の傾き (Hubel & Wiesel, 1968) や色 (Livingstone & Hubel, 1984)，空間周波数 (Tootell, Silverman, & DeValois, 1981) など，刺激特徴の違いによって異なるニューロンが応答する．四次視覚野以降のニューロンになると図 4-2B に示すようにオブジェクト選択性が現れるという．これまでの研究では，様々な形の情報 (Grill-Spector et al., 1999; Kanwisher, Woods, Iacoboni, & Mazziotta, 1997; Malach et al., 1995)，顔の情報 (Haxby et al., 1994; Kanwisher, McDermott, & Chun, 1997; Puce, Allison, Asgari, Gore, & McCarthy, 1996; Sergent, Ohta, & MacDonald, 1992)，空間レイアウトや場所 (Aguirre, Zarahn, & D'Esposito, 1998; Epstein, Harris, Stanley, & Kanwisher, 1999)，文字 (Petersen, Fox, Snyder, & Raichle, 1990; Price et al., 1994) などのオブジェクトに選択的に反応する部位が報告されている．

　RF 内に複数の視覚情報が入力されると情報が混乱し，干渉が生じる．このことは古くから単一細胞記録法によって示されてきた．Desimone らのグループは，サルを被験体に図 4-3 に示すような実験を行った (Moran & Desimone, 1985; Reynolds, Chelazzi, & Desimone, 1999)．実験では受容野内に二つのバーが提示された．一つは神経活動を誘発する適刺激 (good stimulus) で (A)，もう一つは神経活動をほとんど誘発しない非適刺激 (poor stimulus) であった (E)．バーが一つずつ提示されるときに比べて，二つ同時に提示されると神経発火頻度が減少した (C)．このことから，受容野内に同時に刺激が提示されると情報が干渉することが示された．しかし，サルが適刺激のバーに注意を向けると，神経発火頻度は適刺激だけが提示されたときと同程度にまで回復した (B)．非適刺激に注意を向けたときにはこのような発火の増強は認められなかった (D)．さらに，非適刺激が受容野外に提示されたときには注意の効果が生じないことも明らかになった．このことから，受容野内での刺激競合を解消することが視覚的注意の機能であると考えられた．干渉と注意の効果は IT や四次視覚野，二次視覚野で生じることが

視空間性ワーキングメモリ

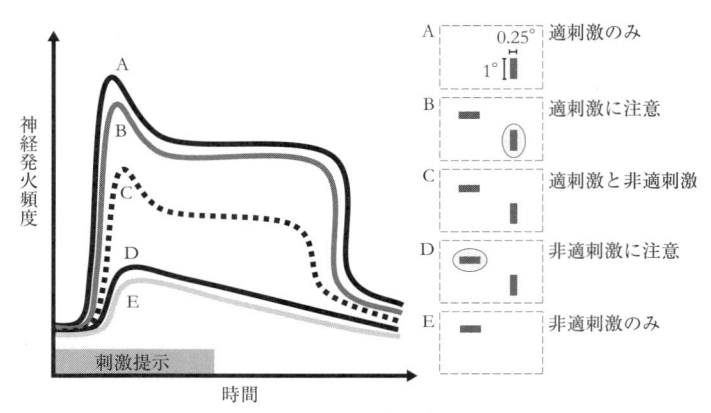

図 4-3　Reynolds et al. (1999) の実験結果
一つは神経活動を誘発する適刺激 (good stimulus) で (A)，もう一つは非適刺激 (poor stimulus) であった (E)．バーが一つずつ提示されるときに比べて，二つ同時に提示されると神経発火頻度が減少した (C) しかし，被験体が適刺激のバーに注意を向けると，神経発火頻度は適刺激だけが提示されたときと同程度にまで回復した (B)．非適刺激に注意を向けたときにはこのような発火の増強は認められなかった (D)．点線は RF を示す．Reynolds et al. (1999) の実験結果を元に作図した．

示され，同様の効果が他の研究からも報告されている (V2: Luck, Chelazzi, Hillyard, & Desimone, 1997; V4: Luck et al., 1997; McAdams & Maunsell, 1999; Spitzer, Desimone, & Moran, 1988)．しかし，これまでの研究では一次視覚野での競合や注意による解消の効果は報告されていない．これは，一次視覚野は受容野サイズが非常に小さいために二つの刺激が同じ受容野内に入ることが難しく，刺激が競合しなかったためだと考えられている (Luck et al., 1997; Moran & Desimone, 1985)．

　ヒトにおいても同様のメカニズムが報告されている．Kastner, De Weerd, Desimone, and Ungerleider (1998) は，図 4-4A のような画面を観察中の脳活動を機能的磁気共鳴画像法 (functional magnetic resonance imaging: fMRI) によって計測した．実験では，注視点の右上に 4 枚の画像が提示され，被験者はそれを受動的に観察した．画像が 1 枚ずつ提示される継時条件と 4 枚が一度に提示される同時条件とがあった．その結果，図 4-4B に示されるように，継時条件に比べ同時条件では左半球の四次視覚野の信号応答が低下した．この結果は，受容野内に同時に

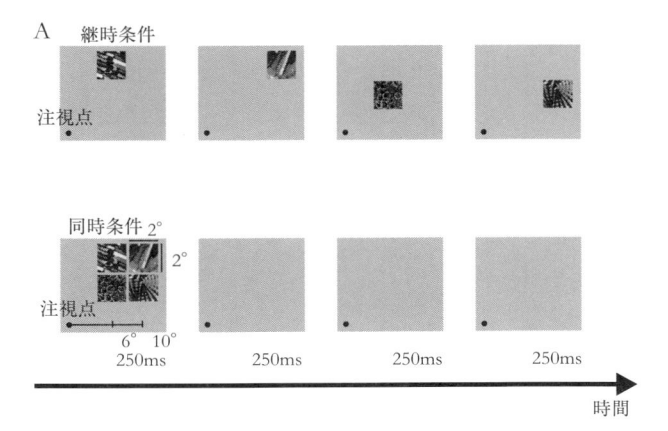

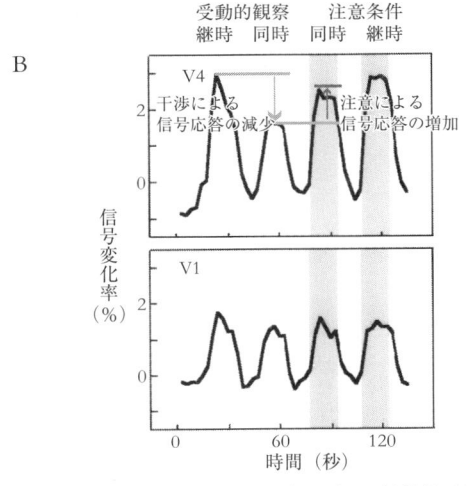

図 4-4　Kastner et al.(1999) の刺激提示図と結果
A　刺激提示図
　　画像が 1 枚ずつ提示される継時条件と，画像が一度に 4 枚提示される同時条件とがあった．
B　fMRI の結果
　　被験者が画面を受動的に観察したとき，継時条件に比して同時条件では V4 の神経活動が減衰した．しかし，画像が提示される位置に注意を向けると同時条件でも活動値が回復した．V1 ではこのような効果は観察されなかった．

情報が存在すると神経表象をめぐって競合が生じるため，干渉が引き起こされて信号応答が低下するのだと解釈された．同様の信号応答の低下は二次視覚野や下側頭葉皮質後部（TEO）でも見られたが一次視覚野では明確な効果が観察できなかった．彼女らの研究では，受動的観察に加えて注意条件もあった．注意条件では，あらかじめ指定された画像が，注視点に一番近い位置に何回提示されるかをカウントする課題が課せられた．その結果，課題を遂行するために注意を向けると先のような干渉が解消され信号応答が増加することが示された．

3　注意と一次視覚野の活動

　以上の実験から立てられている理論は，情報が競合するときに注意の効果が現れるというものである．もしこれが正しいなら，一次視覚野においても情報が競合すれば干渉が生じ，それを解消するための注意効果が見られるはずである．ところが，単一細胞記録法を用いた研究のほとんどでは一次視覚野への注意効果が確認されなかった．一次視覚野ニューロンの受容野サイズは非常に小さいので，ごくわずかな眼球運動でも影響を受けてしまう．そのためターゲットとディストラクタが同じ受容野内に入ることが難しく，注意の効果が抽出できなかったのかもしれない．しかし，初期の事象関連電位（event-related potential: ERP）やポジトロン断層法（positron emission tomography: PET）の実験でも，注意の効果は有線外皮質（extrastriate cortex: 一次視覚野近傍の視覚前野）でしか観察されなかった．このため，一次視覚野には注意の影響が及ばないのではないかといわれてきた．反対に，近年になって複数のfMRI研究から一次視覚野への注意効果が報告されるようになったため，注意効果がどこまで低次の視覚野に及ぶのかという問題に関して活発に議論が行われるようになった（Kanwisher & Wojciulik, 2000; Posner & Gilbert, 1999; Ress, Backus, & Heeger, 2000; Sengpiel & Hubener, 1999）これまでの議論で問題となっているのはディストラクタの有無である．つまり，ディストラクタが十分にターゲットと干渉する状況下では一次視覚野への注意効果が認められるが，実験

者が注意を操作しているつもりでも，ディストラクタが存在しないときや干渉が少ないときには，注意の効果は有線外皮質でしか見られないと考えられている．

　ほとんどの単一細胞記録では一次視覚野への注意効果が報告されていない中で，Motter (1993) は一次視覚野への注意効果を報告している．彼は，Moran and Desimone (1985) や Reynolds et al. (1999) と同じパラダイムを用いて実験を行い，受容野外にディストラクタを提示したときでも一次視覚野への注意効果が見られることを報告した．この結果は一見 Moran and Desimone (1985) や Reynolds et al. (1999) と矛盾するが，注意効果が見られたのはディストラクタの数が多くなったときだけであった．したがって，受容野外に存在するディストラクタでも数が増えると受容野内のターゲット処理に干渉するため，競合の解消に注意が影響すると考えられた．このことは Ito and Gilbert (1999) によっても支持されている．彼らの研究では図 4-5A のように，同じ傾きをもつ 2 本のバーが受容野内と受容野外に 1 本ずつ提示され，被験体のサルは受容野内のターゲットバーが注視点付近に提示される参照刺激に比べて明るいか暗いかを判断した．その結果，サルが受容野内のターゲットバーに注意を向けたときのみ，同じ傾きをもつ受容野外のバーがターゲットバーの神経活動を増強するという文脈効果が見られた．彼らはこの結果から，一次視覚野ニューロンの水平結合によって受容野外の刺激でも注意性の文脈効果を引き起こすと考えた．この注意効果は受容野外の刺激による促進効果であるが，同じ原理で Motter (1993) の結果が得られた可能性は十分にあるだろう．

　初期の ERP 研究の多くでも一次視覚野への注意効果は観察されなかった．Heinze et al. (1994) の実験では，図 4-5B のように，注視点を挟んで左右に二つずつ刺激が提示された．被験者はどちらかの視野に注意を向け，二つのシンボルが同じときだけボタン押し反応をした．その結果，潜時 80–130 ms の P1 成分に注意効果が見られ，ダイポール推定の結果，有線外皮質の紡錘状回 (fusiform gyrus) にソースが同定された．Clark and Hillyard (1996) の研究では図 4-5C のような刺激が用いられた．被験者は左右いずれかに注意を向け，ターゲットよりも少し小さな円刺激が提示されたときにボタン押し反応を行った．その結果，一次視覚

視空間性ワーキングメモリ

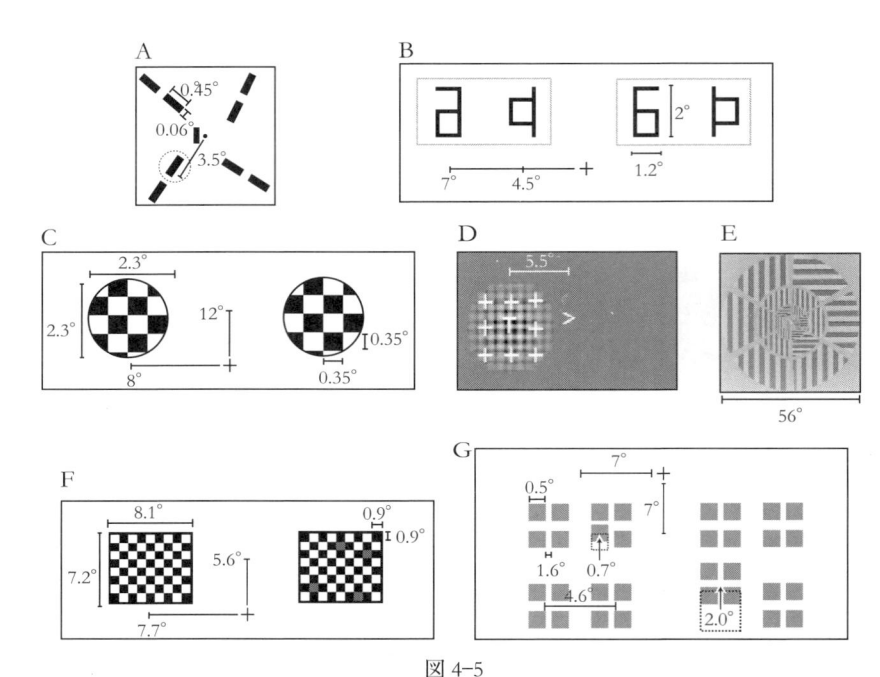

図 4-5

A　Ito and Gilbert (1999) の刺激布置図
　　同じ傾きをもつ2本のバーがRF内とRF外に1本ずつ提示され，被験体のサルは，注視点付近に提示される参照刺激に比べてRF内のターゲットバーが明るいか暗いかを判断した．ドット円はRFを示す．
B　Heinze et al. (1994) の刺激布置図
　　被験者（ヒト）は左右いずれかの視野に注意を向け，灰色枠内に50 ms提示される二つの刺激が同じかどうかを判断した．
C　Clark and Hillyard (1996) の刺激布置図
　　被験者は左右いずれかに注意を向け，ターゲットよりもわずかに小さい円が提示されたときにボタン押し反応を行った．
D　Martinez et al. (1999, 2001) の刺激布置図
　　被験者は左右視野のいずれかに注意を向け，ノイズを伴って提示されるTが成立か倒立かを判断した．
E　Brefczynski and DeYoe (1999) の刺激布置図
　　線分の傾きと色が組み合わされた刺激が提示され，被験者は手がかりが与えられた位置にある刺激の線分の傾きと色を報告した．
F　Hopfinger et al. (2000) の刺激提示図
　　被験者は左右視野に提示されるチェッカーボードのいずれかに注意を向け，チェッカーボードの中に灰色のターゲットが含まれているかどうかをボタン押し反応した．
G　Hopf et al. (2006) の刺激提示図
　　被験者は刺激のズレを検出した．左のようにわずかにズレる条件と，右のように大きくズレる条件とがあった．

野にソースが同定された潜時 50-100 ms の C1（NP80）成分には注意効果が見られなかったが，有線外皮質にソースが同定された潜時 100-130 ms の P1 成分と潜時 120-200 ms の N1 成分には注意効果が見られた．Mangun (1995) や Hillyard and Anllo-Vento (1998) はそれまでに行われた ERP 研究をまとめ，注意は一次視覚野の活動に影響を与えないと結論した．しかし，ERP 実験で用いられた課題では，ディストラクタの数が少ない上にターゲットとの距離も離れており，課題遂行上の干渉が少なかったために一次視覚野への注意効果が見られなかったのかもしれない．この可能性を吟味したのが Martinez et al. (1999, 2001) の ERP と fMRI による研究である．彼らは図 4-5D のようにノイズを加えた刺激を左右いずれかに提示し，中央の T という文字が正立か倒立かの判断を被験者に求めた．fMRI で計測した結果，被験者が注意を向けた視野と反対側半球の一次視覚野の活動が増強することが観察された．さらに同一被験者が同じ課題を遂行しているときの脳活動を ERP で計測した結果，一次視覚野をソースとする波形は，潜時 50 ms の C1 成分では注意の効果は見られなかったが，潜時 160ms 以降では注意を向けたときに波形が増強されることが示された．

　先にも述べたように，最近の fMRI 実験の多くは一次視覚野への注意効果を報告している．Brefczynski and DeYoe (1999) の fMRI 研究では図 4-5E のように，線分の傾きと色が組み合わされた刺激が提示され，被験者は手がかりが与えられた位置にある刺激の線分の傾きと色を報告した．その結果，被験者が注意を向けた位置に対応する一次視覚野の活動が高まった．彼らの実験における一次視覚野への注意効果は非常に強く頑健だった．これは画面全体にディストラクタが提示された効果によると考えられる．Tootell et al. (1998) の fMRI 研究では，注意を向けた位置に対応する有線外皮質と一次視覚野の活動が高まることだけではなく，注意を向けていない位置に対応する視覚皮質活動はベースラインよりも低下して抑制されていることが明らかになった．類似した結果を Smith, Singh, and Greenlee (2000) や Muller and Kleinschmidt (2004) も報告している．このほかに，注意を向けて視覚刺激の運動方向を判断する際に MT に加えて一次視覚野の活動が増強されることも数例報告されている（Gandhi, Heeger, & Boynton, 1999;

Somers, Dale, Seiffert, & Tootell, 1999; Watanabe et al., 1998). 最後に fMRI 実験でも一次視覚野への注意効果が見られなかった報告も付け加えておきたい．Hopfinger, Buonocore, and Mangun (2000) の研究では，図 4-5F の画面が用いられた．被験者は左右視野に提示されるチェッカーボードのいずれかに注意を向け，チェッカーボードの中に灰色のターゲットが含まれているかをボタン押し反応した．その結果，有線外皮質では注意の効果が見られたが，一次視覚野に注意の効果は見られなかった．この課題は単純な検出課題であり細かい刺激特徴を弁別する必要がなかったため一次視覚野への注意効果が見られなかったのかもしれない．

　以上の研究結果をまとめると，計測方法に関わらず，ディストラクタがターゲットのごく近くに存在して課題遂行に干渉すると，一次視覚野まで注意が影響するといえるだろう．これを結論付けるにはさらなる研究の積み重ねが必要であるが，現時点では一次視覚野への注意効果を左右するかなり有効な基準になっていると考えられる．ここで重要な点は，ある刺激がディストラクタになるか否かは物理的性質ではなく課題に依存するということである．図 4-5B，C，F に示したように，有線外皮質への注意効果しか見られなかった実験では，刺激自体はチェッカーボードなど複雑なパタンが使われており，刺激もかなり周辺に提示されていたが，課題を遂行する上で細かい刺激特徴を弁別する必要はなかった．一方で，図 4-5D，E の課題では，かなり狭い範囲に存在するターゲットとディストラクタを区別しなければ課題が遂行できなかった．これらの結果から，注意はある特定の視覚皮質だけに影響するのではなく，課題を遂行する上で情報競合が生じる視覚皮質に対してモジュレーションをかけているのではないかと考えられる．つまり，かなり狭い範囲でディストラクタとターゲットを弁別する必要がある場合には受容野サイズの小さい一次視覚野まで，そうではなく空間的に広い範囲を解像すればターゲットが区別できる場合には受容野サイズの大きい高次視覚皮質にモジュレーションをかけるというように，課題に応じてモジュレーションをかける視覚皮質を柔軟に変化させているのではないだろうか．このことを直接示す研究として Hopf et al. (2006) が挙げられる．彼らは図 4-5G のような刺激を用いて，小さなズレを検出させる条件（左）と，大きなズレを検出させる条件（右）を設定

し，どの範囲で注意を向けるかを操作した．課題遂行中の脳活動をERPと脳磁図（magnetoencephalography: MEG）で計測した結果，小さなズレを検出するために細かく解像しなければならないときには受容野サイズの小さい四次視覚野が，大きなズレを検出すればよく広い範囲で解像しても課題が遂行できるときには受容野サイズの大きいLOC（lateral occipital complex: 後頭外側複合体）が注意のモジュレーションを受けていた．この結果は，一つの固定された視覚皮質が注意のモジュレーションを受けるのではなく，課題要求に応じて注意の影響を受ける視覚皮質が柔軟に変化することを示している．検出サイズをより小さくした場合には一次視覚野への注意効果も観察できるだろうが，これに関しては今後の研究が必要である．

4 一次視覚野への注意効果はどこから来るのか

先に紹介したMartinez et al.（1999, 2001）のERPとfMRIを用いた研究は，一次視覚野への注意効果についてさらに興味深い知見を示している．それは一次視覚野をソースとする波形は潜時160ms以降で注意による効果を受けていたことである．彼らはこの結果から，fMRIで見られた一次視覚野への注意効果はフィードフォワード処理へのモジュレーションではなく，有線外皮質からのフィードバックモジュレーションによって引き起こされたのだと考えている．Noesselt et al.（2002）も同一のパラダイムを用いたMEG実験でこれを支持している．Roelfsema, Lamme, and Spekreijse（1998）やVidyasagar（1998）のサルを被験体とした単一細胞記録の研究でも，一次視覚野への注意効果は潜時100 ms以降で観察されており，これは刺激が入力されて一次視覚野に信号が到達するフィードフォワード処理よりも遅い．Mehta, Ulbert, and Schroeder（2000a, 2000b）のサルを被験体とした単一細胞記録とERP実験も，四次視覚野や二次視覚野のほうが一次視覚野よりも先に注意のモジュレーションを受けることを示している．

一次視覚野への注意効果が高次有線外皮質からモジュレーションを受けている

可能性は，Kastner, Pinsk, De Weerd, Desimone, and Ungerleider (1999) の fMRI 研究によってさらに補強されている．この研究では，先に紹介した彼女らの先行研究 (Kastner et al., 1998) と同じ実験パラダイム (図 4-4) が用いられた．実験では，4 枚の画像が提示される 11 秒前に注視点の近くに手がかりを出して，ターゲット提示位置に注意を向けさせた．その結果，視覚刺激がまだ提示されていないにもかかわらず下側頭葉皮質後部・四次視覚野・二次視覚野・一次視覚野の活動が生じることが示された．この視覚野の活動は，トップダウンのフィードバック処理によって生じたと考えざるを得ない．さらにこの注意による視覚野の活動は下側頭葉皮質後部で一番強く，階層が下がるにつれて小さくなり，一次視覚野で一番小さかった．これは高次有線外皮質から一次視覚野へとモジュレーションがかかっていることの傍証であると考えられた．高次有線外皮質のほうが注意による効果が強いことは Tootell et al. (1998) の fMRI 研究でも報告されている．

5 ｜ 一次視覚野より以前の注意効果

　一次視覚野よりさらに前の神経活動にも注意の効果は及ぶのだろうか．近年の O'Connor, Fukui, Pinsk, and Kastner (2002) の fMRI 研究は，注意によって外側膝状体 (lateral geniculate nucleus: LGN) の活動が変化することを報告している．ただし，一次視覚野に比べて外側膝状体への注意効果はかなり大きかったので，この効果には有線外皮質から一次視覚野を伝わるフィードバック経路だけではなく，脳幹や上丘，視床網様核からの投射も関与している可能性が考えられている．今後さらなる研究の積み重ねが必要であるが，現時点で，注意によるモジュレーションが報告されていないのは網膜のみということになる．これは，網膜にはフィードバックの神経結合がほとんどないという解剖学的事実と符合している (Brooke, Downer, & Powell, 1965; Spinelli, Pribram, & Weingarten, 1965)．したがって，ほとんど全ての視覚処理領域では注意のモジュレーションを受けた表現がなされており，純粋に感覚野と呼ぶことができるのは網膜だけといえるのかもしれない．

6 視覚野へのモジュレーション源

これまで見たように，一次視覚野への注意効果は有線外皮質からのフィードバック処理によって引き起こされているようである．では，有線外皮質の神経活動はどこからモジュレーションを受けているのだろうか．本節ではさらに高次皮質からのフィードバックモジュレーションについて研究を見ていきたい．

視覚野以降の高次皮質が視覚的注意に関わっていることは古くから損傷研究によって示されてきた．これまで多くの知見をもたらしたのは頭頂葉の損傷による半側空間無視患者の研究である（Bisiach & Vallar, 1988; Heilman, Watson, & Valenstein, 1993; Husain & Rorden, 2003）．無視は，左半球よりも右半球の頭頂葉損傷で生じることが多いことから，視覚的注意の右半球優位性が主張されてきた（Heilman & Van Den Abell, 1980; Vallar, 1993; Weintraub & Mesulam, 1987）．

PETやfMRIのニューロイメージング研究は，頭頂葉に前頭葉を加えたネットワークが視覚的注意に関わっていることを示している．このネットワークは，頭頂間溝（intraparietal sulcus: IPS），前頭眼野（frontal eye field: FEF），補足眼野（supplementary eye field: SEF），背外側運動前野（dorsolateral premotor cortex: PMdr）から成り立っている．いずれの研究においても，被験者は注意をある位置に向けて課題を遂行することが求められるが，課題の内容は研究によって様々である．Corbetta, Miezin, Shulman, and Petersen（1993）やCorbetta et al.（1998），Nobre et al.（1997）の研究では検出課題が用いられた．被験者は中心に提示される矢印の手がかりに従って周辺位置に注意を向け，周辺位置にターゲットが提示されると素速くボタン押し反応をすることが求められた．弁別反応課題を用いた研究もいくつかある．Fink, Dolan, Halligan, Marshall, and Frith（1997）の研究では，ターゲットの縞の方向を弁別反応することが求められた．Vandenberghe et al.（1997）の研究では，ターゲットがオブジェクトの右側にあるか左側にあるか，あるいは視野の右側にあるか左側にあるかを弁別して反応することが求められた．Wojciulik and Kanwisher（1999）の研究では，家か顔の視覚刺激が二つずつ提示され，被験

者は二つの刺激が同じか異なるかを弁別反応した．このほか Culham et al. (1998) の研究では，ランダムに運動する視覚刺激の中の複数のターゲットを追従することが求められた．Hanakawa et al. (2002) と Tanaka, Honda, and Sadato (2005) の研究では空間表象操作課題が用いられた．実験では，はじめに3×3のマス目のある位置に一つの丸が提示され，それらが消えた後に矢印などの手がかりが提示された．被験者は手がかりに従ってイメージのマス目の中で丸を動かすことが求められた．以上のように，これらの研究では様々に異なる課題が用いられているにもかかわらず，同じように前頭葉と頭頂葉のネットワークが活動することが示されており，課題に依存しない視覚的注意のネットワークの存在を示唆している．ただし，損傷研究とは異なり，必ずしも頭頂葉の右半球優位性は頑健ではない．いくつかのイメージング研究では右半球に強い活動が見られるが (Corbetta et al., 1993; Nobre et al., 1997; Vandenberghe et al., 1997; Wojciulik & Kanwisher, 1999)，他の研究では注意を向ける視野に関わらず両半球に同程度の活動が観察されている．

　背外側運動前野，運動眼野，補足眼野は，いずれも頭頂葉と有線外皮質に双方向性の神経結合をもっており，頭頂葉も有線外皮質に双方向性の神経結合をもつ (Cavada & Goldman-Rakic, 1989; Felleman & Van Essen, 1991; Marconi et al., 2001; Matelli, Govoni, Galletti, Kutz, & Luppino, 1998; Shipp, Blanton, & Zeki, 1998; Tanne, Boussaoud, Boyer-Zeller, & Rouiller, 1995; Ungerleider, Gaffan, & Pelak, 1989; Webster, Bachevalier, & Ungerleider, 1994)．したがって，前頭—頭頂ネットワークが有線外皮質の活動を変化させるモジュレータとなっている可能性が十分に考えられる．これを支持する知見として Kastner et al. (1999) の研究がある．先ほども紹介したように，彼女らの研究では，視覚刺激が提示される11秒前に手がかりを与えて注意を向けさせると，視覚刺激が提示されていないにもかかわらず，注意を向けている位置と対応した後頭視覚皮質（下側頭葉皮質後部，四次視覚野，二次視覚野，一次視覚野）に活動が見られた．このとき両側の前頭—頭頂（前頭眼野，補足眼野，頭頂間溝）にも活動が見られた．さらに信号変化率を解析した結果，後頭視覚皮質の中では階層が上になるほど信号変化率が高かったが，前頭—頭頂の信号変化率はそれよりもさらに高いことが示された．これは前頭—頭頂ネットワークがモジュレータ

となり後頭視覚皮質の活動を引き起こしていると考えられた．さらに，後頭視覚皮質では刺激が提示されたときのほうが強い活動が見られたが，前頭—頭頂は刺激提示の有無に関わらず注意を向けたときには同じように強い活動が見られた．この結果も前頭—頭頂ネットワークは内的な注意制御の生成そのものに関わっており，後頭視覚皮質はそのネットワークからの注意制御を受ける側であることを示すと考えられた．

　しかし以上の知見は，前頭—頭頂ネットワークが注意のモジュレータであることを強く示唆するものの，直接的な証拠ではないことに注意する必要がある（Miller & D'Esposito, 2005）．はじめに紹介した頭頂葉損傷の例は頭頂葉が注意機能に関わることを強く示唆するが，頭頂葉が後頭葉の神経活動をモジュレートしていることは保証しない．また，先ほどの Kastner et al. (1999) の結果も，前頭—頭頂ネットワークがモジュレータとなっている可能性を間接的に示唆しているだけである．これに対して，Fuster, Bauer, and Jervey (1985) のサルを被験体とした単一細胞記録研究では，前頭前野背外側領域（dorsolateral prefrontal cortex）の一時冷却（cooling）によって下側頭皮質（inferotemporal cortex）の神経活動が減衰することが示された．これは前頭葉がモジュレータとなり，高次視覚皮質の神経活動をモジュレートしている直接の証拠であると考えられる．類似した知見として，Moore and Armstrong (2003) のサルを被験体とした研究では，微小電極（microstimulation）を用いて前頭眼野に電気刺激を与えると約 70 ms 後に四次視覚野の神経活動が増強することが示された．Taylor, Nobre, and Rushworth (2007) はヒトでも同様の知見が得られたことを報告している．彼らの研究では，前頭眼野に経頭蓋磁気刺激法（transcranial magnetic stimulation: TMS）を適用すると，ERP で計測された有線外皮質での注意効果が減衰した．以上の研究をまとめると，高次有線外皮質の神経活動は前頭—頭頂ネットワークによってモジュレートされていることを直接示す証拠が徐々に集まりつつあるといえるだろう．

7 注意によるモジュレーションの経路

　前頭―頭頂ネットワークが注意のモジュレータとなっていることはこれまでの研究で示されているが，前頭―頭頂ネットワークと後頭視覚皮質の間にはほとんど全ての部位で神経解剖学的な結合があり，これらのネットワークのどの経路が重要であるのかは明らかではない．前頭―頭頂ネットワークの各部位は全て等しく後頭視覚皮質の神経活動をモジュレートするのだろうか．あるいは，特定の部位や経路が優位になっているのだろうか．前頭眼野への刺激によって有線外皮質の神経活動が変化するという Moore and Armstrong（2003）や Taylor et al.（in press）の知見は，前頭眼野が有線外皮質の神経活動を直接モジュレートしているように見える．しかし，多くのニューロイメージング研究では前頭眼野に加えて頭頂葉の活動も常に観察されているので，有線外皮質の神経活動の変化は頭頂葉を経由していた可能性が考えられる．以下では，この疑問に答えるべく行った fMRI 研究を紹介したい（Tsubomi et al., submitted）．

　これまでに紹介した研究では，視覚的注意によって刺激の検出や弁別が促進されることが示されてきた．近年の研究では，視覚的注意はアウェアネスそのものにも影響を与えることが報告されている．これを私たちが行った行動実験（図4-6A）で紹介してみたい．図の中のターゲットの見えやすさ（visibility）を報告するとき，直後にマスクが続くとターゲットの見えやすさがいちじるしく阻害される．このメタコントラストマスキング（metacontrast masking: Breitmeyer, 1984）の効果は時間に対して U 字型の関数を描く．つまり，ターゲットとマスクが同時に提示されるとき（SOA = 0ms），あるいはターゲットから時間的に遅れてマスクが提示されるとき（SOA = 300ms）にはターゲットの見えやすさは阻害されないが，ターゲットの直後にマスクが提示されると（SOA = 100ms）ターゲットの見えやすさが低下する．これまでメタコントラストマスキングは視覚初期処理の過程で生じていると考えられてきたが，近年の研究ではトップダウンの空間的注意によってマスキングの効果が変化することが示されている（Boyer & Ro, 2007; Ramachandran & Cobb,

図 4-6

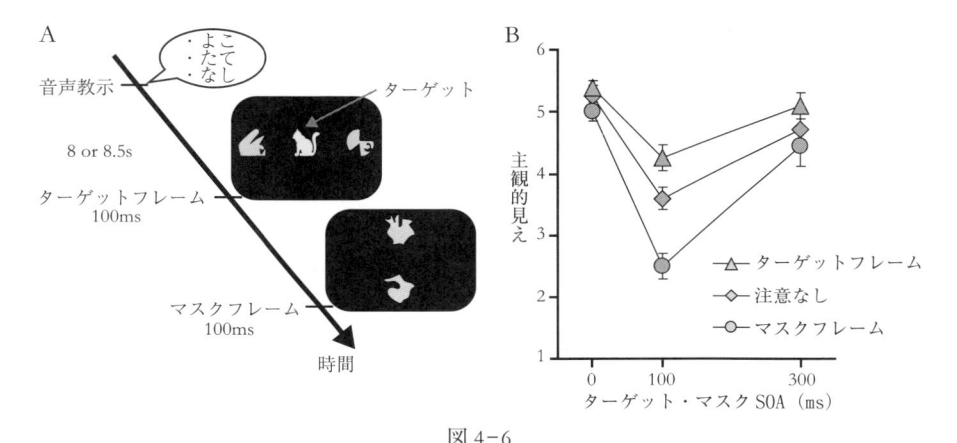

A　Tsubomi et al.（submitted）の刺激提示図
　　左右にフランカーを伴うターゲットが提示されたあと，ターゲットの上下にマスク刺激が示された．被験者は音声教示により，「よこ」のときはターゲットフレームに，「たて」のときはマスクフレームに注意を向け，「なし」のときはどちらにも注意を向けないで画面を観察し，中心のターゲットの見えやすさを 6 段階（1―よく見えない，6―よく見える）で評定した．
B　実験結果
　　SOA100ms のときのみ主観見えが低下する U 字型のマスキング関数がえられた．さらに，注意をどちらにも向けないときに比べ，ターゲットフレームに注意を向けるとマスク効果は弱まり，マスクフレームに注意を向けるとマスク効果は強くなることが示された．fMRI 実験では SOA100 ms のみ実施された．

1995）．私たちの実験では，被験者は音声教示によって，「よこ」のときはターゲットフレームに，「たて」のときはマスクフレームに注意を向け，「なし」のときはどちらにも注意を向けないで画面を観察し，中心のターゲットの見えやすさを 6 段階（1：よく見えない，6：よく見える）で評定した．その結果図 6B のように，注意をどちらにも向けなかった「なし」に比べて，ターゲットフレームに注意を向けるとマスク効果は弱くなり，マスクフレームに注意を向けるとマスク効果が強くなるという注意効果が確認された．このようにトップダウンの視覚的注意がアウェアネスに影響を与えるときの脳活動を event-related fMRI で観察した．その結果を図 4-7A（巻頭口絵にカラーで掲載）に示す．トップダウンの空間的注意に関わる脳部位を同定するため，音声教示をオンセットとした神経活動のうち，「注意なし」に比して「注意あり（よこ・たて）」で活動が増加する脳部位を調べたと

視空間性ワーキングメモリ

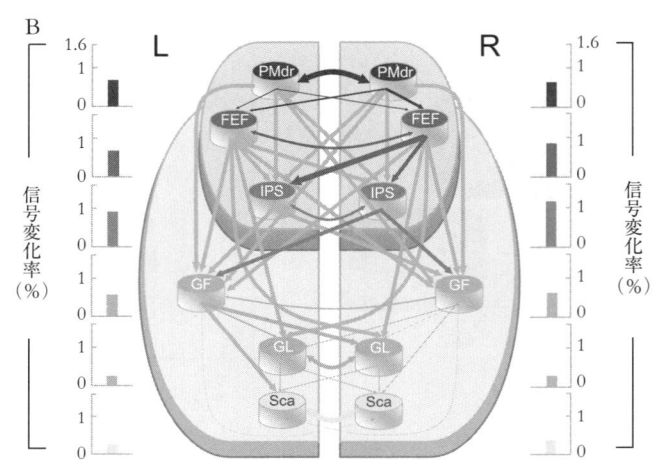

図4-7B　各脳部位の信号変化率（グラフ）とSEMによるモジュレーション経路の解析結果（中央図）
矢印線のある部位には神経解剖学的な結合がある．緑色の矢印線はSEMの結果，有意なパスがえられたことを示し，線の太さはパス係数の大きさを示している．灰色の矢印線は有意なパスがえられなかったことを示している．

ころ，これまでの研究で示されてきたような六つの部位がそれぞれ両側で同定された［背外側運動前野（PMdr），前頭眼野（FEF），頭頂間溝（IPS），紡錘状回（fusiform gyrus: GF），舌状回（lingual gyrus: GL），鳥距溝（Sca）］．信号変化率を調べたところ（図4-7Bグラフ　巻頭口絵に掲載），Kastner et al.（1999）の研究と同じく前頭―頭頂（背外側運動前野，前頭眼野，頭頂間溝）の活動値は後頭視覚皮質（GF, GL, 鳥距溝）よりも高かった．さらに私たちの研究では，後頭視覚皮質がどのような経路によってモジュレートされるのかを調べるため，活動信号値に共分散構造分析（structural equation modelling: SEM）を適用することで，活動部位間の機能的結合強度（effective connectivity）を検討した（Horwitz, Tagamets, & McIntosh, 1999）．デフォルトモデルとして，これまで明らかになっている解剖学的結合を参考に（前節参照），46本のパスからなるモデルを想定した．解析の結果，有効なパスは図4-7B（巻頭口絵に掲載）に見られるように25本に絞り込むことができた．この結果から，背外側運動前野と前頭眼野が両側の頭頂間溝の活動をモジュレートし，そのうち右の頭頂

間溝が両側の GF に影響を与え，GL，鳥距溝とモジュレーションが伝わることで空間的注意機能が実現されていることが明らかになった．つまり，機能的結合から検討すると，前頭─頭頂ネットワークの全ての領域が後頭視覚皮質の神経活動をモジュレートしているのではなく，前頭葉（背外側運動前野と前頭眼野）の活動は右頭頂葉（頭頂間溝）を経由して後頭視覚皮質をモジュレートしていることが明らかになった．

　背外側運動前野は，認知的機能の強い前頭前野と密接な連絡をもつが（Barbas & Pandya, 1987; Lu, Preston, & Strick, 1994），一次運動野や脊髄といった運動の最終実行系に対しては神経投射をもたない（He, Dum, & Strick, 1993, 1995）．Hanakawa et al. (2002) によると，背外側運動前野は外界から入力された情報を一定のルールで処理する役割を担うと考えられている．私たちが行った実験においても，具体的な空間操作に向けて音声刺激からルールを引き出すことが必要であり，背外側運動前野はまさにトップダウンのモジュレーション源としてこの役割を担っていると考えられる．しかし，なぜ背外側運動前野から伝わる前頭眼野の活動は後頭視覚皮質を直接モジュレートするのではなく，頭頂葉を経由する必要があるのだろうか．頭頂葉は，サッカードや空間的注意（Corbetta et al., 1998），把持運動（Faillenot, Toni, Decety, Gregoire, & Jeannerod, 1997），ワーキングメモリ（WM）（Jansma, Ramsey, Coppola, & Kahn, 2000; Jonides et al., 1993; LaBar, Gitelman, Parrish, & Mesulam, 1999; Osaka, 2004; Osaka et al., 2004）など，様々な課題や機能で活動が見られる．それぞれの機能に関与する領域はある程度頭頂葉の中で独立していることが示されているが，あまりにも多くの課題で活動が観察されるため，頭頂葉特有の機能が何であるかを説明する有効な枠組みはまだできていない（Culham & Kanwisher, 2001）．しかしながら一つの可能性として，座標変換が頭頂葉特有の機能ではないかという仮説が提案されている（Farah, 2000）．実際の日常生活では絶えず眼球を動かすので，刺激の視覚入力座標と実世界での位置関係との対応は常に変化している．そのため，視覚入力とは独立した空間座標の表現がなければ，目を動かしたときに注意を向ける位置まで変化してしまう．頭頂葉はまさにこれを脳内に表現しており，後頭視覚皮質で表現される視覚入力座標と前頭眼野で表現される

眼球運動指令の出力座標の間を取り持ち，それらの二つとは独立した環境中心座標（Ladavas, 1987）の表現や，入出力間の座標変換に関わっているのではないかと考えられている．実験室実験において，一点を固視したまま実験を行う場合であっても，入力座標と出力座標はたまたま一致しているだけであり，一致していることを知るためにはやはり座標間の対応を取る必要がある．そのため，眼球運動を伴わない課題遂行時であっても，頭頂葉を経由したモジュレーションが必要だと考えられる．しかし，この仮説を結論付けるには今後さらなる研究が必要であろう．

8 視覚的注意とワーキングメモリ

　本章では，網膜から大量に入力される視覚情報の中から，いかにして目標行動に必要な情報だけを選択的に処理するのかについて，これまでの神経科学的研究を中心にまとめてみた．そこから明らかになったことは，前頭―頭頂のネットワークモジュレータが高次有線外皮質の神経活動に影響を与え，一次視覚野にまでその効果を広げることで，競合するディストラクタの中から現在必要な視覚情報を選択的に処理するよう制御しているということであり，それが視覚的注意の役割であると考えた．最後に今後の課題を二つ挙げることで展望としたい．
　一つは後頭視覚皮質へのモジュレーションに関して，測定法の違いを越えて多くの知見を集積することである．ここでは，注意が後頭視覚皮質のどの領域の神経活動に影響をおよぼすのかを，ディストラクタの有無によって説明してきた．単一細胞記録やERP研究では，課題を遂行する上で干渉する刺激が存在しなかったために一次視覚野では注意効果が見られなかったと考えた．しかしこれを結論付けるには，同じ被験者内でディストラクタ条件を様々に操作した研究が検討される必要がある．現在のところ，このような操作を行っているのは Hopf et al. (2006) の研究だけである．今後は各後頭視覚領域の受容野特性などを考慮しつつ，課題を統制した実験が行われる必要があるだろう．

二つ目は，前頭—頭頂ネットワークの各脳部位における機能を明らかにしてゆくことである．ここでの研究では前頭—頭頂ネットワークは後頭視覚皮質の神経活動を変化させるモジュレータであると考えたが，ほかにも様々な研究で，このネットワークの高次認知機能への関わりが検討されている．しかし高次認知機能を含むと想定される様々な課題で前頭—頭頂が活動するために，このネットワークの各部位が具体的にどのような機能をもつのかは必ずしも明らかではない(Culham & Kanwisher, 2001; Duncan & Owen, 2000). これまでも，注意とは入力と出力の間の情報処理をモジュレートする内的過程であると考えられてきたが，何の必要があって，どのようなモジュレーションが生じているのかは必ずしも明確ではなかった．さらなる機能の解明には，これまで区別されてきた心的機能を統合したり，逆に同じであると考えられてきた機能を分割することが必要となってくるだろう．

　これを端的に示している研究が近年の注意とWMに関わる研究である．これまでこの二つは別の心的概念として扱われてきたが，最近のニューロイメージング研究 (Awh et al., 1999; LaBar et al., 1999; Osaka, Logie, & D'Esposito, 2007; Ranganath, DeGutis, & D'Esposito, 2004; Vogel, McCollough, & Machizawa, 2005; Xu & Chun, 2006) は，二つの概念を必ずしも分離する必要がない可能性を示している．これらの研究からは，本章で見てきた視覚的注意と同様の前頭—頭頂ネットワークが視覚的WMと関わっていることや，WMで視覚刺激を保持しているときには高次有線外皮質の神経活動がモジュレートされていることが繰り返し報告されている．注意とは目標行動に向けて特定の情報処理を優先させることであり，WMとは目標行動に向けて一時的に情報を保持することだと考えると，両者が共通の脳内基盤をもっていることはむしろ当然であろう．

　James (1890) に始まる，どこかとらえどころのない構成概念であった注意の機能は，神経科学的知見の集積にともなって今や具体的な脳活動の過程として記述されつつある．このように，神経科学的知見は心的構成概念に具体性をもたせる一方で，これまでの心的概念に再考を促している．たとえば，網膜以外の全てがトップダウンの制御を受け得るという神経科学的知見は，トップダウンの修飾か

ら切り離された純粋な感覚や知覚という心的概念に再考を迫っている．また，前頭—頭頂ネットワークが後頭視覚皮質をモジュレートすることで注意も WM もともにその働きが実現されているという知見は，二つの心的概念の統一の可能性を示している．行動実験から構築する心的事象の説明モデルに神経科学的な制約をかけることは今後ますます重要となり，両者は互いに補い合いつつ進展してゆくだろう．

引用文献

Allport, A. (1989). Visual attention. In M. I. Posner (Ed.), *Foundtions of cognitive science* (pp. 631–682). Cambridge, MA: MIT Press.

Aguirre, G. K., Zarahn, E., & D'Esposito, M. (1998). An area within human ventral cortex sensitive to "building" stimuli: Evidence and implications. *Neuron, 21*, 373–383.

Awh, E., Jonides, J., Smith, E. E., Buxton, R. B., Frank, L. R., Love, T., Wong, E. C., & Gmeindl, L. (1999). Rehearsal in spatial working memory: Evidence from neuroimaging. *Psychological Science, 10*, 443–437.

Bailey, P., & von Bonin, G. (1951). *The isocortex of man*. Urbana: University of Illinois Press.

Barbas, H., & Pandya, D. N. (1987). Architecture and frontal cortical connections of the premotor cortex (area 6) in the rhesus monkey. *Journal of Comparative Neurology, 256*, 211–228.

Bisiach, E., & Vallar, G. (1988). Hemineglect in humans. In R. Boller & J. Grafman (Eds.), *Handbook of neuropsyhology: Vol. 1* (pp. 195–222). Amsterdam: Elsevier.

Boyer, J., & Ro, T. (2007). Attention attenuates metacontrast masking. *Cognition, 104*, 135–149.

Braitenberg, V., & Schutz, A. (1998). *Cortex: Statistics and geometry of neural connectivity* (2nd ed.). Berlin: Springer.

Brefczynski, J. A., & DeYoe, E. A. (1999). A physiological correlate of the "spotlight" of visual attention. *Nature Neuroscience, 2*, 370–374.

Breitmeyer, B. G. (1984). *Visual masking: An integrative approach*. Oxford: Oxford University Press.

Broadbent, D. E. (1958). *Perception and communication*. London: Pergamon.

Brooke, R. N., Downer, J. C., & Powell, T. P. (1965). Centrifugal fibres to the retina in the monkey and cat. *Nature, 207*, 1365–1367.

Cavada, C., & Goldman-Rakic, P. S. (1989). Posterior parietal cortex in rhesus monkey: II. Evidence for segregated corticocortical networks linking sensory and limbic areas with the frontal lobe. *The Journal of Comparative Neurology, 287*, 422–445.

Clark, V. P., & Hillyard, S. A. (1996). Spatial selective attention affects early extrastriate but not striate components of the visual evoked potential. *Journal of Cognitive Neuroscience*, *8*, 387–402.

Corbetta, M., Akbudak, E., Conturo, T. E., Snyder, A. Z., Ollinger, J. M., Drury, H. A., Linenweber, M. R., Petersen, S. E., Raichle, M. E., Van Essen, D. C., & Shulman, G. L. (1998). A common network of functional areas for attention and eye movements. *Neuron*, *21*, 761–773.

Corbetta, M., Miezin, F. M., Shulman, G. L., & Petersen, S. E. (1993). A PET study of visuospatial attention. *The Journal of Neuroscience*, *13*, 1202–1226.

Culham, J. C., Brandt, S. A., Cavanagh, P., Kanwisher, N. G., Dale, A. M., & Tootell, R. B. (1998). Cortical fMRI activation produced by attentive tracking of moving targets. *Journal of Neurophysiology*, *80*, 2657–2670.

Culham, J. C., & Kanwisher, N. G. (2001). Neuroimaging of cognitive functions in human parietal cortex. *Current Opinion in Neurobiology*, *11*, 157–163.

Desimone, R., & Duncan, J. (1995). Neural mechanisms of selective visual attention. *Annual Review of Neuroscience*, *18*, 193–222.

Deutsch, J. A., & Deutsch, D. (1963). Attention: Some theoretical considerations. *Psychological Review*, *70*, 80–90.

Duncan, J., & Owen, A. M. (2000). Common regions of the human frontal lobe recruited by diverse cognitive demands. *Trends in Neurosciences*, *23*, 475–483.

Epstein, R., Harris, A., Stanley, D., & Kanwisher, N. (1999). The parahippocampal place area: Recognition, navigation, or encoding? *Neuron*, *23*, 115–125.

Faillenot, I., Toni, I., Decety, J., Gregoire, M. C., & Jeannerod, M. (1997). Visual pathways for object-oriented action and object recognition: Functional anatomy with PET. *Cerebral Cortex*, *7*, 77–85.

Farah, M. J. (2000). *The cognitive neuroscience of vision*. Oxford: Blackwell Publishers.

Felleman, D. J., & Van Essen, D. C. (1991). Distributed hierarchical processing in the primate cerebral cortex. *Cerebral Cortex*, *1*, 1–47.

Fink, G. R., Dolan, R. J., Halligan, P. W., Marshall, J. C., & Frith, C. D. (1997). Space-based and object-based visual attention: Shared and specific neural domains. *Brain*, *120*, 2013–2028.

Fuster, J. M., Bauer, R. H., & Jervey, J. P. (1985). Functional interactions between inferotemporal and prefrontal cortex in a cognitive task. *Brain Research*, *330*, 299–307.

Gandhi, S. P., Heeger, D. J., & Boynton, G. M. (1999). Spatial attention affects brain activity in human primary visual cortex. *Proceedings of the National Academy of Sciences of the USA*, *96*, 3314–3319.

Grill-Spector, K., Kushnir, T., Edelman, S., Avidan, G., Itzchak, Y., & Malach, R. (1999). Differential processing of objects under various viewing conditions in the human lateral occipital complex. *Neuron*, *24*, 187–203.

Hanakawa, T., Honda, M., Sawamoto, N., Okada, T., Yonekura, Y., Fukuyama, H., & Shibasaki, H. (2002). The role of rostral Brodmann area 6 in mental-operation tasks: An integrative neuroimaging approach. *Cerebral Cortex*, *12*, 1157–1170.

Haxby, J. V., Grady, C. L., Horwitz, B., Ungerleider, L. G., Mishkin, M., Carson, R. E., Herscovitch,

P., Schapiro, M. B., & Rapoport, S. I. (1991). Dissociation of object and spatial visual processing pathways in human extrastriate cortex. *Proceedings of the National Academy of Sciences of the USA, 88*, 1621–1625.

Haxby, J. V., Horwitz, B., Ungerleider, L. G., Maisog, J. M., Pietrini, P., & Grady, C. L. (1994). The functional organization of human extrastriate cortex: A PET-rCBF study of selective attention to faces and locations. *The Journal of Neuroscience, 14*, 6336–6353.

He, S. Q., Dum, R. P., & Strick, P. L. (1993). Topographic organization of corticospinal projections from the frontal lobe: Motor areas on the lateral suRFace of the hemisphere. *The Journal of Neuroscience, 13*, 952–980.

He, S. Q., Dum, R. P., & Strick, P. L. (1995). Topographic organization of corticospinal projections from the frontal lobe: Motor areas on the medial suRFace of the hemisphere. *The Journal of Neuroscience, 15*, 3284–3306.

Heilman, K. M., & Van Den Abell, T. (1980). Right hemisphere dominance for attention: The mechanism underlying hemispheric asymmetries of inattention (neglect). *Neurology, 30*, 327–330.

Heilman, K. M., Watson, R. T., & Valenstein, E. (1993). Neglect and related disorders. In K. M. Heilman & E. Valenstein (Eds.), *Clinical neuropsychology* (2nd ed., pp. 243–293). Oxford: Oxford University Press.

Heinze, H. J., Mangun, G. R., Burchert, W., Hinrichs, H., Scholz, M., Munte, T. F., Scherg, G. M., Johannes, S., Hundeshangen, H., Gazzaniga, M. S., & Hillyard, S. A. (1994). Combined spatial and temporal imaging of brain activity during visual selective attention in humans. *Nature, 372*, 543–546.

Hillyard, S. A., & Anllo-Vento, L. (1998). Event-related brain potentials in the study of visual selective attention. *Proceedings of the National Academy of Sciences of the USA, 95*, 781–787.

Hopf, J. -M., Luck, S. J., Boelmans, K., Schoenfeld, M. A., Boehler, N., Rieger, J., & Heinze, H. -J. (2006). The neural site of attention matches the spatial scale of perception. *The Journal of Neuroscience, 26*, 3532–3540.

Hopfinger, J. B., Buonocore, M. H., & Mangun, G. R. (2000). The neural mechanisms of top-down attentional control. *Nature Neuroscience, 3*, 284–291.

Horwitz, B., Tagamets, M. A., & McIntosh, A. R. (1999). Neural modeling, functional brain imaging, and cognition. *Trends in Cognitive Sciences, 3*, 91–98.

Hubel, D. H., & Wiesel, T. N. (1968). Receptive fields and functional architecture of monkey striate cortex. *The Journal of Physiology, 195*, 215–243.

Husain, M., & Rorden, C. (2003). Non-spatially lateralized mechanisms in hemispatial neglect. *Nature Reviews Neuroscience, 4*, 26–36.

Ito, M., & Gilbert, C. D. (1999). Attention modulates contextual influences in the primary visual cortex of alert monkeys. *Neuron, 22*, 593–604.

James, W. (1890). *The principles of psychology*. New York: Dover Publications.

Jansma, J. M., Ramsey, N. F., Coppola, R., & Kahn, R. S. (2000). Specific versus nonspecific brain activity in a parametric N-back task. *NeuroImage, 12*, 688–697.

Jonides, J., Smith, E. E., Koeppe, R. A., Awh, E., Minoshima, S., & Mintun, M. A. (1993). Spatial working memory in humans as revealed by PET. *Nature, 363*, 623–625.

Kanwisher, N., Downing, P., Epstein, R., & Kourtzi, Z. (2001). Functional neuroimaging of human visual recognition. In R. Cabeza & A. Kingstone (Eds.), *The handbook on functional neuroimaging* (pp. 109–152). Cambridge, MA: MIT Press.

Kanwisher, N., McDermott, J., & Chun, M. M. (1997). The Fusiform Face Area: A module in human extrastriate cortex specialized for face perception. *The Journal of Neuroscience, 17*, 4302–4311.

Kanwisher, N., & Wojciulik, E. (2000). Visual attention: Insights from brain imaging. *Nature Reviews Neuroscience, 1*, 91–100.

Kanwisher, N., Woods, R., Iacoboni, M., & Mazziotta, J. (1997). A Locus in Human Extrastriate Cortex for Visual Shape Analysis. *Journal of Cognitive Neuroscience, 9*, 133–142.

Kastner, S., De Weerd, P., Desimone, R., & Ungerleider, L. G. (1998). Mechanisms of directed attention in the human extrastriate cortex as revealed by functional MRI. *Science, 282*, 108–111.

Kastner, S., De Weerd, P., Pinsk, M. A., Elizondo, M. I., Desimone, R., & Ungerleider, L. G. (2001). Modulation of sensory suppression: Implications for receptive field sizes in the human visual cortex. *Journal of Neurophysiology, 86*, 1398–1411.

Kastner, S., Pinsk, M. A., De Weerd, P., Desimone, R., & Ungerleider, L. G. (1999). Increased activity in human visual cortex during directed attention in the absence of visual stimulation. *Neuron, 22*, 751–761.

LaBar, K. S., Gitelman, D. R., Parrish, T. B., & Mesulam, M. (1999). Neuroanatomic overlap of working memory and spatial attention networks: A functional MRI comparison within subjects. *NeuroImage, 10*, 695–704.

Ladavas, E. (1987). Is the hemispatial deficit produced by right parietal lobe damage associated with retinal or gravitational coordinates? *Brain, 110*, 167–180.

Lennie, P. (2003). The cost of cortical computation. *Current Biology, 13*, 493–497.

Livingstone, M. S., & Hubel, D. H. (1984). Anatomy and physiology of a color system in the primate visual cortex. *The Journal of Neuroscience, 4*, 309–356.

Lu, M. T., Preston, J. B., & Strick, P. L. (1994). Interconnections between the prefrontal cortex and the premotor areas in the frontal lobe. *The Journal of Comparative Neurology, 341*, 375–392.

Luck, S. J., Chelazzi, L., Hillyard, S. A., & Desimone, R. (1997). Neural mechanisms of spatial selective attention in areas V1, V2, and V4 of macaque visual cortex. *Journal of Neurophysiology, 77*, 24–42.

Malach, R., Reppas, J. B., Benson, R. R., Kwong, K. K., Jiang, H., Kennedy, W. A., Ledden, P. J., Brady, T. J., Rosen, B. R., & Tootell, R. B. (1995). Object-related activity revealed by Functional Magnetic Resonance Imaging in human occipital cortex. *Proceedings of the National Academy of*

Sciences of the USA, 92, 8135–8139.

Mangun, G. R. (1995). Neural mechanisms of visual selective attention. *Psychophysiology*, 32, 4–18.

Marconi, B., Genovesio, A., Battaglia-Mayer, A., Ferraina, S., Squatrito, S., Molinari, M., Lacquaniti, F., & Caminiti, R. (2001). Eye-hand coordination during reaching: I. Anatomical relationships between parietal and frontal cortex. *Cerebral Cortex*, 11, 513–527.

Martinez, A., Anllo-Vento, L., Sereno, M. I., Frank, L. R., Buxton, R. B., Dubowitz, D. J., Wong, E. C., Hinrichs, H., Heinze, H. J., & Hillyard, S. A. (1999). Involvement of striate and extrastriate visual cortical areas in spatial attention. *Nature Neuroscience*, 2, 364–369.

Martinez, A., DiRusso, F., Anllo-Vento, L., Sereno, M. I., Buxton, R. B., & Hillyard, S. A. (2001). Putting spatial attention on the map: Timing and localization of stimulus selection processes in striate and extrastriate visual areas. *Vision Research*, 41, 1437–1457.

Matelli, M., Govoni, P., Galletti, C., Kutz, D. F., & Luppino, G. (1998). Superior area 6 afferents from the superior parietal lobule in the macaque monkey. *The Journal of Comparative Neurology*, 402, 327–352.

McAdams, C. J., & Maunsell, J. H. (1999). Effects of attention on orientation-tuning functions of single neurons in macaque cortical area V4. *The Journal of Neuroscience*, 19, 431–441.

Mehta, A. D., Ulbert, I., & Schroeder, C. E. (2000a). Intermodal selective attention in monkeys: I. Distribution and timing of effects across visual areas. *Cerebral Cortex*, 10, 343–358.

Mehta, A. D., Ulbert, I., & Schroeder, C. E. (2000b). Intermodal selective attention in monkeys: II. Physiological mechanisms of modulation. *Cerebral Cortex*, 10, 359–370.

Miller, B. T., & D'Esposito, M. (2005). Searching for "the top" in top-down control. *Neuron*, 48, 535–538.

Moore, T., & Armstrong, K. M. (2003). Selective gating of visual signals by microstimulation of frontal cortex. *Nature*, 421, 370–373.

Moran, J., & Desimone, R. (1985). Selective attention gates visual processing in the extrastriate cortex. *Science*, 229, 782–784.

Motter, B. C. (1993). Focal attention produces spatially selective processing in visual cortical areas V1, V2, and V4 in the presence of competing stimuli. *Journal of Neurophysiology*, 70, 909–919.

Muller, N. G., & Kleinschmidt, A. (2004). The attentional 'spotlight's' penumbra: Center-surround modulation in striate cortex. *Neuroreport*, 15, 977–980.

Nobre, A. C., Sebestyen, G. N., Gitelman, D. R., Mesulam, M. M., Frackowiak, R. S., & Frith, C. D. (1997). Functional localization of the system for visuospatial attention using positron emission tomography. *Brain*, 120, 515–533.

Noesselt, T., Hillyard, S. A., WoldoRFf, M. G., Schoenfeld, A., Hagner, T., Jancke, L., Tempelmann, C., Hinrichs, H., & Heinze, H. J. (2002). Delayed striate cortical activation during spatial attention. *Neuron*, 35, 575–587.

O'Connor, D. H., Fukui, M. M., Pinsk, M. A., & Kastner, S. (2002). Attention modulates responses in the human lateral geniculate nucleus. *Nature Neuroscience, 5*, 1203-1209.

O'Regan, J. K., Rensink, R. A., & Clark, J. J. (1999). Change-blindness as a result of 'mudsplashes.' *Nature, 398*, 34.

苧阪直行（2000）ワーキングメモリと意識　苧阪直行（編）脳とワーキングメモリ（pp. 117-137）京都大学学術出版会.

Osaka, N. (2004). The world as an inside working memory. *Behavioral & Brain Sciences, 27,* 905-906.

Osaka, N., Logie, R., & D'Esposito, M. (2007). *The cognitive neuroscience of working memory.* Oxford: Oxford University Press.

Osaka, N., Osaka, M., Kondo, H., Morishita, M., Fukuyama, H., & Shibasaki, H. (2004). The neural basis of executive function in working memory: An fMRI study based on individual differences. *NeuroImage, 21*, 623-631.

Petersen, S. E., Fox, P. T., Snyder, A. Z., & Raichle, M. E. (1990). Activation of extrastriate and frontal cortical areas by visual words and word-like stimuli. *Science, 249*, 1041-1044.

Posner, M. I., & Gilbert, C. D. (1999). Attention and primary visual cortex. *Proceedings of the National Academy of Sciences of the USA, 96*, 2585-2587.

Price, C. J., Wise, R. J., Watson, J. D., Patterson, K., Howard, D., & Frackowiak, R. S. (1994). Brain activity during reading: The effects of exposure duration and task. *Brain, 117*, 1255-1269.

Puce, A., Allison, T., Asgari, M., Gore, J. C., & McCarthy, G. (1996). Differential sensitivity of human visual cortex to faces, letterstrings, and textures: A Functional Magnetic Resonance Imaging study. *The Journal of Neuroscience, 16*, 5205-5215.

Pylyshyn, Z. W., & Storm, R. W. (1988). Tracking multiple independent targets: Evidence for a parallel tracking mechanism. *Spatial Vision, 3*, 179-197.

Ramachandran, V. S., & Cobb, S. (1995). Visual attention modulates metacontrast masking. *Nature, 373*, 66-68.

Ranganath, C., DeGutis, J., & D'Esposito, M. (2004). Category-specific modulation of inferior temporal activity during working memory encoding and maintenance. *Cognitive Brain Research, 20*, 37-45.

Ress, D., Backus, B. T., & Heeger, D. J. (2000). Activity in primary visual cortex predicts peRFormance in a visual detection task. *Nature Neuroscience, 3*, 940-945.

Reynolds, J. H., Chelazzi, L., & Desimone, R. (1999). Competitive mechanisms subserve attention in macaque areas V2 and V4. *The Journal of Neuroscice, 19*, 1736-1753.

Rockel, A. J., Hiorns, R. W., & Powell, T. P. (1980). The basic uniformity in structure of the neocortex. *Brain, 103*, 221-244.

Roelfsema, P. R., Lamme, V. A., & Spekreijse, H. (1998). Object-based attention in the primary visual cortex of the macaque monkey. *Nature, 395*, 376-381.

Sengpiel, F., & Hubener, M. (1999). Visual attention: Spotlight on the primary visual cortex. *Current Biology, 9*, R318-321.

Sergent, J., Ohta, S., & MacDonald, B. (1992). Functional neuroanatomy of face and object processing: A positron emission tomography study. *Brain, 115*, 15–36.

Shipp, S., Blanton, M., & Zeki, S. (1998). A visuo-somatomotor pathway through superior parietal cortex in the macaque monkey: Cortical connections of areas V6 and V6A. *European Journal of Neuroscience, 10*, 3171–3193.

Smith, A. T., Singh, K. D., & Greenlee, M. W. (2000). Attentional suppression of activity in the human visual cortex. *Neuroreport, 11*, 271–277.

Smith, A. T., Singh, K. D., Williams, A. L., & Greenlee, M. W. (2001). Estimating receptive field size from fMRI data in human striate and extrastriate visual cortex. *Cerebral Cortex, 11*, 1182–1190.

Somers, D. C., Dale, A. M., Seiffert, A. E., & Tootell, R. B. (1999). Functional MRI reveals spatially specific attentional modulation in human primary visual cortex. *Proceedings of the National Academy of Sciences of the USA, 96*, 1663–1668.

Spinelli, D. N., Pribram, K. H., & Weingarten, M. (1965). Centrifugal optic nerve responses evoked by auditory and somatic stimulation. *Experimental Neurology, 12*, 303–319.

Spitzer, H., Desimone, R., & Moran, J. (1988). Increased attention enhances both behavioral and neuronal peRFormance. *Science, 240*, 338–340.

Talairach, J., & Tournoux, P. (1988). *Co-planar stereotaxic atlas of the human brain: 3-dimentional proportional system: An approach to cerebral imaging.* New York: Thieme.

Tanaka, S., Honda, M., & Sadato, N. (2005). Modality-specific cognitive function of medial and lateral human Brodmann area 6. *The Journal of Neuroscience, 25*, 496–501.

Tanne, J., Boussaoud, D., Boyer-Zeller, N., & Rouiller, E. M. (1995). Direct visual pathways for reaching movements in the macaque monkey. *Neuroreport, 7*, 267–272.

Taylor, P. C., Nobre, A. C., & Rushworth, M. F. (2007). FEF TMS affects visual cortical activity. *Cerebral Cortex, 17*, 391–399.

Tootell, R. B., Hadjikhani, N., Hall, E. K., Marrett, S., Vanduffel, W., Vaughan, J. T., & Dale, A. M. (1998). The retinotopy of visual spatial attention. *Neuron, 21*, 1409–1422.

Tootell, R. B., Silverman, M. S., & De Valois, R. L. (1981). Spatial frequency columns in primary visual cortex. *Science, 214*, 813–815.

Tsotsos, J. K. (1990). Analyzing vision at the complexity level. *Behavioral and Brain Sciences, 13*, 423–469.

坪見博之・苧阪直行 (2006) 視覚的注意のトップダウン制御の脳内表現　心理学評論, *49*, 321–340.

Tsubomi, H., Ikeda, T., Hanakawa, T., Hirose, N., Fukuyama, F., & Osaka, N. (submitted). Connectivity and intensity in parieto-occipital cortex predicts top-down attentional effect in visual masking: an fMRI study using an individual difference approach.

Ungerleider, L. G., Gaffan, D., & Pelak, V. S. (1989). Projections from inferior temporal cortex to prefrontal cortex via the uncinate fascicle in rhesus monkeys. *Experimental Brain Research, 76*, 473–

484.

Ungerleider, L. G., & Mishkin, M. (1982). Two cortical visual systems. In D. J. Ingle, M. A. Goodale, & R. J. W. Mansfield (Eds.), *Analysis of visual behavior* (pp. 549–586). Cambridge, MA: MIT Press.

Vallar, G. (1993). The anatomical basis of spatial neglect in humans. In I. H. Robertson & J. C. Marshall (Eds.), *Unilateral neglect: Clinical and experimental studies* (pp. 27–62). Hillsdale, NJ: Erlbaum.

Vandenberghe, R., Duncan, J., Dupont, P., Ward, R., Poline, J. B., Bormans, G., Michiels, J., Mortelmans, L., & Orban, G. A. (1997). Attention to one or two features in left or right visual field: A positron emission tomography study. *The Journal of Neuroscience, 17*, 3739–3750.

Vidyasagar, T. R. (1998). Gating of neuronal responses in macaque primary visual cortex by an attentional spotlight. *Neuroreport, 9*, 1947–1952.

Vogel, E. K., McCollough, A. W., & Machizawa, M. G. (2005). Neural measures reveal individual differences in controlling access to working memory. *Nature, 438*, 500–503.

Watanabe, T., Sasaki, Y., Miyauchi, S., Putz, B., Fujimaki, N., Nielsen, M., Takino, R., & Miyakawa, S. (1998). Attention-regulated activity in human primary visual cortex. *Journal of Neurophysiology, 79*, 2218–2221.

Webster, M. J., Bachevalier, J., & Ungerleider, L. G. (1994). Connections of inferior temporal areas TEO and TE with parietal and frontal cortex in macaque monkeys. *Cerebral Cortex, 4*, 470–483.

Weintraub, S., & Mesulam, M. M. (1987). Right cerebral dominance in spatial attention: Further evidence based on ipsilateral neglect. *Archives of Neurology, 44*, 621–625.

Wojciulik, E., & Kanwisher, N. (1999). The generality of parietal involvement in visual attention. *Neuron, 23*, 747–764.

Xu, Y., & Chun, M. M. (2006). Dissociable neural mechanisms supporting visual short-term memory for objects. *Nature, 440*, 91–95.

III ── 言語性ワーキングメモリ

苧阪満里子　Osaka Mariko

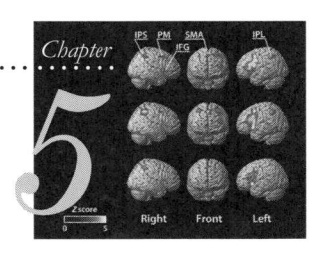

ワーキングメモリにおける注意のフォーカスと抑制の脳内表現

1 はじめに

　私たちを取り巻く日常の場面では，ある事柄をほんのわずかな間だけ憶えておかなければならないことがよくある．たとえば会話をするときには相手と話しながら，会話の内容をしばらく憶えておく必要がある．このような短時間の記憶は通常さほど意識されることが少ないが，相手の話した内容を憶えていないと，何度でも同じことを聴き直さなければならなくなる．

　私たちは読んだり聞いたりした内容を活性化状態のまま並列的に保持しながら，続く情報処理に適切に対処することにより，様々な高次認知活動に対応している．

　既に本書で何度も触れたように，ワーキングメモリ（WM）はこうした情報の処理と，処理した情報を活性化状態において一時的に維持する機能を支える機構であり，言語理解や学習，思考などの様々な認知活動に重要な役割を果たしている（Baddeley, 1986, 1996; Just & Carpenter, 1992; 苧阪，2002）．WMにおいて一時的に活性化状態におかれた情報は，必要が無くなれば消去され，また，あらたな情報が活性化された状態で保持されていく．このような絶え間ない，情報の活性化と保持の継続と，さらには活性化された情報の統合により，私たちの高次認知活動は可

言語性ワーキングメモリ

能となるのである．

　こうしたWMの働きを支えているのは，おもに中央実行系における注意制御の役割が大きい．中央実行系における注意制御は，特定の対象に注意を向けると同時に他の対象を抑制する働きをも担っている．

　会話の場面を考えてみよう．たとえば，京都の「金閣寺」が話題になっている場面である．「金閣寺」が話題に上ると，その金箔の外観に注意が向けられ活性化される．一方，「金閣寺は何層の建物ですか」と尋ねられると，その構造，特に屋根の構造に注意を向けざるを得ない．そのとき，金箔の外観は抑制されねばならない．そして，注意のフォーカス（focus）は「金箔」から「屋根の構造」に移行して，先ほどフォーカスを向けた対象は抑制されるのである．

　このように，WMの注意の制御には，注意のフォーカスと抑制制御が，絶え間なく求められているのである．

　本章では，WMの働きを支える注意のフォーカスと抑制制御機能について，その脳内表現を手がかりとして考えてみたい．

2 ワーキングメモリの資源制限

　WMの働きで重要なポイントには，WMの保持と処理を支える機能に，処理資源の制限があることが挙げられる．

　BaddeleyとHitchは，二重課題法（dual task methods）による検証から，WMの処理資源は，保持される情報と課題遂行との間で共有されていると考えた（Baddeley & Hitch, 1974）．そして，WMの特性をもとにモデルを構築したのである（Baddeley, 1986）．モデルには，中心的な役割を担う中央実行系（central executive）と，情報の一時的な貯蔵庫（バッファー）として機能するサブシステム（slave system, 従属システム）である音韻ループ（phonological loop）と視覚・空間的スケッチパッド（visuo-spatial sketchpad）が想定されている．また，新たなサブシステムとしてエピソード・バッファー（episodic buffer）が加えられ，WMの働きに必要な長期記憶のデータ

貯蔵庫からの情報を参照したり検索したりする機能が付加されている（Baddeley, 2000, 2003）.

このようにWMの概念では，従来より保持機能にのみ注目されていた短期記憶の概念を拡大して，言語理解や推論などの高次の認知機能と関連する保持の場としての役割が強調されている．また，それに呼応するように，中央実行系の注意の制御機能の重要性が注目されている（Baddeley & Logie, 1999; Cowan, 1999）.

3 ワーキングメモリの個人差

WMの資源制限があるなか，高次な認知活動をスムーズに行うためには，課題目標を遂行するまでの間だけ，必要な情報を活性化（activation）させておくことが重要である．もちろん，逐時情報を処理するにも活性化が必要である．そこで処理と保持がともに活性化に依存することになる．Just and Carpenter (1992) は，このような活性化を支えるものとしてWMを捉え，制限された資源のもとでの処理と保持の並列遂行を基本として，高次認知活動を支える基本であると想定している．

認知課題の要求する情報の保持および処理の量が多ければ多いほど，処理資源は限界に近づくこととなる．処理資源が限界に近づくと，認知課題の遂行に制約が生じ，情報処理の速度が低下したり誤りが増加するようになる．一方，保持も困難になり，忘却や記憶内容の変容が生じる．このように処理資源が制約を受けたとき，認知活動がどの程度まで制約されるかをめぐって，個人差が顕在化してくる（Just & Carpenter, 1992）. Just and Carpenter (1992) は，こうしたWMの個人差が，高次な認知活動，特に言語理解に様々に影響をおよぼしていることを指摘している.

リーディングスパンテスト（reading span test: RST）は，WM，特に言語の情報処理に関連したWM資源を測定するため開発されたテストである（Daneman & Carpenter, 1980; 苧阪, 2002; 苧阪・苧阪, 1994）. RSTでは，読みの過程における情

報処理と保持のトレードオフ関係が想定されていて，読みと単語の保持がどの程度できるかにより，WM資源が測定される．

　Daneman and Carpenter (1980) は，RSTの評価値と文章理解の評価値との関連を調べ，RSTの評価値が文章理解と統計的に有意な相関をもつことを見出した．これに対して，従来の短期記憶の測度である単語のメモリスパンは，言語理解の測度との間に有意な相関が確認できなかった．この結果は，メモリスパンテストの評価値がおおむね読みの理解との相関が認められないか，またはごく弱い相関しか認められていない (Perfetti & Goldman, 1976) のに対して，RSTの成績が読みの理解と関連していることを積極的に主張するものであった．

　文の理解との関連は，RSTだけではなく黙読 (silent reading) や聴取 (listening) の場合についても，いずれの評価値も文章理解との関連が認められている．そこで，RSTの評価値は，読みに限定しない一般的な言語処理におけるWMの働きを背景にもち，認知活動の個人差を検討する有効な指標として支持されてきたのである (Baddeley, Logie, Nimmo-Smith, & Brereton, 1985; Daneman & Carpenter, 1980; Daneman & Merikle, 1996; Masson & Miller, 1983; 苧阪・苧阪，1994)．

　苧阪・苧阪 (1994) は，RSTの日本語版を作成したが，英語版と同様にRSTの評価値と読解の評価値との相関を認める結果を得ている．英語RSTでは記憶すべきターゲットは文末の単語であるが，日本語RSTでは文中の下線が引かれた単語をターゲット語として用いている．これは，日本語では文末単語が動詞であることが多い構文構造を考慮して，ターゲット語が動詞に偏ることを避けるためである．さらに重要なのは，英文の文末単語は多くの場合に文のフォーカスを担い得る重要な役割をもつ単語である（エンドフォーカス end focus）点である．これに対して，日本語では文末単語はほとんどエンドフォーカスとはならない（久野，1978）．文のフォーカスについては，本章の後半に詳細を述べたい．

　さて，RSTに類似したスパンテストも開発されていて，文の読みを計算課題としたオペレーションスパンテスト (operation span test: OST: Turner & Engle, 1989) などがある．OSTは，暗算課題を解きながら右端に書かれた単語を記憶する課題である．OSTのように処理作業が言語処理に直接関わるものではないテストで

あっても，その評価値は言語理解の成績と関連することが報告されている（Turner & Engle, 1989）．

そこで，このようなテストに高い成績を示す被験者たちの特徴が，低い成績にとどまる被験者たちに比較してどのような違いがあるのか，特に注意の制御機能との関わりについて検討が進められている（苧阪, 2002）．

4 ワーキングメモリの脳内機構

近年のニューロイメージング研究の進展により，脳の活性化部位を探索することが可能となり，WMの脳内機構についても積極的に探索されている．研究の内容は，Baddeleyのモデルにおけるサブシステムと中央実行系のそれぞれの脳内機構の探索に二分される（苧阪, 2000）．

サブシステムの一つである音韻ループの脳内機構に関しては，PETを用いたPaulesu, Frith, and Frackowiak (1993) の研究から，音韻ループの脳内局在が詳細に調べられている．そこでは，アルファベット文字系列の記憶保持課題と音韻を判断する音韻同定課題により生起した脳活動が，音韻的にリハーサルすることができないハングル文字の保持を課題とした統制条件と比較された．その結果，音韻ストア（phonological store）に対応する領域が縁上回（supramarginal gyrus, Brodmann, BA40）にあることを，構音リハーサル（articulatory rehearsal）が下前頭回のブローカ領域（BA44）で処理されている知見を導き出した．

視覚・空間的スケッチパッドの脳内機構については，Jonides et al. (1993) の研究から，記憶条件と知覚条件の両条件におけるPET測定により脳血流量の変化が確認されている．両条件を比較すると，記憶課題では知覚条件に比べていずれも右半球の前頭，運動前野，頭頂領域の活性化が認められた．以後の研究でも，視覚・空間的スケッチパッドに対応した活動はいずれも右半球であり，音韻ループの脳内機構と考えられている領域の反対側が関与しているものと思われる（Awh et al., 1996; D'Esposito, Aguirre, Shin, & Leas, 1998; Owen et al., 1998; Smith, Jonides, &

Koeppe, 1996).

5 | 中央実行系の脳内機構

　中央実行系の脳内機構については，WM に頻繁に用いられる二重課題を用いた研究から，前頭前野の活動が指摘されている（D'Esposito et al., 1995）．彼らが用いた課題は，意味的カテゴリ判断をする言語的課題と，メンタルローテーションの空間的課題の 2 種類であった．それぞれの課題を単独で行っているときと，2 種類の課題を並行して行う二重課題のもとで fMRI 測定が実施された．すると，二重課題時には，両側の前頭前野背外側領域（dorsolateral prefrontal cortex: DLPFC: BA46／9）において，活動の増強が認められた．DLPFC の活動上昇は 6 名の被験者全てに認められたが，その中の 5 名の被験者には前部帯状回（anterior cingulate cortex: ACC）が活動増強が認められた．この活動増強は，二重課題による課題の困難度に起因するとは考えられなかった．というのは，単独課題では課題を困難にしても DLPFC の活動は認められなかったからである．そこで，二重課題で必要とされる注意の制御機能が DLPFC にあるのではないかと考えられた．

　前頭前野の中でも背側領域か腹側領域（ventrolateral prefrontal cortex: VLPFC: BA44, 45）の差により，その機能が異なることも指摘されている（Rypma, Prabhakaran, Desmond, Glover, & Gablieli, 1999）．そこでは，保持すべき文字の桁数を 1，3，6 桁と変化させて，前頭前野の活動を比較した．すると，3 桁の保持では 1 桁に比較して VLPFC に活動増強が認められたが，6 桁になると DLPFC の活動が高くなった．そのときの活動増強は，記憶すべき対象を符号化（encoding）している段階で上昇することが確認された．そこで，VLPFC は保持機能のサブ容量としての役割を果たすが，保持すべき内容が増加すると，サブ容量に加えて DLPFC がその調整の働きをすると考えられた．たとえば，より多くの項目を符号化して保持を可能にするための方略の調整などがそれにあたる．保持機能の制限については，これまで 7 ± 2 桁であると考えられてきた（Miller, 1956）．しかし，Cowan（2001）は，

方略などが介入しない限り4桁であると改めて指摘している．Rypma et al. (1999) の報告で，3桁から6桁に保持量が増加したときにDLPFCの増強が認められたのは，4桁を超過すると，方略を工夫するなど，DLPFCによる注意の制御が必要となったものと思われる．

　中央実行系の機能は，ランダム生成 (random generation) 課題からも検討されている (Petrides, Alivisatos, Meyer, & Evans, 1993)．ランダム生成課題は，数字をランダムに生成する課題であり，既に報告した数字を絶えず自分自身でモニターしながら課題遂行を進める中央実行系の制御が必要とされる課題である．ランダム生成課題の遂行中にPETにより血流量を測定して統制条件と比較したところ，DLPFCの活性化が確認された．そこで，この領域が，課題場面における自己の対応をモニタリングすることと関連するものと考えられた．

　以上のように，二重課題により注意制御が必要な場面やサブ容量を超える保持に直面したとき，課題遂行にモニタリングを必要とされる場面などにおいて中央実行系の注意制御が必要となり，それがDLPFCの活動を引き起こしているものと解釈される．

6　リーディングスパンテスト課題下における脳内表現

　中央実行系の脳内表現は，RSTなどのスパンタスクに際して生起する脳の活動変化からも検討されている．スパンタスク遂行に要求されるWMの働きについては，二重課題と同様に中央実行系の関与が重要であることが指摘されている (Baddeley, 1992; Just & Carpenter, 1992)．

　Just, Carpenter, and Keller (1996) では，RSTと単語の保持は要求されない黙読課題との2種類の課題のもとでfMRIの測定が行われた．両課題ともに，左半球の言語領域すなわちブローカ領域とウェルニッケ領域の活動が確認された．ブローカ領域では，両課題でその活動の強さに差が認められなかったが，ウェルニッケ領域およびその近傍にある角回や縁上回では，黙読条件に比較してRST条件で

活動が増強するのが認められている.

　また，RST 遂行時の脳の活動部位を fMRI により測定して，黙読課題，単語の保持課題の二つの単独課題と比較した Bunge, Klinberg, Jacobson, and Gabriel (2000) では，3 課題ともに左半球の DLPFC に活動を認めた．DLPFC の活動は右半球でも認められたが程度は弱かった．さらに，左の中側頭回，両側の ACC，両側の頭頂葉，後頭葉および小脳も RST 課題で最も活動が増大した．左半球の DLPFC や ACC の活動は 3 課題ともに認められ，この結果は，RST が単語の保持および文理解と資源共有していることを支持するものである．

　RST 以外のスパンタスクの遂行中にも，脳活動の変化が検討されている．Smith et al. (2001) は，OST 遂行時の脳活動を PET 測定により検討したところ，OST の遂行時に DLPFC の活動増強を確認した．しかし，DLPFC の活動増強は，若年者の中でも課題遂行成績が低い被験者に顕著に認められた．また，若年者と同時に高齢者についても同様の課題を実施したところ，高齢者では DLPFC の活動増強が認められた．そこで，スパンタスク遂行中の前頭前野の活動には個人差が認められることを指摘している．

7 ｜ DLPFC と ACC

　ここまで紹介したように，WM の脳内表現を求める研究については，多くの研究が前頭前野を中央実行系の基盤としている (Duncan & Owen, 2000)．

　そこで，WM の課題遂行において活動増強が認められる DLPFC と ACC について，中央実行系のどのような機能が担われているのか，特に注意の制御機能を中心として考えてみたい．ここでは，両領域の機能分離に関する研究例を見ることから，両領域の特徴を考えてみたい．

　ニューロイメージングを用いた研究から，注意制御システム，つまり行動の制御あるいは抑制機能に関する脳内機構は前頭領域の DLPFC と ACC にあると考えられている．また，注意の制御に関して，両者の機能分離が指摘されている．

MacDonald, Cohen, Stenger, and Carter（2000）は，DLPFCは課題遂行のための注意の維持に，ACCは競合する反応への対応にそれぞれ関与しているという．彼等が実験に用いたのはストループ課題である．そこでは，色名と一致したインクで書かれた色名単語と，一致しないインクで書かれた色名単語を被験者に見せて，「単語の読み」あるいは「色名呼称」が求められた．このときにfMRIにより脳活動を測定したところ，DLPFCの活動は色名がインクの色と一致しているか否かに関わらず，教示の種類，つまり「色名呼称」の場合に一貫して増強が認められた．これは，DLPFCが注意の維持，つまり「何に注意を向けるか」，その表象を保持することに関与していることを示すものであった．

興味深いのは，DLPFCの活動量と不一致の色名単語の色名呼称にみられた干渉の大きさ（反応時間の遅れ）との間には負の相関が認められたことである．DLPFCが活動増強するに従って，干渉はより少なくてすむことになる．これは，DLPFCが課題目標に向かって，現在置かれている「注意の対象」を捉え，それに注意を維持することにより課題遂行を効果的に進めていることを伺わせる．

ACCの活動はこれとは異なる様相を示した．ACCの活動は教示に対してではなく反応の種類により異なり，単語とその色が不一致の場合に活動が増強したのである．不一致の場合の色名呼称は被験者により強い認知的葛藤をもたらす．というのは「色名」と「単語の意味」との間で生じる認知的葛藤を解消すべく，より強い反応の制御が必要となるためである．ACCはこのような認知的葛藤が大きい場合にそれをモニタリングしている，つまり認知的葛藤場面での注意の制御に関わるのではないかと考えられた．たとえば，単語の自動的な活性化を抑制して，そうすることによりインクの色を読み上げることを容易とするのに役立つというのである．

同じようにSmith and Jonides（1999）は，ACCとDLPFCの活動をN-back課題を用いて比較している．彼等が工夫したのは，被験者が反応する刺激は目標となるターゲット語であるが，それにターゲット語が頻繁に使われる単語であるかどうかという変数を加えた点である．つまり，ターゲット語と頻繁に用いられる単語との間に認知的葛藤場面を設定したのである．彼等の予想に反して，スト

ループ課題におけるような二つの領域の分離には成功しなかった．このことから，ACC の活動は，ストループ課題のような単語の意味が自動的に活性化をするような場面 (preprogrammed activation) の抑制制御に特徴的であるのではないかと結論している．自動的に活性化した内容を抑制するにはより強い抑制が必要であると考えられる．こうした場面において ACC は，自動的に活性化された過程を抑制する必要がある場合に，その役割を分担しているものと考えられた．

このことを支持するように，ACC は go, no-go 課題などにおける抑制場面にも活動の高まりを見せることが報告されている (Braver, Barch, Gray, Molfese, & Snyder, 2001; Bush et al., 1998)．

以上のように，DLPFC は一貫した選択的注意の統御を担い，課題遂行に必要な「表象を維持する」機能をはたしている．一方，抑制する必要のあるものに対しては ACC がその機能を担っていると考えられる．

8 ワーキングメモリの個人差とその脳内表現

RST やリスニングスパンテスト (listening span test: LST) を用いて，個人差の視点から中央実行系の脳内機構の探索が行われている (Osaka et al., 2003; Osaka, Osaka, et al., 2004)．

Osaka et al. (2003) では LST を用いた．LST 条件では，文を聴いてその文の意味的な正誤判断をするとともに先頭の単語を保持しなければならない．そこで，LST 条件と比較するために，単語を保持するだけの単語保持条件と，文を聴いてその正誤判断をするだけの条件を設定した．三つの条件における脳の活動を RST の高得点群 (RST スパン得点が 4.0 から 5.0 までの被験者群) と低得点群 (RST スパン得点が 1.5 から 2.5 までの被験者群) の両グループ間で比較した．すると，行動データは単語保持条件と文の正誤判断条件において両群間の正答率に差異は認められなかった．LST 条件では文の正誤判断には差は認められないものの，単語の再生率は高得点群が低得点群よりも高かった．

前頭前野の活動は，文の聴き取り条件，LST条件で増強が認められ，LST条件ではこの活動増強が一層顕著であった．また，この活動増強の強さは，グループ間で異なった．LST条件では，文を読むだけの条件に比較してDLPFCとACCの活動が増強したが，その活動増強は高得点群が顕著であった．

　図5-1（巻頭口絵にカラーで掲載）は，LST条件の高得点群（左図）と低得点群（右図）の脳の活動を軸位断面で示している．それぞれの図の右側は前頭部位を左側は後頭部位を示し，上部が左半球，下部が右半球である．前頭前野のDLPFCとACCの活動が高得点群では一層増強しているのが特徴的である．

　LST条件と聴き取り条件の信号変化率を算出したところ，聴き取り条件に比較して，LSTでは信号変化率の上昇が認められた．この信号の増強は，DLPFCとACCの両領域に認められたが，いずれも高得点群の増強が顕著であった．さらに，DLPFCとACCの両領域におけるfMRI信号変化の相関係数を求めたところ，高得点群の相関（$r=.82$）が低得点群（$r=.69$）に比較して高かった．

　スパンタスクを遂行中の脳活動は，RSTについても測定された（Osaka, Osaka, et al., 2004）．そこでは，RSTと比較するために文を読んで正誤判断するだけの黙読条件が設定された．RST条件では，文を読みながら単語が正確に保持されているかどうかを，プローブ単語の再認により確認した．行動データから，単語の再認率は高得点群が低得点群よりも有意に高く，両群で差が認められた．

　fMRI解析の結果，RST条件ではACCとDLPFCにおいて脳の活動増強が認められた．また，ACCとDLPFCの活動の増強は，低得点群に比較して高得点群で顕著であった．さらに，ACCとDLPFCの二つの領域間の信号の相関を算出したところ，相関係数は高得点群（$r=.92$）が低得点群（$r=.84$）より高く，両者の相関に差が認められた．このようにモダリティの異なるRSTでも，結果はLSTと同様であった．

　以上の研究結果から，スパンタスクの脳内機構については，DLPFCやACCを中心として制御されていることが明らかにされた．また，注意の制御機能は，両領域のネットワークに支えられており，両領域のネットワークが，スムーズなWMの働きを引き出し，課題遂行を高めるものと考えられる．

言語性ワーキングメモリ

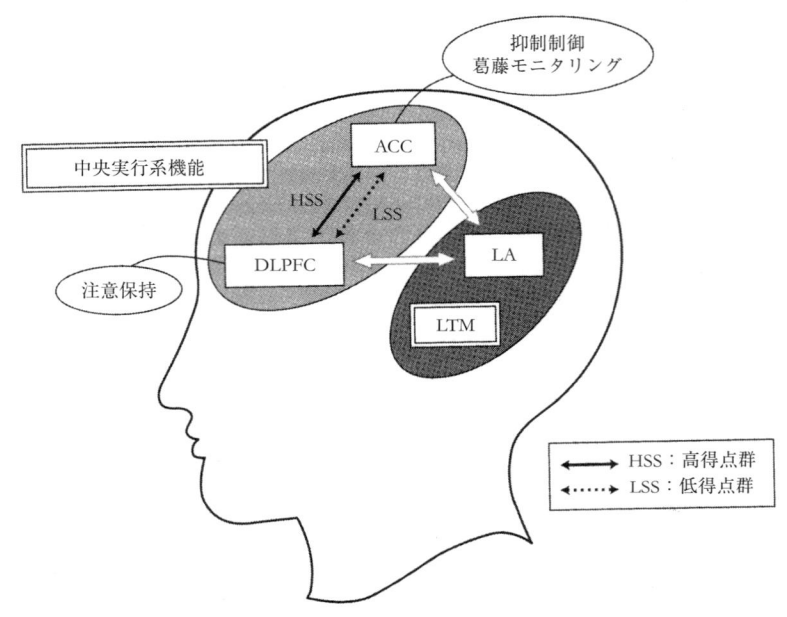

図5-2　WMの中央実行系の脳内表現

　図5-2にスパンタスクの遂行時の脳活動から予想される中央実行系の脳内表現を示す．図は，高得点群と低得点群の脳内表現の差を，DLPFCとACCおよび言語領域間のネットワークにおける差として示している．図が示すように，DLPFCとACCのネットワークが高得点群では緊密であるのに対して，低得点群ではACCの関与が少なくDLPFCと言語領域間との連携が主である．
　先に述べたようにACCは，認知的葛藤を「モニタリング」するなど，その信号をDLPFCに伝達することにより課題対処の微調整を行っている．スパンタスクにおいても，このようなACCの働きが必要であり，ACCとDLPFCのスムーズな連携を図ることができる高得点群において，遂行成績が向上するものと考えられる．
　行動データから，低得点群ではRSTの実施中に方略の使用頻度が低いこと，

さらに方略の種類も高得点群に比較して少ないことが確認されている（西崎・苧阪, 2000）．このことは，課題目標に対して，方略が必要であることを認知すること，さらに方略がうまく作用しているかどうかモニタリングすることが重要であることを示唆していて，DLPFCとACCのネットワークは，こうした課題目標に対処するWMの働きを引き出し，より効果的な課題遂行を可能にしているものと考えられる．

DLPFCとACCのネットワークの強度が高得点群と低得点群で異なることは，他のスパンタスクを用いた検討からも検証されている．Kondo, Morishita, et al. (2004) ではOSTの遂行時に，Kondo, Osaka, and Osaka (2004) では空間スパンテスト（spatial span test, SST: Shah & Miyake, 1996）を用いて，高得点群と低得点群の脳活動を比較した．その結果，いずれもDLPFCとACCとのネットワーク強度は，高得点群が低得点群よりも強い結果が得られている．

9 | スパンタスクと注意の制御

スパンタスクの遂行には，中央実行系の注意の制御はどのように関わるのであろうか．

RSTの遂行に要求される注意の制御機能については，抑制機能の重要性が指摘されている．RSTで低得点にとどまる被験者は，課題遂行に関連しない情報をうまく抑制できないと考えられている（Conway & Engle, 1994; De Beni, Palladino, Pazzaglia, & Cornoldi, 1998; Engle, Conway, Tuholski, & Shisler, 1995）．

De Beni et al. (1998) は，RST課題において侵入エラーを測定したところ，文章理解の評価が低い被験者は，刺激文のターゲット語以外の単語を報告する侵入エラーが多いことを指摘している．このような侵入エラーは，課題目標に必要のない単語をうまく抑制できないことから生起するものと推察され，RSTの成績が低得点にとどまるのは，課題遂行に当面必要のない情報を適切に抑制できないことが一因であると考えられた．さらに，文の代わりに単語を継時的に提示して，

RSTと同様に最後の単語の保持を求めた．その際に，ある特定の単語（たとえば，動物の単語）に対して手で反応するなどして特定単語に注意を向けさせた場合には，注意を向けた単語（動物の単語）の侵入エラーが多くなることを指摘している．この結果は，低得点にとどまる被験者はひとたび注意を向けた対象を抑制できないことを示している．このことは，RSTにおいても文章理解と同様に抑制機構が重要であることを示唆している．

　文理解と抑制機能に関してはGernsbacher (1990) にも同様の報告がある．文章理解成績の高低二群について，特定の対象に注意を向ける課題の後で，プローブ刺激との関連性を判断させた．すると，文章理解が劣る群では抑制すべき対象との関連が高く，彼等が課題に不必要な情報をうまく抑制できないことを示している (Gernsbacher & Faust, 1991)．

　他方，RSTには，注意のフォーカスを特定の対称に向けるとともに，それを適宜移行させることも重要である．RSTの遂行に必要となる文の読みにおいては，読み手は逐次的に目で追っている単語の意味を絶えず活性化するとともに，その語が文の理解に重要かどうかの判断を行っていると考えられる．ひとたび特定の単語が文理解に重要な情報であると判断すると，すかさずそれを中心として心的な表象が構成される．というのも，全ての情報を並列的に活性化させるよりも，理解の中心となるフォーカスを作りそれに必要な情報のみを選択的に吸収していくほうが，はるかに負荷が少なく効率的であると考えられるためである．

　このようなフォーカスの重要性は，RST遂行時にもそのまま当てはまると考えられる．RSTでは文を読みながら文末単語（日本語の場合は文中単語）を保持するというように，保持すべき内容が処理した内容と緊密に関連性がある．しかも，文末単語は，文を構成する一つの要素であって，OSTに用いられるような単なる一単語ではない．しかも，英文のRSTではターゲット語となる文末単語は，文のフォーカスを担う重要な単語である (Bolinger, 1986)．

　このように，RSTにおける注意の制御には，注意のフォーカスと抑制制御が重要である．

10 注意のフォーカスとその個人差

Osaka, Nishizaki, Komori, and Osaka（2002）は，RST における注意制御の特徴を明らかにするため，注意のフォーカスと抑制機構について検討を行った．そこでは文のフォーカスに着目してターゲット語との関係を変化させ，それが RST 遂行にどのように影響するかを検討した．文のフォーカスとなる単語（フォーカス語）は，文の中で理解の中心となる単語と定義された．

フォーカス語は，評定者により理解の中心となる単語として選択された語である．その評定結果から，フォーカス語としての同定が評定全体の 70% 以上得られた単語を採用した．評定により得られたフォーカス語を含む文から focused RST（F-RST）と non-focused RST（NF-RST）の 2 種類の RST が作成された．表 5-1 に，F-RST と NF-RST の例を示す．

F-RST は，文のフォーカス語をターゲット語（例文では，しみ）とした．一方，NF-RST は，フォーカス語以外の単語をターゲット語（例文では，食べ物）とした．フォーカス語以外のターゲット語は，フォーカス語としての評定値が 18% 以下のものを採用した．F-RST と NF-RST はともに，ターゲット語の文内での出現位置が文ごとにランダムとなるようにした．

ここでも日本語版 RST（苧阪・苧阪，1994）のスパン得点が 4.0 以上の高得点群とスパン得点が 2.0 以下の低得点群との間で，2 種類の RST の遂行成績を比較した．その結果，2 種類の RST の成績は，F-RST に比較して NF-RST の単語の再生率が低下した．また，被験者群での成績の違いも認められ，低得点群が高得点群よりも成績の低下が顕著であった．

次に，単語再生で出現したエラーの内容について，2 種類の RST と被験者群について比較した．すると NF-RST 条件では F-RST 条件に比較して，侵入エラー数が増加した．さらに被験者群間で侵入エラー数に違いが認められ，低得点群では，高得点群よりも侵入エラーの増加が認められた．

NF-RST 条件での侵入エラーには，フォーカス語を誤って報告するエラーの出

表 5-1　F-RST と NF-RST の例文

その子供は洋服に食べ物を落として<u>しみ</u>をつけた．
　　　　　　　　　　　　　　　フォーカス

F-RST
その子供は洋服に食べ物を落として<u>しみ</u>をつけた．
　　　　　　　　　　　　　　　ターゲット

NF-RST
その子供は洋服に<u>食べ物</u>を落としてしみをつけた．
　　　　　　　　　ターゲット

現が目立った．そこで，NF-RST 条件での侵入エラーについて，フォーカス語を誤って再生しているエラー（focus intrusion，例文では，「しみ」を再生したエラー）と，それ以外のエラー（non-focus intrusion，例文の中の，たとえば子供を再生したエラー）に分類した．すると，高得点群では，両者の差が認められなかったが，低得点群では差が認められ，focus intrusion が多いことが分かった．

　このような結果から，文中のフォーカス語が記憶するべきターゲット語と一致する場合には，ターゲット語の再生は容易であるが，ターゲット語がフォーカス語と一致しない NF-RST 条件では，ひとたびフォーカス語に向けた注意のフォーカスを，ターゲット語へと移行させる必要が生じてくる．そのことを裏付けるように再生時にターゲット語以外の単語を誤って報告する侵入エラーが増加した．しかも，そのときの侵入エラーは，ひとたび注意を向けたフォーカス語を誤って再生してしまう focus intrusion の頻度が高かった．しかも focus intrusion は，低得点群で特に顕著であった．

　この結果は，低得点群は注意のフォーカスの移行がスムーズにできないことを示唆している．また，フォーカス語をうまく抑制できないことも一因と考えられる．抑制機能に関しては先述のように，文章理解の成績の低い被験者では文章理解に関連しない情報の抑制ができないことが指摘されている（Gernsbacher & Faust, 1991）．しかし，低得点群が NF-RST で抑制できないのは，文章理解に関連しない情報だけではない．NF-RST での侵入エラーは，フォーカス語すなわち文の理解に重要な情報だったのである．

これは，低得点群がフォーカス語の抑制に特に困難を示していることを示している．低得点群は課題目標に関連しない対象の抑制ができないのではなく，ひとたび注意を向けた対象の抑制ができないものと考えられる．

11 注意のフォーカスの脳内表現の探索

行動データからは，低得点群は注意のフォーカスの移行と抑制制御に困難を示すことが分かった．それでは，低得点群をこのような状態に導くのは，脳のどのような特徴によるのであろうか．

そこで，行動データで得られた注意のフォーカスの移行と抑制制御について，脳内機構の探索が行われた（Osaka, Komori, Morishita, & Osaka, 2004）．以下にその研究の概要を紹介する．

fMRI は F-RST と NF-RST の 2 条件で測定され，RST 条件と比較するために文を読むだけの READ 条件も設定された．ここでも，高得点群と低得点群の群間の脳活動が比較された．RST 条件，READ 条件はいずれも 5 文が続けて提示された．RST 条件では 5 文を読んだ後で，ターゲット語の再認が行われた．

fMRI データは，文を読んで単語を記憶しているときと，ターゲット単語の再認を行っているときとの，それぞれの二つの区間ごとに分析され，それぞれの画像が作成された．

RST 条件の二つの区間では fMRI 画像にはともに DLPFC と ACC に活動が認められた．さらに，文を読みながら単語を記憶している区間では，左半球の上頭頂小葉（superior parietal lobule, SPL）の活動増強が認められた．左半球の上頭頂小葉の活動増強は，F-RST 条件に比較して NF-RST 条件では一層強まるのが確認された．しかも，上頭頂小葉の活動増強には群間により差が認められ，上頭頂小葉に活動増強が認められたのは主に高得点群であった．

図 5-3（巻頭口絵にカラーで掲載）に，F-RST と NF-RST のそれぞれの条件における上頭頂小葉の活動を示す．脳画像での活動は，文を読みながら単語を記憶し

言語性ワーキングメモリ

```
        ┌──────────────┐
        │ Focused-RST  │
        └──────────────┘
     その子供は洋服に食べ物を落として<u>しみ</u>をつけた．

                                    ターゲット
                                  フォーカス語
                            注意のフォーカス
        ┌──────────────┐
        │  Focused-    │
        │  Recognition │
        └──────────────┘
            ×    食べ物    しみ
                                    ターゲット
                                  フォーカス語
```

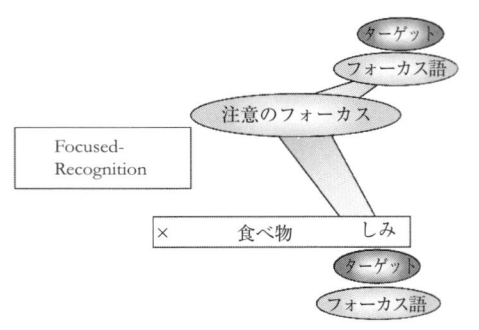

図 5-4　F-RST 条件における注意の制御を示す．

ている区間の分析結果である．図に示すように，NF-RST 条件では左半球の上頭頂小葉の活動増強が認められ，しかもこの活動増強は低得点群に比較して高得点群に顕著であることが分かる．

　ここで，両条件での注意の制御機構について考えてみたい．図 5-4 に，F-RST 条件における注意の制御機構を示す．図のように F-RST 条件では，文のフォーカス語が保持すべきターゲット語と一致している．そこで，フォーカス語に向けた注意のフォーカスがそのままターゲット語に向けられることになり，ターゲットの心的表象が活性化されて，そのまま維持されることになる．

　フォーカスが向けられた対象は，強固な心的表象となり，再認の段階でも維持される．そこで，再認時に他の単語がフィラー（再認を妨害する単語）として出現しても，それにまどわされることはないのである．

　図 5-5 には，NF-RST 条件における注意の制御機構を示す．NF-RST 条件では，注意のフォーカスが 1 単語に向けられるわけにはいかない．注意のフォーカスがひとたび文のフォーカス語（しみ）に向けられたとしても，記憶すべきターゲット語はそれ以外の単語（食べ物）である．RST の課題目標は，あくまでターゲット語を記憶することであるので，被験者はフォーカス語に向けられた注意をターゲット語（食べ物）に移行させねばならない．この移行がうまくいかないと，再

ワーキングメモリにおける注意のフォーカスと抑制の脳内表現 | 第5章

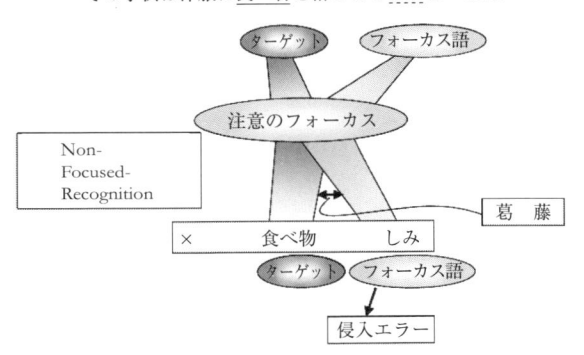

図5-5 NF-RST条件における注意の制御を示す．

認時にたちまち二つの単語の間で葛藤を起こすことになる．

　単語を再認する時には，上頭頂小葉の活動には条件間，グループ間の差異はともに認められなかった．しかし，ACCの活動は低得点群ではF-RSTよりもNF-RST条件で増強した．図5-6（巻頭口絵にカラーで掲載）には，NF-RST条件の再認時におけるACCの活動を示す．図の右側が高得点群であり，左側が低得点群である．NF-RSTの再認時には，ACCの活動が低得点群で増強しているのが分かる．

　NF-RST条件での再認時において認められたACCの活動増強は，被験者が二つの単語間で葛藤を引き起こしていることをうかがわせる．ACCの活動増強は低得点群に特に顕著であり，低得点群が二つの単語間で強い葛藤に直面していることを示している．このときの葛藤は，あたかもストループ課題のように，抑制すべき単語の意味が自動的に活性化しているのと似ている．葛藤を裏付けるように，低得点群では，侵入エラーが増加した．しかも彼等が再認した侵入エラーは，フォーカス語を誤再認する頻度が高かった．

　一方，高得点群においては，ACCの活動増強は顕著ではない．というのは，

高得点群は，文を読んでいる区間において上頭頂小葉が駆動してターゲット語へと注意のフォーカスを移行しているためである．そのため葛藤に直面することも少なく，ACC の抑制作用も必要ではないものと推察される．

このような結果は，低得点群が注意のフォーカスをスムーズに移行できなくて，一度フォーカスを向けた対象の心的表象をそのまま引きずっていることをうかがわせる．

12 フォーカスと抑制の脳内表現

fMRI による脳活動から，高得点群が注意のフォーカスとその移行が必要となる状況において，左半球の上頭頂小葉の強い活動を示していることが明らかとなった．このことから，高得点群は，フォーカスを移行することが必要である事態を敏感に察知して対応しているものと考えられる．

一方，低得点群はフォーカスの移行が困難であるためか，あるいは移行に時間がかかるためか，その後に続く再認時に困難を示している．彼らは，ターゲット語とフィラーであるフォーカス語を前にして，どちらがターゲット語であるか混乱しているのである．正答率の低下や，侵入反応の増加は，このような低得点群の対応が導き出したものである．

図 5-7 に，WM の注意のフォーカスにかかわる脳内表現を示す．図のように，上頭頂小葉が，ACC と DLPFC のネットワークにうまく働きかけることが重要なポイントである．上頭頂小葉の働きが適切であれば，目標となるターゲット語に注意が移行することが可能となる．ひとたび目標が定まれば，DLPFC のはたらきによりターゲット語の保持に必要なレベルの活性化を維持することができる．RST では，複数の文についていずれもターゲット語のみを保持していかなければならないが，その過程では，ターゲット語以外の情報を抑制する必要がある．さらに，課題遂行をモニターしながら，適切な方略の採用なども試みる必要がある．方略がうまく機能していないときには，新たな方略を採用することも必要で

中央実行系機能

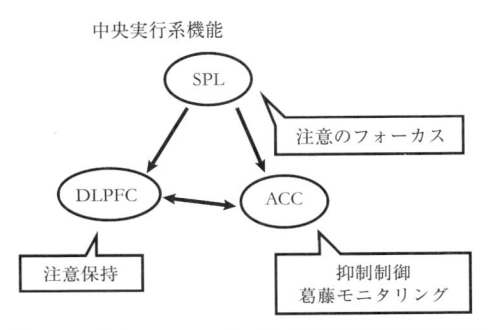

```
        SPL
       ↙   ↘         注意のフォーカス
   DLPFC ↔ ACC
     ↓        ↓
   注意保持   抑制制御
            葛藤モニタリング
```

図 5-7　注意のフォーカスと抑制機構の脳内表現

ある．このような抑制制御は，上頭頂小葉が ACC と DLPFC とのネットワークを連携させることにより対処するものと思われる．

　高得点群では，上頭頂小葉の働きが適切であり，目標となるターゲット語に注意が移行して，DLPFC と ACC のネットワークをスムーズに駆動させることができるものと考えられる．

　以上のように，RST の遂行には，注意の制御が重要であることがわかる．そこでは，課題目標に対して注意のフォーカスを向け，新たな対象にフォーカス移行しつつ，不必要となったフォーカスを適宜抑制することが重要である．このような注意の制御は，上頭頂小葉の駆動と DLPFC と ACC を中心としたネットワークを基盤として成立しているものと考えられる．

　本章では，RST や LST のような言語の情報処理を対象とする注意の脳内表現を中心に話を進めてきた．そこで，左半球の上頭頂小葉，ACC および前頭前野背外側領域に注目して検討してきた．しかし，右半球の前頭前野が抑制機構に関与するという研究結果も報告されている（Garavan, Ross, & Stein, 1999）．Osaka, Komori, et al. (2004) のデータにおいても，F-RST，NF-RST の両条件ともにターゲット語の再認をしている区間において右半球の DLPFC に活動の増強が認められた．この右半球の活動は，再認過程において，必要でないフィラー語を抑制する過程を反映しているとも考えられる．右半球の前頭前野の活動は出来事（エピソード記憶）の検索過程で出現するという（Fletcher, Shallice, Frith, Frackowiak, &

Dolan, 1998; Henson, Shallice, & Dolan, 1999). このような研究結果を踏まえると，再認時の検索過程が右半球のDLPFCの活動を引き起こしている可能性もある．

また，情動による影響が右半球の前頭前野の活動を引き起こすという指摘もある（Anderson et al., 2004）．本章で紹介したACCは主に背側領域の活動であったが，それと近接する腹側領域は，情動語の提示によりその活動が引き起こされることが指摘されている（Bush, Luu, & Posner, 2000）．両領域は近接しているため，WMの課題遂行が，情動要因から影響を受けることは十分に予想されるところである．苧阪（2006）が情動を喚起させる文章を用いたRSTを統制文と比較したところ，遂行成績に差が認められnegativeな情報を換起する文では，RSTの成績が低下する傾向がみられた．そこで，このような被験者の情動の変化なども考慮に入れて，さらなる検討が望まれる．

最後に，上頭頂小葉，DLPFC，ACCを中心とした脳のネットワークが中央実行系の脳内表現となり，高次認知機能を維持することが分かった．さらに，ネットワークを中心とした領域間の協調や競合が，中央実行系の注意のフォーカスや抑制制御の効率性を規定し，個人差の脳内表現となることも分かった．こうした領域間の協調が私たちの認知機能を支え，行動をスムーズに導くことをうかがい知ることができる．

引用文献

Anderson, M. C., Ochsner, K. N., Kuhl, B., Cooper, J., Robertson, E., Gabrieli, S. W., Glover, G. H., & Gabrieli, J. D. E. (2004). Neural systems underlying the suppression of unwanted memories. *Science, 303*, 232-235.

Awh, E., Jonides, J., Smith, E. E., Schumacher, E. H., Koeppe, R. A., & Katz, S. (1996). Dissociation of storage and rehearsal in verbal working memory: Evidence from positron emission tomography. *Psychological Science, 7*, 25-31.

Baddeley, A. D. (1986). *Working memory*. Oxford: Oxford University Press.

Baddeley, A. D. (1992). Working memory. *Science, 255*, 556-559.

Baddeley, A. D. (1996). Exploring the central executive. *Quarterly Journal of Experimental Psychology, 49A*, 5-28.

Baddeley, A. D. (2000). The episodic buffer: A new component of working memory? *Trends in Cognitive Sciences, 4*, 417–423.

Baddeley, A. D. (2003). Working memory: Looking back and looking forward. *Nature Review Neuroscience, 4*, 829–839.

Baddeley, A. D., & Hitch, G. J. (1974). Working memory. In G. H. Bower (Ed.), *The psychology of learning and motivation* (pp. 47–89). New York: Academic Press.

Baddeley, A. D., & Logie, R. H. (1999). Working memory: The multiple- component model. In A. Miyake & P. Shah (Eds.), *Models of working memory: Mechanisms of active maintenance and executive control* (pp. 28–61). New York: Cambridge University Press.

Baddeley, A. D., Logie, R., Nimmo-Smith, I., & Brereton, R. (1985). Components of fluent reading. *Journal of Memory and Language, 24*, 119–131.

Bolinger, D. (1986). *Intonation and its parts*. Stanford, CA: Stanford University Press.

Braver, T. S., Barch, D. M., Gray, J. R., Molfese, L., & Snyder, A. (2001). A parametric study of prefrontal cortex involvement in human working memory. *Cerebral Cortex, 11*, 825–836.

Bunge, S. A., Klinberg, T., Jacobson, R. B., & Gabriel, J. D. E. (2000). A resource model of the neural basis of executive working memory. *Proceedings of the National Academy of Sciences of the USA, 97*, 3573–3578.

Bush, G., Luu, P., & Posner, M. I. (2000). Cognitive and emotional influences in Anterior cingulated cortex. *Trends in Cognitive Sciences, 4*, 215–222.

Bush, G., Whalen, P., Rosen, B. R., Jenike, M., Mclnerney, S. C., & Rauch, S. L. (1998). The counting stroop: An inteRFerence task specialized for functional neuroimaging-validation study with functional MRI. *Human Brain Mapping, 6*, 70–282.

Conway, A. R. A., & Engle, R. W. (1994). Working memory and retrieval: A resource-dependent inhibition model. *Journal of Experimental Psychology: General, 123*, 354–373.

Cowan, N. (1999). An embedded-processes model of working memory. In A. Miyake & P. Shah (Eds.), *Models of working memory: Mechanisms of active maintenance and executive control* (pp. 62–101). New York: Cambridge University Press.

Cowan, N. (2001). The magical number 4 in short-term memory: A reconsideration of mental storage capacity. *Behavioral and Brain Sciences, 24*, 87–185.

Daneman, M., & Carpenter, P. A. (1980). Individual differences in working memory and reading. *Journal of Verbal Learning and Verbal Behavior, 19*, 450–466.

Daneman, M., & Merikle, P. M. (1996). Working memory and language comprehension: A meta-analysis. *Psychonomic Bulletin & Review, 3*, 422–433.

De Beni, R., Palladino, P., Pazzaglia, F., & Cornoldi, C. (1998). Increases in intrusion errors and working memory deficit of poor comprehenders. *Quarterly Journal of Experimental Psychology, 51A*, 305–320.

D'Esposito, M., Aguirre, G. K., Zarahn, E., & Ballard, D. (1998). Functional MRI studies of spatial and nonspatial working memory. *Cognitive Brain Research, 7,* 1-13.

D'Esposito, M., Detre, J. A., Alsop, D. C., Shin, R. K., Atlas, S., & Grossman, M. (1995). The neural basis of the central executive system of working memory. *Nature, 378,* 279-281.

Duncan, J., & Owen, A. M. (2000). Common regions of the human frontal lobe recruited by diverse cognitive demands. *Trends in Neurosciences, 23,* 475-483.

Engle, R. W., Conway, A. R. A., Tuholski, S. W., & Shisler, R. J. (1995). A resource account of inhibition. *Psychological Science, 6,* 122-125.

Fletcher, P. C., Shallice, T., Frith, C. D., Frackowiak, R. S. J., & Dolan, R. J. (1998). The functional roles of prefrontal cortex in episodic memory: II. Retrieval. *Brain, 121,* 1249-1256.

Garavan, H., Ross, T. J., & Stein, E. A. (1999). Right hemispheric dominance of inhibitory control: An event-related functional MRI study. *Proceedings of the National Academy of Sciences of the USA, 96,* 8301-8306.

Gernsbacher, M. A. (1990). Less skilled readers have less efficient suppression mechanisms. *Psychological Science, 4,* 294-298.

Gernsbacher, M. A., & Faust, M. E. (1991). The mechanism of suppresion: A component of general comprehension skill. *Journal of Experimental Psychology: Learning, memory, and Cognition, 17,* 245-262.

Henson, R. N. A., Shallice, T., & Dolan, R. J. (1999). Right prefrontal cortex and episodic memory retrieval: A functional MRI test of the monitoring hypothesis. *Brain, 122,* 1367-1381.

Jonides, J., Smith, E. E., Koeppe, R. A., Awh, E., Minoshima, S., & Mintun, M. A. (1993). Spatial working memory in humans as revealed by PET. *Nature, 363,* 623-625.

Just, M. A., & Carpenter, P. A. (1992). A capacity theory of comprehension; Individual differences in working memory. *Psychological Review, 99,* 122-149.

Just, M. A., Carpenter, P. A., & Keller, T. (1996). The capacity theory of comprehension: New frontiers of evidence and arguments. *Psychological Review, 103,* 773-780.

Kondo, H., Morishita, M., Osaka, N., Osaka, M., Fukuyama, H., & Shibasaki, H. (2004). Functional roles of the cingulo-frontal network in peRFormance on working memory. *NeuroImage, 21,* 2-14.

Kondo, H., Osaka, N., & Osaka, M. (2004). Cooperation of the Anterior cingulate cortex and dorsolateral prefrontal cortex for attention shifting. *NeuroImage, 23,* 670-679.

久野　章（1978）談話の文法　大修館書店.

MacDonald, A. W., III, Cohen, J. D., Stenger, V. A., & Carter, C. S. (2000). Dissociating the role of the dorsolateral prefrontal and Anterior cingulate cortex in cognitive control. *Science, 288,* 1835-1838.

Masson, M. E., & Miller, J. A. (1983). Working memory and individual differences in comprehension and memory of text. *Journal of Educational Psychology, 75,* 314-318.

Miller, G. A. (1956). The magical number seven, plus or minus two: Some limits on pur capacity for processing information. *Psychological Review, 63,* 81-97.

西崎友規子・苧阪満里子（2000）RST の個人差　苧阪直行（編）脳とワーキングメモリ（pp. 214-223）京都大学学術出版会．

苧阪満里子（2000）ワーキングメモリと言語理解の脳内機構　苧阪直行（編）脳とワーキングメモリ（pp. 157-180）京都大学学術出版会．

苧阪満里子（2002）脳のメモ帳：ワーキングメモリ　新曜社．

苧阪満里子（2006）ワーキングメモリに及ぼす情動の効果　日本ワーキングメモリ学会抄録．

Osaka, M., Komori, M., Morishita, M., & Osaka, N. (2007) Neural bases of focusing attention in working memery: An fMRI study based on group differences. *Cognitive, Affective, & Behavioral Neuroscience, 7,* 130-139.

Osaka, M., Komori, M., Morishita, M., & Osaka, N. (2004). Neural basis of focusing in executive function of working memory: Comparing focused- and non-focused-RST. *Proceedings of the 2nd International Conference on Working Memory,* p. 16.

Osaka, M., Nishizaki, Y., Komori, M., & Osaka, N. (2002). Effect of focus on verbal working memory: Critical role of the focus word in reading. *Memory & Cognition, 30,* 562-571.

苧阪満里子・苧阪直行（1994）読みとワーキングメモリ容量 ── 日本語版リーディングスパンテストによる測定 ──　心理学研究，*65,* 339-345.

Osaka, M., Osaka, N., Kondo, H., Morishita, M., Fukuyama, H., Aso, T., & Shibasaki, H. (2003). The neural basis of individual differences in working memory capacity: An fMRI study. *NeuroImage, 18,* 789-797.

Osaka, N., Osaka, M., Kondo, H., Morishita, M., Fukuyama, H., & Shibasaki, H. (2004). The neural basis of executive function in working memory: An fMRI study based on individual differences. *NeuroImage, 21,* 623-631.

Owen, A. M., Stern, C. E., Look, R. B., Tracey, I., Rosen, B. R., & Petrides, M. (1998). Functional organization of spatial and nonspatial working memory processing within the human lateral frontal cortex. *Proceedings of the National Academy of Sciences of the USA, 95,* 7721-7726.

Paulesu, E., Frith, C. D., & Frackowiak, R. S. (1993). The neural correlates of the verbal component of working memory. *Nature, 362,* 342-345.

Perfetti, C. A., & Goldman, S. R. (1976). Discourse memory and reading comprehension skill. *Journal of Verbal Learning and Verbal Behavior, 15,* 33-42.

Petrides, M., Alivisatos, B., Meyer, E., & Evans, A. C. (1993). Functional activation of the human frontal cortex during the peRFormance of verbal working memory tasks. *Proceedings of the National Academy of Sciences of the USA, 90,* 878-882.

Rypma, B., Prabhakaran, V., Desmond, J. E., Glover, G. H., & Gablieli, J. D. E. (1999). Load-dependent roles of frontal brain regions in the maintenance of working memory. *NeuroImage, 9,* 216-226.

Shah, P., & Miyake, A. (1996). The separability of working memory resources for spatial thinking and language processing: An individual differences approach. *Journal of Experimental Psychology: General, 125*, 4–27.

Smith, E. E., Geva, A., Jonides, J., Miller, A., Reuter-Lorenz, P., & Koeppe, R. A. (2001). The neural basis of task-switching in working memory: Effects of peRFormance and aging. *Proceedings of the National Academy of Sciences of the USA, 98*, 2095–2100.

Smith, E. E., & Jonides, J. (1999). Storage and executive processes in the frontal lobes. *Science, 283*, 1657–1661.

Smith, E. E., Jonides, J., & Koeppe, R. A. (1996). Dissociating verbal and spatial working memory using PET. *Cerebral Cortex, 6*, 11–20.

Turner, M. L., & Engle, R. W. (1989). Is working memory capacity task dependent? *Journal of Memory and Language, 28*, 127–154.

大塚結喜 *Yuki Otsuka*
苧阪直行 *Naoyuki Osaka*

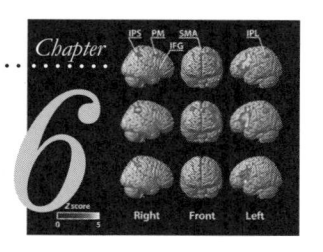

Chapter 6

高齢者のワーキングメモリ

1 | 加齢とワーキングメモリ

　私たちは誰もが年齢を重ねており，その「時計」の針を巻き戻すことは不可能である．したがって，加齢（aging）[1]は私たちが行っているあらゆる認知活動に大きな影響を及ぼしている．これまでにも多くの研究者が認知活動に対する加齢の影響を検討してきている．たとえば，Hedden and Gabrieli（2004）は，加齢の影響による認知活動の変化パターンは成年期以降から生涯にわたって低下する終生低下（life-long declines）パターン，晩年になって低下する晩年低下（late-life declines）パターンおよび生涯にわたって比較的安定している生涯安定（life-long stability）パターンの三つに分類されると指摘している．

　終生低下パターンを示すのは，ワーキングメモリ（WM），エピソード記憶（episodic memory）への情報の符号化や知覚情報の処理速度（processing speed）など認知情報処理の基盤をなしていると考えられている機能である（Craik, 1994）．ただし，これらの終生低下パターンを示すとされている機能に関して，横断的研究（cross-sectional study）と縦断的研究（longitudinal study）で異なる結果が得られて

---

[1] 本来加齢（aging）の概念は衰退という意味は含まず，生涯にわたる成長・老化の過程を指すものであるが，本章では加齢という概念を高齢期における心的・身体的衰退過程という狭義の文脈で捉えたい．

いる．横断的研究では，リーディングスパンテスト (reading span test: RST) などの WM 課題，自由再生 (free recall) や手がかり再生 (cued recall) などのエピソード記憶課題，文字や線画などの視覚情報を比較する処理速度などの成績が 20 代から 80 代にかけて線形に低下していくことが知られている (Park et al., 2002; Park et al., 1996)．一方，縦断的研究では 60 歳までは成績低下の傾きは小さいが，60 歳を超えるとそれまでに比べて傾きが急激に大きくなり横断的研究で得られている傾きとほとんど変わらなくなることが指摘されている (Hultsch, Hertzog, Dixon, & Small, 1998; Zelinski & Burnight, 1997)．このように縦断的研究で横断的研究と違う結果が得られる理由について，Hedden and Gabrieli (2004) は縦断的研究では同じ課題を繰り返すことによる練習効果があり，それが若い被験者ほど大きいために加齢による成績低下が過小評価されている可能性を指摘している．ただし横断的研究の場合にも，世代間の教育事情の違いによって若い世代のほうが教育の機会に恵まれている傾向があり，それが加齢による成績低下の過大評価につながっている可能性が指摘されている．いずれにせよ，終生低下パターンでは 60 歳以前から認知機能の低下が認められることが横断的研究でも縦断的研究でも共通している．

一方，晩年低下パターンはよく訓練された課題や語彙・意味的知識などを要する課題で認められる (Gregoire & Van der Linden, 1997; Park et al., 2002; Schaie, 1996)．たとえば短期記憶の場合，聴覚提示された数字を口頭で系列再生する digit span task の成績は 70 歳を過ぎるまでほとんど低下しないことが分かっている (Gregoire & Van der Linden, 1997)．これに対し，晩年に至ってもなお成績低下が認められないのが生涯安定パターンである．生涯安定パターンは自伝的記憶の想起，感情処理を必要とする「心の理論」課題，潜在記憶 (implicit memory) が関わる反復プライミング (repetition priming) などで認められ，これらの機能は生涯を通じてほとんど低下しないことが知られている (Fromholt et al., 2003; Happe, Winner, & Brownell, 1998; La Voie & Light, 1994; Spencer & Raz, 1995)．

これらの三つのパターンは，全ての認知活動が必ずしも加齢の影響で低下するわけではなく，加齢の影響はそれぞれの認知活動によって異なっている可能性を示している．特に，終生低下パターンを示す WM，エピソード記憶への情報の

符号化や処理速度などの機能は，比較的若い段階で加齢による低下が認められることから，最も加齢の影響を受けやすいと考えられている．問題は，なぜWM，エピソード記憶への情報の符号化や処理速度などが他の認知活動に比べて加齢の影響を受けやすいのかということである．この問題を考える上で大きな手がかりとなったのが，加齢による認知機能の低下は前頭葉の衰退によって引き起こされているとする加齢の前頭葉仮説である（West, 1996；大塚・苧阪，2006）．

　前頭葉の衰退が加齢による認知機能の低下を引き起こしているのではないかと考えられた一つの理由は，健常高齢者[2]と前頭葉の損傷患者の行動障害の類似性である．神経心理学では，前頭葉を損傷した患者が特異的に行動障害を示す課題が存在することが知られており，このような課題は総称して前頭葉課題と呼ばれている．高齢者は前頭葉課題では若年者に比べて成績低下を示すのに対し，非前頭葉課題では若年者と同程度の成績を示すことが分かっている（Ardila & Rosselli, 1989; Whelihan & Lesher, 1985）．さらに興味深いのは，前頭葉の中でも特に前頭前野（prefrontal cortex: PFC）と呼ばれる領域が支えている機能では，他の脳領域が支えている機能に比べて最も早期に加齢による機能低下が認められることである（Albert & Kaplin, 1980; Daigneault & Braun, 1993; Daigneault, Braun, & Whitaker, 1992; Dempster, 1992）．その一例を挙げると，自発的配列選択課題（self-ordered pointing task）において，前頭前野に支えられているとされる選択過程におけるエラーは61歳で加齢による増加を示したのに対し，側頭葉に支えられているとされる項目再認におけるエラーの加齢による増加は71歳を過ぎて認められるという報告がある（Shimamura & Jurica, 1994）．60歳前後で加齢による機能低下が認められるのは終生低下パターンと同じ特徴であり，したがって認知機能の終生低下パターンを引き起こしているのは前頭前野の加齢による衰退である可能性があるのである．

　もし認知機能の終生低下パターンと前頭前野の加齢による機能低下に関連があるならば，終生低下パターンを示すWM，エピソード記憶への情報の符号化や

---

[2] 高齢者はアメリカ心理学会（American Psychology Association）によれば65歳以上を指すとされている．しかしながら，実際の研究では60歳以上を対象にすることも多い．

処理速度などの認知機能は前頭前野によって支えられているはずである．近年では機能的磁気共鳴画像法（functional magnetic resonance imaging: fMRI）やポジトロン断層法（positron emission tomography: PET）などのニューロイメージング手法の発展に伴い，前頭前野の関与についてより積極的に検討できるようになった．終生低下パターンを示す認知機能の一つである WM は，やはり前頭前野と深いつながりのあることが分かっている（Bunge, Klingberg, Jacobsen, & Gabrieli, 2000; Kondo et al., 2004; Kondo, Osaka, & Osaka, 2004; Osaka et al., 2003; Osaka et al., 2004; Smith & Jonides, 1999）．これまでの先行研究を受けて，現在では主に以下のような2通りのアプローチによって WM に対する加齢の影響が検討されてきた．

1) 行動研究によって，前頭前野が支えていると思われる WM の機能に加齢が及ぼす影響を検討する．
2) ニューロイメージング法によって，WM 課題を実施中の前頭前野活動が加齢によってどのように変化しているかを検討する．

本論文ではこれらの二つの流れを概観し，さらにこれらを統合する形で行われている最新の知見についても紹介していきたい．

2 行動研究からのアプローチ

たとえば，私たちが文章の意味を捉え処理 processing（つまり理解）するためには既に読んだ内容を一時的に保持 storage しておき理解を促進させる必要がある．一時的な保持がうまくできないと，文章の理解は困難になるだろう．処理と保持は，いわば「文を読む」という認知活動の間に架けられた「架け橋」であり，それを支えるのが WM である．この「架け橋」がなければ，高次認知は成立し得ないであろう．

WM の特徴は二つある．一つは，WM の容量に限界があると想定されている点であり，この概念は一般的に「WM の容量制約」と呼ばれている．この容量制約の個人差を測定するために Daneman and Carpenter（1980）によって開発され

たのが，第5章でも詳しく記されているリーディングスパンテスト (reading span test: RST) である．具体的な手続きについては本書第7章で記されているが，被験者は文を音読しながら文末の記銘するべき単語（ターゲット語）を記憶し，規定の数だけ文を読み上げた後ターゲット語を系列再生することを求められる（苧阪, 1998）．RSTで分析指標として用いられるのはターゲット語の再生成績である．ターゲット語の再生成績は，情報の処理と並行してどの程度の保持作業を遂行できるかを表しており，WM容量の個人差を反映していると考えられる．

　二つ目の特徴は，RSTのようにWMの容量制約を測定する課題の個人差が高次認知課題（読解力，推論，流動性知能など）の成績と有意な相関を示す点である．これに対し，短期記憶 (short term memory: STM) 課題と高次認知課題の成績の間には関連が認められないことが知られている（Engle, Tuholski, Laughlin, & Conway, 1999; 苧阪・苧阪，1994）．このような知見を踏まえて提唱されているのが，既に他章で詳述されているBaddeleyのモデルであるが，このモデルの中で中央実行系と呼ばれる部分は，実行系機能 (executive process: Smith & Jonides, 1999)，注意制御 (controlled attention: Engle et al., 1999) などとも呼ばれ，WMの機能の中でも最も前頭前野との関連が深いと考えられている（Salthouse, Atkinson, & Berish, 2003; Smith & Jonides, 1999）．ただし，中央実行系が実際にどういう心的過程で構成されているのかについては未だ議論が続いている．そこでWM課題において読解力テストとの相関を生んでいる要因を検討することによって，この機能に含まれる心的過程を検討する研究がいくつも行われている．本書第5章における研究もその一つであるが，こうした研究の結果，WMと高次認知に共通している要素の一つとして考え出されたのが，抑制メカニズム (inhibitory mechanism) である（Hasher & Zacks, 1988）．

　抑制メカニズムの役割は，WMから不要な情報を取り除くことである．先にも述べたようにWMの容量には制約があり，WMを利用する際にはその限られた容量を有効に活用することが重要である．文章読解を例に挙げると，WMで文章全体に含まれる大量の情報を全て記憶することは不可能であり，常に必要なものだけに限定して記憶する必要がある．さらに，文章を読み進むに従って「必要

な」情報が変化する可能性もあり，WMでは変化する状況に応じて「最新の」適切な情報を更新しながら保持しておかなければならない．May, Hasher, and Kane (1999) は，抑制メカニズムがWMから排除すべき情報として，(1) もともと不適切な情報，および，(2) かつては適切であったが既に処理が終わり「不要になった」情報の2種類を想定している．これらの不要な情報を抑制メカニズムがWMから排除できれば，WMの限りある容量をより効率的に利用することができると考えられる．

　もし抑制メカニズムが中央実行系に含まれる機能ならば，抑制能力の個人差は高次認知課題である読解力テストと関連を示すはずである．De Beni, Palladino, Pazzaglia, and Cornoldi (1998) は，RSTの聴覚提示版であるリスニングスパンテスト (listening span test: LST) における侵入エラー数（文中に含まれるターゲット語以外の単語を誤って報告した回数）を抑制能力の指標として用い，抑制メカニズムの個人差と読解力の関連性を検討した．その結果，読解力の高い被験者はLSTにおける侵入エラーが読解力の低い被験者に比べて少ないことが示された．またRSTを用いた研究でも，文中のターゲット語以外の情報がターゲット語に対して及ぼす干渉を抑制する能力が読解力の個人差と関連を示すことも分かっている（大塚・森下・近藤・苧阪，2003；大塚・苧阪，2005）．本書5章で記された実験も，同様の結果を示している．

　抑制メカニズムは高次認知との高い関連性から，WMの中央実行系に含まれる機能であると考えられる．また中央実行系は前頭前野によって支えられていることが分かっており，したがって抑制メカニズムも加齢の影響で低下している可能性が高い．実際に，RSTで利用される抑制メカニズムが加齢によって低下している可能性も検討されている (Lustig, May, & Hasher, 2001; May et al., 1999)．May et al. (1999) は，先行試行で再生が終わり不要になった保持情報からの順向干渉の程度を操作したRSTを18-24歳の若年者と60-75歳の高齢者に実施し，順向干渉を抑制する能力に対する加齢の影響を検討した．その結果，高齢者は通常のRSTでは若年者よりも低い成績だったにもかかわらず，順向干渉を低減させた条件では若年者とほとんど変わらないレベルにまで成績が回復した．また目黒・

藤井・山鳥（2000）がRSTにおける高齢者と若年者のエラーを比較したところ，高齢者は若年者よりも侵入エラーが有意に多かったが，無回答エラー数（何も再生されなかった回数）には有意な差は認められなかった．これらの結果から，WMにおいて加齢の影響で低下しているのは抑制メカニズムであり，情報を保持する機能は加齢の影響をほとんど受けていないと考えられるのである．

3 ニューロイメージング研究

fMRIやPETなどのニューロイメージング法では，WMの短期貯蔵コンポーネントを中心に前頭前野に対する加齢の影響が検討されている（Awh et al., 1996; Cabeza, 2001; Cabeza et al., 1997; Madden et al., 1999）．それらのデータを総合すると，主に以下のような傾向が認められる．

(1) 加齢による衰退が認められるのは前頭前野の背外側領域（dorsolateral prefrontal cortex: DLPFC）であり，前頭前野の腹外側領域（ventrolateral prefrontal cortex: VLPFC）では加齢の影響はほとんど認められない．
(2) 若年者は音韻ループを用いるために左側の前頭前野を，視空間スケッチパッドを用いるためには右側の前頭前野を主に利用しているが，高齢者は音韻ループと視空間スケッチパッドのどちらを用いる際にも両側性の前頭前野活動を示す．

(1)に関する代表的な知見としては，Rypma and D'Esposito (2000)が挙げられる．Rypma and D'Esposito (2000)は言語性短期記憶の加齢による機能低下の原因が符号化・保持・検索のいずれに起因するのかを調べるために，アルファベットを刺激とする短期記憶課題を符号化・保持・検索の3段階に分けて19-30歳の若年者と61-83歳の高齢者の前頭前野活動を比較した．その結果，加齢による前頭前野活動の違いが認められたのは検索段階のみであり，しかも違いが認められたのは前頭前野背外側領域だけで前頭前野腹外側領域では認められなかった．こ

言語性ワーキングメモリ

の結果から Rypma and D'Esposito (2000) は，言語性短期記憶の加齢による機能低下は前頭前野背外側領域が検索段階でうまく働かなくなることに起因すると主張している．前頭前野背外側領域と前頭前野腹外側領域の機能的な違いについては，短期貯蔵コンポーネントの容量に収まる情報を記憶する際には前頭前野腹外側領域が，それを超える情報量を記憶しなければならない際には前頭前野背外側領域が活動を示す可能性が指摘されている (Rypma, Berger, & D'Esposito, 2002)．具体的には，前頭前野腹外側領域は短期貯蔵コンポーネント内の情報をリハーサルによって保持する機能を支えており，その容量を超えた情報が前頭前野背外側領域によってチャンキングやイメージ化などの複雑な方略で保持されていると考えられている．そこで Rypma, Prabhakaran, Desmond, and Gabrieli (2001) はアルファベットを刺激とする短期記憶課題で記憶負荷を操作し，記憶負荷の増加によって生じる前頭前野背外側領域と前頭前野腹外側領域の活動を 22–29 歳の若年者と 62–73 歳の高齢者で比較した．その結果，やはり前頭前野背外側領域でのみ加齢による差が認められた．以上のデータを総合すると，短期貯蔵コンポーネントのリハーサル機能を支える前頭前野腹外側領域は加齢の影響を受けにくいが，複雑な方略による保持を支える前頭前野背外側領域が加齢により衰退することによって高齢者は短期貯蔵コンポーネントから情報を検索することが困難になっている可能性があると推定される．

(2) に関する研究を紹介する前に，これに関連した若年者の研究について述べておく必要があると思われる．第1章，第5章などで述べられているように，WM の短期貯蔵コンポーネントは言語情報を保持する音韻ループと視空間情報を保持する視空間スケッチパッドという2種類に分離されることが分かっている．若年者を対象とした研究で，音韻ループを支える脳領域と視空間スケッチパッドを支える脳領域は異なることが分かっていることもこれを支持している．これらの若年者を対象とした研究については Smith and Jonides (1999) で詳しく紹介されているので，そちらを参考にされたい．ここで重要なのは，音韻ループについては左側優位の，視空間スケッチパッドについては右側優位の半球非対称性が認められることである．脳の半球非対称性 (hemispheric asymmetry) はよく知られて

いる事実で，一般には脳の左半球で言語処理が行われるのに対し右半球では視覚に関わる処理が行われることをいい，それがWMでは音韻ループと視空間スケッチパッドという短期貯蔵コンポーネントに反映されていると考えられる．Reuter-Lorenz et al. (2000) は，言語性短期記憶課題（アルファベットの再認課題）と空間性短期記憶課題（位置の再認課題）を21-30歳の若年者と65-75歳の高齢者に実施し，若年者と同じような半球非対称性が高齢者の前頭前野においても認められるかどうかを検討した．その結果，言語性短期記憶課題で若年者は左側の前頭前野活動を示したが，高齢者は両側の前頭前野活動を示した．また空間性短期記憶課題でも同様に，若年者は右側の前頭前野活動を，高齢者は両側の前頭前野活動を示した．

このような高齢者における半球非対称性の低下はCabeza (2001) によってHAROLD (hemispheric asymmetry reduction in old adults) と名付けられ，この現象を読み解くことが前頭前野に対する加齢の影響を考える上で一つの鍵になると考えられてきた．当初，HAROLDは発達過程で分化した脳が加齢によって脱分化した結果であり，高齢者の認知機能低下の原因であると考えられた．しかしながらReuter-Lorenz (2002) はHAROLDがむしろ認知成績の高い高齢者で強く認められることを指摘し，HAROLDは高齢者の補償活動を反映しているという補償仮説 (compensatory hypothesis) を提唱した．最近では，HAROLDが認知成績の高い高齢者でより強く認められるという知見がいくつも得られており，HAROLDの解釈としては補償仮説が有力になりつつある (Cabeza, Anderson, Locantore, & McIntosh, 2002; Reuter-Lorenz, 2002; Reuter-Lorenz & Lustig, 2005)．

ではなぜこのような補償が行われているにもかかわらず，WMでは機能低下が認められるのだろうか．この問題についてReuter-Lorenz (2002) は，高齢者の脳内の補償活動はコストを伴い，そのコストとして補償された認知活動よりもさらに高次な機能を支える脳領域の活動が低下している可能性を指摘している．この仮説に基づけば，WMにおいて加齢によって機能低下しているのはHAROLDが認められる短期貯蔵コンポーネントではなく，さらに高次な中央実行系ではないかと考えられるのである．

4 行動的研究とニューロイメージング研究の融合

 以上のように，WMに対する加齢の影響について行動的研究とニューロイメージング研究という二つの側面から検討が行われてきた．しかしながら，行動的研究とニューロイメージング研究のデータにはいくらかの食い違いも認められる．たとえば，行動的研究ではWMの短期記憶コンポーネントに対する加齢の影響はほとんど認められないという知見が得られているのに対し，ニューロイメージング研究では短期記憶コンポーネントに影響が認められるという知見を中心に検討が行われてきた点である．近年では行動的研究とニューロイメージング研究を融合させた形での研究が増加しつつあり，このような食い違いを埋める形での研究も行われている．

 短期貯蔵コンポーネントについては，前頭前野背外側領域が衰退することによって高齢者は情報の検索が困難になっている可能性が示されている．しかしながら，行動研究でWM課題として用いられるのがRSTやLSTのような保持以外の心的作業を同時に要求する二重課題であるのに対して，これまで主としてニューロイメージング研究で用いられてきたのは単純な短期記憶課題であった．そこで近年では二重課題を用いての検討も行われている（Anderson et al., 2000; Otsuka, Osaka, Morishita, Kondo, & Osaka, submitted; Smith et al., 2001）．Anderson et al. (2000) は，符号化・保持段階で保持以外の心的作業を課した際に，検索段階における前頭前野活動の加齢による差が単純な短期記憶課題と同じように認められるかどうかを検討している．その結果，RSTやLSTのような二重課題と同様に符号化・保持段階で保持以外の心的作業を課した際にも，検索段階で認められる前頭前野活動の加齢による違いは単純な短期記憶課題と変わらないことが示された．この結果から，RSTやLSTのような二重課題であっても，やはり前頭前野背外側領域に対する加齢の影響がWMの検索機能の低下を引き起こしているのではないかと推定される．

 また，優勢な反応を抑制しなければならない課題として知られているストルー

プ課題を用いて，抑制メカニズムを支える神経基盤に対する加齢の影響も検討されている（Langenecker, Nielson, & Rao, 2004; Milham et al., 2002; Nielson, Langenecker, & Garavan, 2002）．Nielson et al.（2002）は，fMRI の事象関連（event-related）パラダイム[3]によってストループ課題で優勢な反応を抑制する際の脳活動を測定し，それが若年者と高齢者でどのように異なっているかを検討した．その結果，優勢な反応の抑制に関わっている脳領域の中でも右の前頭前野背外側領域と前頭前野腹外側領域で加齢による差が認められることが分かった．

　行動的研究がニューロイメージング研究に取り入れられるにつれて，前頭葉以外にも前部帯状回（anterior cingulate cortex: ACC）が WM を利用する際に重要な役割を担っている可能性が指摘されるようになっている．Osaka et al.（2004）は，中央実行系の個人差がその成績に反映されている RST を用いて，WM の中央実行系の個人差をもたらしている脳領域を検討している（本書第 5 章も参照）．その結果，中央実行系を支えているのは前頭前野と ACC であることが示されたが，さらに Osaka らが RST 成績によって被験者を 2 群に分けて脳活動を比較したところ，高成績群と低成績群で差があるのは ACC の活動強度であることが分かった．この結果から，Osaka らは中央実行系の機能差につながっているのは ACC の活動強度であると推定している．

　もし ACC の活動が中央実行系をうまく利用できるかどうかを左右しているならば，高齢者が中央実行系の機能である抑制メカニズムを利用できないことも ACC の活動低下に起因している可能性がある．そこで Otsuka et al.（2006）は fMRI を用いて若年者と高齢者が RST を行っている際の脳活動を比較し，中央実行系を利用する際に ACC の活動が加齢によって低下している可能性について検討した．被験者は若年者 10 名（平均年齢 24.5 歳，範囲：20-29 歳）と高齢者 10 名（平均年齢 68.8 歳，範囲：65-71 歳）で全員男性であった．被験者に実施した RST は，読み＋記憶期間と再認期間に分かれていた．読み＋記憶期間では，被験者は画面に 6 秒ずつ連続的に提示された三つの文の意味が正しいかどうかを判断しながら

---

[3] 事象関連パラダイムとは fMRI の実験デザインの一つであり，ある事象に関連して生じた BOLD 効果の変化を捉える手法である．

> 言語性ワーキングメモリ

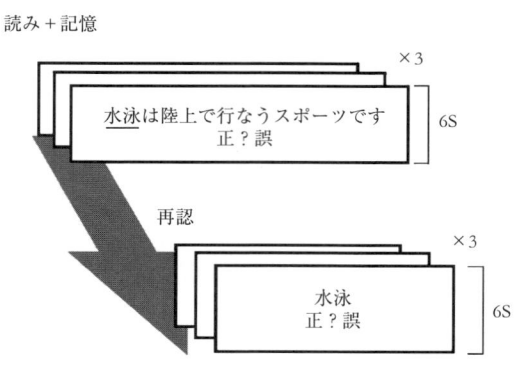

図6-1 fMRIで実施したRSTの1試行の流れと刺激例
（Otsuka et al., 2006）

各文に含まれるターゲット語を記憶するように求められた．再認期間では，被験者は画面に6秒ずつ連続的に提示された三つの単語が読み＋記憶期間で憶えた単語かどうかを再認するように求められた．1試行の流れと刺激例を図6-1に示す．

　画像データを取得するために，島津・マルコーニ社製1.5テスラのfMRIスキャナー装置を使用した．頭部はスポンジと額のテープで固定し，頭部運動を最小限に抑えた．機能画像は厚さ6mmで20枚取得し（TR=2000ms, TE=48ms, flip angle=80°，FOV=25.6×25.6cm），解剖画像は実験後に取得した（TR=12ms, TE=4.5ms, flip angle=20°，pixel matrix=256×256, FOV=25.6×25.6cm）．刺激はソフトウェア Presentation（Neurobehavioral systems Inc., San Francisco, CA）でMRIスキャナーと同期させて生成し，プロジェクターでスクリーン上に提示した．被験者はスクリーン上の刺激を鏡越しに見ていた．画像データの解析には，MATLAB（MathWorks Inc., Sherborn, MA）上で動作するSPM99（Wellcome Department of Cognitive Neurology, London, UK）を用いた．スキャンを開始してから6枚目までの画像は磁力が不安定であるため解析から除外し，残りの286枚の機能画像は頭部運動による誤差を補正するために再調整して解析に用いた．

　まず，若年者と高齢者の行動成績を対応のないt検定で比較した．文意正誤判

表 6-1 読み+記憶期間中に若年者と高齢者が有意な活動を示した脳領域

Brain region	Brodmann's	Coordinates			T value	Voxels	Brodmann's	Coordinates			T value	Voxels
		x	y	z				x	y	z		
		Younger						Older				
anterior cingulate	R32	4	26	42	9.4	173						
dorsolateral prefrontal	L9	−46	16	34	8.35	701	L46	−44	28	20	8.34	808
ventrolateral prefrontal	L44	−40	12	24	12.14		L44	−46	8	42	8.3	
superior parietal	L7	−30	−52	56	7.45	187	L7	−26	−52	52	6.91	170
							R7	30	−60	52	10.19	161
visual association	L18	−10	−98	6	13.97	1041	L18/19	−28	−94	8	8.93	204
	R18/37	26	−84	0	13.75	1117	R19/18/17	32	−72	−18	12.23	986
fornix	L27	−22	−26	−4	12.06	153						
	R27	20	−26	−4	10.8	36						
thalamus	L	−16	−10	14	6.93	28	L	−14	4	10	7.48	136

Note: uncorrected $p<.001$
Abbreviations: L = left; R = right

断では,若年者の平均正答率(98%, $SD=0.82$)は高齢者の平均正答率(91%, $SD=2.96$)よりも有意に高かった[$t(18)=2.46, p<.05$].同様に,ターゲット語の再認においても若年者の平均正答率(99%, $SD=0.31$)は高齢者の平均正答率(94%, $SD=2.39$)よりも有意に高かった[$t(18)=2.74, p<.05$].

続いて若年者と高齢者の画像データにランダム効果モデル(random effects model)を適用し,閾値はボクセル・レベルで $p<0.001$(uncorrected for multiple comparisons)に設定した.読み+記憶期間における両群の活動領域を表 6-1 に示す.若年者は ACC,左の前頭前野背外側領域,左の前頭前野腹外側領域,左の上頭頂小葉(superior parietal lobule, BA 7: SPL)および両側の視覚連合野で有意な活動を示した.一方,高齢者は左の前頭前野背外側領域,左の前頭前野腹外側領域,

表 6-2　再認期間中に若年者と高齢者が有意な活動を示した脳領域

Brain region	Brodmann's	Coordinates			T value	Voxels	Brodmann's	Coordinates			T value	Voxels
		x	y	z				x	y	z		
		Younger						Older				
dorsolateral prefrontal	L9	−44	8	40	5.54	39	L9	−50	22	32	9.01	368
							L46	−46	26	26	11.37	
ventrolateral prefrontal	L44	−40	6	20	7.3	164	L44	−46	16	24	7.25	
	L47	−48	22	0	8.88	56						
superior parietal	L7	−34	−40	54	5.81	130	L7	−28	−56	56	6.96	87
							R7	32	−58	48	6.67	71
visual association	L19/18	−42	−74	2	15.9	823	L18	−28	−94	10	8.06	120
	R19/18	42	−64	−22	10.61	757	R18	30	−92	4	5.98	86
fornix	L27	−20	−26	−4		110						
putamen							L	−16	2	−2	6.14	52
thalamus	L	−16	−6	14	9.39	59						
cerebellum							L	−36	−72	−16	8.93	54
	R	4	−52	−12	6.46	29						
		36	−52	−26	6.4	61						

Note: uncorrected $p<.001$
Abbreviations: L = left; R = right

両側の上頭頂小葉および両側の視覚連合野で有意な活動を示した．また再認期間では，若年者は左の前頭前野背外側領域，左の前頭前野腹外側領域，左の上頭頂小葉および両側の視覚連合野で有意な活動を示し，高齢者は左の前頭前野背外側領域，左の前頭前野腹外側領域，両側の上頭頂小葉および両側の視覚連合野で有意な活動を示した（表6-2）．これらの結果を総合すると，前頭前野では若年者も高齢者も類似した活動パターンを示したが，ACCでは若年者しか有意な活動を示さなかった（図6-2 巻頭口絵にカラーで掲載）．この結果から，WMの中央実行系において抑制メカニズムの加齢による機能低下はACCの活動低下によって引き起こされている可能性が指摘された（Otsuka et al., 2006）．

　興味深かったのは，若年者は上頭頂小葉で左活動しか示さなかったのに対し，

高齢者は両側の上頭頂小葉活動を示したことである（図6-2）．上頭頂小葉はWMの短期貯蔵コンポーネントに関わっていることが知られている領域であり（Osaka et al., 2004），したがって高齢者の両側活動はHAROLDで指摘された補償活動を反映している可能性が高いのではないかと考えられた．前述したように，Reuter-Lorenz（2002）は高齢者の脳内の補償活動はコストを伴い，そのコストとして補償された認知活動よりもさらに高次な機能を支える脳領域の活動が低下している可能性を指摘している．したがってACCで認められた活動低下は，短期貯蔵コンポーネントが上頭頂小葉の両側活動によって補償されたコストであると考えることもできる．これはまだ可能性に過ぎないが，今後検討していくことによって脳内の加齢メカニズムを明らかにする重要な手がかりになるのではないかと考えられる．

　これまで前頭前野の衰退によって引き起こされていると考えられてきたWMの加齢による機能低下がACCの活動低下によっても引き起こされているならば，前頭前野を利用する認知活動の中でWM以外にもACCの加齢による活動低下の影響を受けている機能が存在する可能性がある．加齢による認知機能の低下を引き起こしている脳領域が前頭前野以外にも存在する可能性は，Salthouse et al.（2003）が行った構造方程式モデリングによる研究の結果とも一致する．Salthouseらは18歳から84歳までの健常成人に五つの前頭葉課題［ウィスコンシンカード分類テスト（Wisconsin card sorting test）・ハノイの塔（tower of Hanoi）・線引き課題の一種である文字と数字の結び付け課題（connections; one of trail-making tasks）・語彙流暢性課題（verbal fluency）・図形流暢性課題（figural fluency）］を実施し，それらの課題に影響を与えている潜在因子が一つに収束するかどうかを検討したが，因子は一つには収束しなかった．もし前頭前野以外にも前頭葉課題の加齢による成績低下に影響を与えている脳領域があるならば，この結果は極めて自然であると考えられる．今後は前頭前野だけでなく，前頭前野と関連の深いACCのような脳領域が受ける加齢の影響についても検討していく必要があるだろう．

5 今後の課題と展望

　ニューロイメージング手法の発展に伴い，WM を支える脳内メカニズムの加齢による変化は次第に明らかになりつつある．ただし，fMRI や PET などのニューロイメージング手法は直接的に脳活動を測定しているわけではない．fMRI や PET はあくまで BOLD (blood oxygenation level dependent) 効果に依存しており，脳の神経活動によって生じる酸素の消費が BOLD 効果に反映されているとの想定に基づいている．近年では脳の神経活動と BOLD 効果の関係そのものが加齢の影響で変化しているのではないかという議論も起こっており (Aizenstein et al., 2004; D'Esposito, Zarahn, Aguirre, & Rypma, 1999)，fMRI や PET などのデータの解釈には注意が必要である．しかしながら，ニューロイメージング手法の有用性は明らかであり，今後は BOLD 効果に依存しない脳磁場計測 (Magnetoencephalography: MEG) や経頭蓋磁気刺激法 (transcranial magnetic stimulation: TMS) などのデータと照らし合わせていくことで問題は解消されていくのではないかと考えられる．たとえば，RST の実施中に TMS のパルス刺激を左の前頭前野背外側領域に与えると RST 成績が低下することが 20 代の健常成人で確かめられている (Osaka et al., 2007)．

　また行動研究とニューロイメージング研究の融合によって，WM における抑制メカニズムの加齢による機能低下には前頭前野だけでなく ACC も関わっている可能性が示された．このことは，行動研究の最新の知見を積極的にニューロイメージング研究に反映していくことの重要性を示している．さらに，WM の抑制メカニズムについては不要な情報を抑制する機能ともはや不要になった「かつては適切だった」情報からの干渉を抑制する機能の二つに分離される可能性も指摘されており (大塚ら, 2003)，行動研究における抑制メカニズムのより一層の検討が待たれるところである．いずれにせよ行動研究とニューロイメージング研究が互いの知見を生かし合うことで，加齢がなぜ特定の認知機能に影響を及ぼすのか明らかになっていくのではないかと考えられる．

引用文献

Aizenstein, H. J., Clark, K. A., Butters, M. A., Cochran, J., Stenger, V. A., Meltzer, C. C., Reynolds, C. F., & Carter, C. S. (2004). The BOLD hemodynamic response in healthy aging. *Journal of Cognitive Neuroscience*, *16*, 786–793.

Albert, M., & Kaplin, E. (1980). Organic implications of neuropsychological deficits in the elderly. In L. W. Poon (Ed.), *New directions in memory and aging: Proceedings of the George A. Talland Memorial Conference* (pp. 403–432). Hillsdale, NJ: Erlbaum.

Anderson, N. D., Iidaka, T., Cabeza, R., Kapur, S., McIntosh, A. R., & Craik, F. I. M. (2000). The effects of divided attention on encoding- and retrieval-related brain activity: A PET study younger and older adults. *Journal of Cognitive Neuroscience*, *12*, 775–792.

Ardila, A., & Rosselli, M. (1989). Neuropsychological characteristics of normal aging. *Developmental Neuropsychology*, *5*, 307–320.

Awh, E., Jonides, J., Smith, E. E., Schumacher, E. H., Koeppe, R. A., & Katz, S. (1996). Dissociation of storage and rehearsal in verbal working memory: Evidence from positron emission tomography. *Psychological Science*, *7*, 25–31.

Baddeley, A. (1986). *Working memory*. Oxford, UK: Clarendon Press.

Bunge, S. A., Klingberg, T., Jacobsen, R. B., & Gabrieli, J. D. (2000). A resource model of the neural basis of executive working memory. *Proceedings of the National Academy of Sciences of the United States of America*, *97*, 3573–3578.

Cabeza, R. (2001). Cognitive neuroscience of aging: Contributions of functional neuroimaging. *Scandinavian Journal of Psychology*, *42*, 277–286.

Cabeza, R., Anderson, N. D., Locantore, J. K., & McIntosh, A. R. (2002). Aging Gracefully: Compensatory brain activity in high-performing older adults. *NeuroImage*, *17*, 1394–1402.

Cabeza, R., Grady, C. L., Nyberg, L., McIntosh, A. R., Tulving, E., Kapur, S., Jennings, J. M., Houle, S., & Craik, F. I. M. (1997). Age-related differences in neural activity during memory encoding and retrieval: A positron emission tomography study. *The Journal of Neuroscience*, *17*, 391–400.

Craik, F. I. M. (1994). Memory changes in normal aging. *Current Directions in Psychological Science*, *3*, 155–158.

Daigneault, S., & Braun, C. M. (1993). Working memory and the self-ordered pointing task: Further evidence of early prefrontal decline in normal aging. *Journal of Clinical and Experimental Neuropsychology*, *16*, 881–895.

Daigneault, S., Braun, C. M. J., & Whitaker, H. A. (1992). Early effects of normal aging on perseverative and non-perseverative prefrontal measures. *Developmental Neuropsychology*, *8*, 99–114.

Daneman, M., & Carpenter, P. A. (1980). Individual differences in working memory and reading. *Journal of Verbal Learning and Verbal Behavior*, *11*, 671–684.

De Beni, R., Palladino, P., Pazzaglia, F., & Cornoldi, C. (1998). Increases in intrusion errors and working memory deficit of poor comprehenders. *The Quarterly Journal of Experimental Psychology, 51*, 305-320.

Dempster, F. N. (1992). The rise and fall of the inhibitory mechanism: Toward a unified theory of cognitive development and aging. *Developmental Review, 12*, 45-75.

D'Esposito, M., Zarahn, E., Aguirre, G. K., & Rypma, B. (1999). The effect of normal aging on the coupling of neural activity to the bold hemodynamic response. *NeuroImage, 10*, 6-14.

Engle, R. W., Tuholski, S. W., Laughlin, J. E., & Conway, A. R. A. (1999). Working memory, short-term memory, and general fluid intelligence: A latent-variable approach. *Journal of Experimental Psychology: General, 128*, 309-331.

Fromholt, P., Mortensen, D. B., Torpdahl, P., Bender, L., Larsen, P., & Rubin, D. C. (2003). Life-narrative and word-cued autobiographical memories in centenarians: comparisons with 80-year-old control, and dementia groups. *Memory, 11*, 81-88.

Gregoire, J., & Van der Linden, M. (1997). Effects of age on forward and backward digit spans. *Aging, Neuropsychology, and Cognition, 4*, 140-149.

Happe, F. G., Winner, E., & Brownell, H. (1998). The getting of wisdom: Theory of mind in old age. *Developmental Psychology, 34*, 358-362.

Hasher, L., & Zacks, R. T. (1988). Working memory, comprehension, and aging: A review and a new view. In G. G. Bower (Ed.), *The psychology of learning and motivation: Vol. 22* (pp. 193-225). San Diego, CA: Academic Press.

Hedden, T., & Gabrieli, J. D. (2004). Insights into the ageing mind: A view from cognitive neuroscience. *Nature Reviews, 5*, 87-96.

Hultsch, D. F., Hertzog, C., Dixon, R. A., & Small, B. J. (1998). *Memory change in the aged*. New York: Cambridge University Press.

Kondo, H., Morishita, M., Osaka, N., Osaka, M., Fukuyama, H., & Shibasaki, H. (2004). Functional roles of the cingulo-frontal network in peRFormance on working memory. *NeuroImage, 21*, 2-14.

Kondo, H., Osaka, N., & Osaka, M. (2004). Cooperation of the Anterior cingulated cortex and dorsolateral prefrontal cortex for attention shifting. *NeuroImage, 23*, 670-679.

Langenecker, S. A., Nielson, K. A., & Rao, S. M. (2004). fMRI of healthy older adults during Stroop inteRFerence. *NeuroImage, 21*, 192-200.

La Voie, D., & Light, L. L. (1994). Adult age differences in repetition priming: A meta-analysis. *Psychology and Aging, 9*, 539-553.

Lustig, C., May, C. P., & Hasher, L. (2001). Working memory span and the role of proactive inteRFerence. *Journal of Experimental Psychology: General, 130*, 199-207.

Madden, D. J., Turkington, T. G., Provenzale, J. M., Denny, L. L., Hawk, T. C., Gottlob, L. R., & Coleman, R. E. (1999). Adult age differences in functional neuroanatomy of verbal recognition memory. *Human Brain Mapping*, 7, 115-135.

May, C. P., Hasher, L., & Kane, M. J. (1999). The role of inteRFerence in memory span. *Memory & Cognition*, 27, 759-767.

目黒祐子・藤井俊勝・山鳥　重（2000）リーディングスパンと加齢　苧阪直行（編）脳とワーキングメモリ（pp. 225-242）京都大学学術出版会.

Milham, M. P., Erickson, K. I., Banich, M. T., Kramer, A. F., Webb, A., Wszalek, T., & Cohen, N. J. (2002). Attentional control in the aging brain: Insights from an fMRI study of the Stroop task. *Brain and Cognition*, 49, 277-296.

Nielson, K. A., Langenecker, S. A., & Garavan, H. (2002). Differences in the functional neuroanatomy of inhibitory control across the adult life span. *Psychology and Aging*, 17, 56-71.

苧阪満里子・苧阪直行（1994）読みとワーキングメモリ容量―日本語版リーディングスパンによる測定―　心理学研究. 65, 339-345.

Osaka, M., Osaka, N., Kondo, H., Morishita, M., Fukuyama, H., Aso, T., & Shibasaki, H. (2003). The neural basis of individual differences in working memory capacity: an fMRI study. *NeuroImage*, 18, 789-797.

苧阪直行（編著）（1998）読み―脳と心の情報処理―，朝倉書店.

Osaka, N., Osaka, M., Kondo, H., Morishita, M., Fukuyama, H., & Shibasaki, H. (2004). The neural basis of executive function in working memory: An fMRI study based on individual differences. *NeuroImage*, 21, 623-631.

Osaka, N., Otsuka, Y., Hirose, N., Ikeda, T., Mima, T., Fukuyama, H., & Osaka, M. (2007) Transcranial magnetic stimulation (TMS) of the left dorsolateral prefrontal cortex disrupts verbal working memory peRFormance in humans. *Neuroscience Letters*, 418, 232-235.

大塚結喜・森下正修・近藤洋史・苧阪直行（2003）読解力とワーキングメモリにおける抑制メカニズムの関係性　基礎心理学研究. 21, 131-136.

Otsuka, Y., Osaka, N., Morishita, M., Kondo, H., & Osaka, M. (2006) Decreased activation of Anterior cingulate cortex in the working memory of the elderly. *Neuroreport,* 17, 1479-1482.

大塚結喜・苧阪直行（2005）言語性ワーキングメモリのfMRIによる検討　生理心理学と精神生理学. 23, 11-18.

大塚結喜・苧阪直行（2006）高齢者のワーキングメモリ―前頭葉仮説の検討―心理学評論, 48, 518-529.

Park, D. C., Lautenschlager, G., Hedden, T., Davidson, N., Smith, A. D., & Smith, P. (2002). Models of visuospatial and verbal memory across the adult life span. *Psychology and Aging*, 17, 299-320.

Park, D. C., Smith, A. D., Lautenschlager, G., Earles, J., Frieske, D., Zwahr, M., & Gaines, C. (1996). Mediators of long-term memory peRFormance across the life span. *Psychology and Aging*, 11, 621-637.

Reuter-Lorenz, P. A. (2002). New visions of the aging mind and brain. *Trends in Cognitive Sciences*, 6, 394-400.

Reuter-Lorenz, P. A., Jonides, J., Smith, E. E., Hartley, A., Miller, A., Marshuetz, C., & Koeppe, R. A. (2000). Age differences in the frontal lateralization of verbal and spatial working memory revealed by PET. *Journal of Cognitive Neuroscience, 12*, 174–187.

Reuter-Lorenz, P. A., & Lustig, C. (2005). Brain aging: Reorganizing discoveries about the aging mind. *Current Opinion in Neurobiology, 15*, 245–251.

Rypma, B., Berger, J. S., & D'Esposito, M. (2002). The influence of working-memory demand and subject peRFormance on prefrontal cortical activity. *Journal of Cognitive Neuroscience, 14*, 721–731.

Rypma, B., & D'Esposito, M. (2000). Isolating the neural mechanisms of age-related changes in human working memory. *Nature Neuroscience, 3*, 509–515.

Rypma, B., Prabhakaran, V., Desmond, J. E., & Gabrieli, J. D. E. (2001). Age differences in prefrontal cortical activity in working memory. *Psychology and Aging, 16*, 371–384.

Salthouse, T. A., Atkinson, T. M., & Berish, D. E. (2003). Executive functioning as a potential mediator of age-related cognitive decline in normal adults. *Journal of Experimental Psychology: General, 132*, 566–594.

Schaie K. W. (1996). *Intellectual development in adulthood: The Seattle longitudinal study.* Cambridge: Cambridge University Press.

Shimamura, A. P., & Jurica, P. J. (1994). Memory inteRFerence effects and aging: Findings from a test of frontal lobe function. *Neuropsychology, 8*, 408–412.

Smith, E. E., Geva, A., Jonides, J., Miller, A., Reuter-Lorenz, P. A., & Koeppe, R. A. (2001). The neural basis of task-switching in working memory: Effects of peRFormance and aging. *Proceedings of the National Academy of Sciences of the United States of America, 98*, 2095–2100.

Smith, E. E., & Jonides, J. (1999). Storage and executive processes in the frontal lobes. *Science, 283*, 1657–1661.

Spencer, W. D., & Raz, N. (1995). Differential effects of aging on memory for content and context: A meta-analysis. *Psychology and Aging, 10*, 527–539.

West, R. L. (1996). An application of prefrontal cortex function theory to cognitive aging. *Psychological Bulletin, 120*, 272–292.

Whelihan, W. M., & Lesher, E. L. (1985). Neuropsychological changes in frontal functions with aging. *Developmental Neuropsychology, 1*, 371–380.

Zelinski, E. M., & Burnight, K. P. (1997). Sixteen-year longitudinal and time lag changes in memory and cognition in older abults. *Psychology and Aging, 12*, 503–513.

森下正修 *Masanao Morishita*
苧阪直行 *Naoyuki Osaka*

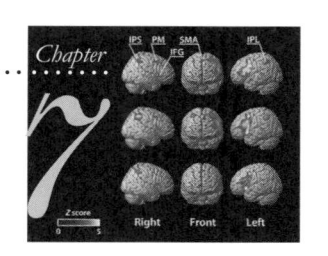

言語性ワーキングメモリ課題遂行時の情報処理と貯蔵容量

1 言語性ワーキングメモリ

(1) ワーキングメモリとリーディングスパン課題

　従来の短期記憶の概念が情報を保持することを重視するものであったのに対し，ワーキングメモリ（WM）の概念は，情報の貯蔵とともに，情報の処理，および複数の作業に対する制御という三つの心的過程から成り立っている．たとえば文章を読解する場合には，先行する文脈などの必要な情報を心内に蓄えておくことは必須である．そうした保持作業は（短期記憶の場合のように）独立・集中的に行われるわけではなく，次々と文を読み進める処理作業と同時並列的に実行されていると考えられる．また，これらの作業の遂行を調整して，円滑に文章を読解していくための制御過程も必要になる．WM の概念は，高次認知活動におけるこうした複雑な並列作業下で働く記憶機能を表したものといえる．

　実験心理学的研究においては，WM は主に二重課題法（dual task method）を用いて調べられてきた．数字や単語などの項目に対するメモリスパン（memory span）を調べる短期記憶課題が，記銘材料を記憶することのみを被験者に課すものであるのに対し，WM 課題は一次課題（primary task: 多くの場合情報の貯蔵を求める課題）

言語性ワーキングメモリ

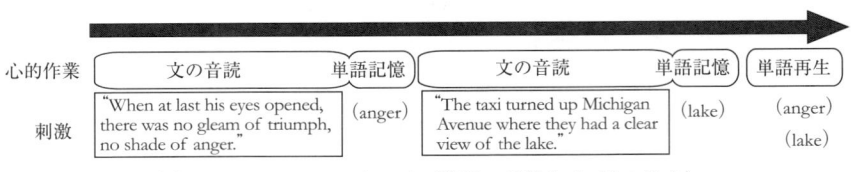

| 心的作業 | 文の音読 | 単語記憶 | 文の音読 | 単語記憶 | 単語再生 |

刺激 "When at last his eyes opened, there was no gleam of triumph, no shade of anger." (anger) "The taxi turned up Michigan Avenue where they had a clear view of the lake." (lake) (anger) (lake)

図 7-1　リーディングスパン課題の手続き（2 桁の場合）

と二次課題（secondary task: 多くの場合情報の処理を求める課題）の両方を被験者に課す．これにより，並列作業下での記憶機能，すなわち WM を調べることができると考えられるのである．

　こうした WM 課題の中で，これまでの WM 研究で最もよく利用されてきたと考えられるものは，第 5 章，6 章で紹介したように，Daneman and Carpenter (1980) によって開発されたリーディングスパン課題（reading span task: RST）である．その刺激例と手続きを図 7-1 に示した．この課題において，被験者は刺激文を音読しながらターゲット語を記憶することを求められる．記憶する単語は音読する文一つにつき 1 個であり，Daneman and Carpenter (1980) など英語版の RST では音読した文の最後の単語，苧阪・苧阪（1994）による日本語版であれば文中の指定された単語の記銘が求められることが多い．4 桁の条件であれば，四つの文を音読するとともに 4 単語を記憶することになる．全ての音読が終了すると，ターゲット語をどれだけ再生できるかが調べられ，この記憶成績が得点化されて RST の分析指標となる（森下・苧阪，2005）．

　WM 研究において RST が広く用いられるようになったのには二つの理由があった．すなわち，(1) RST の手続きが WM に特有の並列作業下での記憶作業を要求するものであったこと，および (2) RST の成績が，WM の働きを必要とする高次認知活動の成績を予測し得るものであったことである．第一の点に関しては，RST の遂行にはターゲット語を記憶すること（貯蔵），刺激文を読むこと（処理），これらの作業を同時並列的に行うこと（制御）が必要である．すなわち，WM に想定される三つの機能を全て要求する手続きを備えている．第二の点に関しては，RST の成績が文章読解テストのような言語的な高次認知活動の成績と高い相関を

有することが多くの研究で示されている．このことは，RSTのもつ最大のインパクトであったとされる（齊藤・三宅，2000）．たとえばDaneman and Merikle（1996）は1995年4月までに発表された77のRST研究に基づいてメタ分析を行い，RST成績と読解力の間には高い相関があり，それは短期記憶課題の成績と読解力との間に得られるものより上であることを示している．こうした事実が課題の妥当性を裏付け，RSTは言語情報の貯蔵と処理を担うWM（以下，言語性WMと呼ぶ）の機能を測定する代表的な課題となったのである．

(2) リーディングスパン課題の問題点

ただ，このようにRSTが普及した後も，基本的には記憶課題であるRSTの成績が，なぜ言語的な高次認知機能を予測できるのかについては十分に明らかにされてこなかった．別の言い方をすれば，RSTの遂行に主に必要とされ，その成績に反映されるWMの機能は何かという問題について合意が得られなかったのである．Daneman and Carpenter（1980）によりRSTが作られて以降，この問題に関しては様々な説明がなされ，議論が続いてきた．齊藤・三宅（2000）のまとめによれば，RSTの測定内容と言語性WMのメカニズムについての仮説は，重要なものだけで少なくとも6種類に分けられる（それぞれの仮説の内容や問題点に関しては彼らのレビューを参照されたい）．しかし，いずれの仮説もRST関連の知見を完全に説明していないとされている．その原因として彼らは，RSTと従来の短期記憶課題の違いが文の音読という処理の成分にあったために，「これまでの研究が，RSTの処理の側面ばかりに注目する傾向があり，貯蔵の側面を等閑視してきた」(p. 406)ことを指摘している．そして，「RSTに関する研究結果を説明するためのモデルは，処理機能，貯蔵機能，注意制御機能のそれぞれのしくみと働きだけでなく，その相互関係を明確に示したモデルでなければならない」(p. 407)と結論付けている．

(3) 仮説

 そこで本章では，WMにおける情報の貯蔵を中心にすえて，処理と注意制御との相互作用の中でRSTが遂行されるメカニズムを説明する，新たな仮説を提案する．この仮説の出発点は，RSTやそれに類似した課題を使用した先行研究において，保持できるターゲット語の量が一定の範囲に収まっているという事実に着目したところにある．この事実は，短期記憶の"純粋な"貯蔵容量を，注意の焦点の容量をもとに推定したCowan (2001) のモデル（後述）と非常によく符合していた．このことを手がかりに，RST遂行時の貯蔵と処理の関係を，注意の焦点に収めることのできる情報量という観点から説明するのが本章のねらいである．

 仮説の構築・検証のために，本章は以下の流れで議論を進める．まず，(1) 短期記憶の容量に関する研究を概観した後，注意の焦点の容量を推定したCowan (2001) のモデルを紹介し，WMとの関連について論じる（第2節）．次に，(2) RSTにおける処理の内容と，それに必要とされる情報量について，心理言語学的知見から推定を行う（第3節）．また，(3) RSTを用いた先行研究の結果をレビューし，言語性WMの貯蔵容量の範囲を推定する（第4節）．その上で，(4) 注意の焦点における貯蔵情報と処理情報の競合を，RSTの課題の流れに沿って説明する仮説を提示するとともに，この仮説に従い，先にレビューした様々なRSTの成績を統一的に説明することを試みる（第5節）．最後に，(5) 仮説の問題点を検証し，既存の他の仮説との関係について論じる（第6節）．

 ここで，本章の仮説の射程と留意点について，あらかじめ2点だけ述べておく．(1) 本章では，最初，個人差を想定せず，標準的な人のWMを念頭において仮説を構築する．第4節で先行研究のRST成績のレビューをもとにWMの貯蔵容量を推定する際も，全被験者の平均値をもとに議論を進める．したがって，第5節までに示す仮説は，標準的な人がRSTを行った場合に，平均して得られるような結果を説明するためのものである．ただし，先述のRSTの意義を踏まえれば，RSTに関連した仮説はその成績の個人差も説明する必要があるため，この問題

に関しては第6節で論じるものとする．(2) 本章の仮説は，言語性のWMのみを対象とする．基礎となったCowan (2001) のモデルは扱う情報のモダリティを問わないため，言語以外の情報に対するWMの仮説へと拡張することも可能かもしれないが，今回はあくまでRSTの測定内容を説明することを主眼とする．したがって，他のモダリティへの拡張については第6節で補足的に論じるにとどめる．

2 注意の焦点の容量

(1) 短期記憶の容量に関する研究

　短期記憶に収めることのできる情報量の限界（メモリスパン）がどの程度であるのかについては古くから研究が行われてきた．最も有名なのは，Miller (1956) の"不思議な数7"，すなわち短期記憶に保持できる情報量は7±2チャンクであるとする説であろう．チャンクとは貯蔵・処理される情報の単位のことをいう．彼は，複数の音素から構成される単語であっても認識の過程では1個の単語として扱われるように，内部に含まれる情報量の大小に関わらず形成されるチャンクの数が短期記憶の量的限界を規定することを主張した．そして，その限界は様々な状況や情報のモダリティを通じて7±2チャンクで一定であるとしたのである．

　これに対し，Broadbent (1975) は，7±2というチャンク数を支持する知見では50％の割合でその桁数を完全正解できるかどうかが基準とされていることを批判し，もっと高い確率で報告できるチャンク数を記憶容量として見なすべきであると主張した．彼は，50％の確率を基準とした場合，Miller (1956) の定義に反して，記銘材料の種類に伴うスパンの変化が認められることを指摘した．そして，完全に正答できるチャンク数を基準としたときは，記銘材料の種類によらず一定のスパンが得られる傾向が強いことを示し，その数を3チャンク程度であるとしている．彼は，長期記憶内の知識を次々と口頭で産出する場合に，続けて報告される

のは最長でも3項目程度であることなども，一つの証拠として挙げている．

(2) 短期記憶の"純粋な"貯蔵容量

こうした議論を引き継いで，近年，新たな短期記憶容量を提示したのがCowan (2001) である．彼は，幅広い分野の認知研究をレビューし，短期記憶の"純粋な (pure)"貯蔵容量が"注意の焦点 (focus of attention)"の概念によって説明できることを示した．彼のモデルの主要な特徴をまとめると以下のようになる．

(1) 短期記憶は長期記憶の活性化したものであり，その中でも特に活性値の高いものが注意の焦点で保持されている．

注意の焦点，短期記憶，長期記憶についての彼のモデルは図7-2のように表される．このモデルでは，心内の情報の活性化には三つの段階があるとされる．まず，現在の心的活動に全く関連がないためほとんど活性化していない長期記憶の情報がある．次に，長期記憶の中で，現在の心的活動に何らかの関連性を有するためにある程度活性化した部分がある．そして，その中でもまさに処理中・保持中の情報は"注意の焦点 (focus of attention)"に含まれ，最も高い活性値をもつとされる．注意の焦点にある情報のみが意識上で利用可能であり，報告段階において再生することができるとされる．

(2) 注意の焦点には容量限界があり，これが短期記憶の"純粋な"貯蔵容量と見なされる．その量は，標準的な大人では 4 ± 1 チャンクと規定される．

短期記憶の"純粋な"貯蔵容量とは，リハーサルや高次のチャンクの形成（チャンク同士を結びつけてさらに大きなチャンクを作ること）がなされない状況における記憶量を指す．こうした状況下で調べられた記憶量は，方略に頼らずに人が常に注意の焦点に保持できる情報量を意味すると考えられる．逆にいえば，注意の焦点の容量を超える情報量を保持するためには，何らかの方略によらねばならない．Cowan (2001) によれば，Miller (1956) が短期記憶

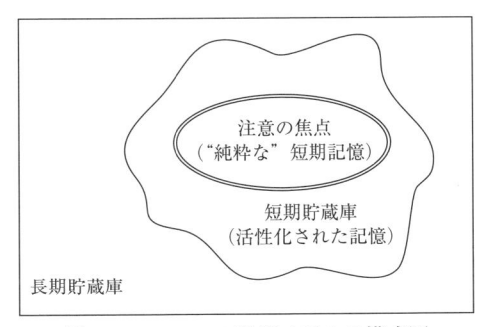

[図: Cowanの記憶モデルの模式図 — 長期貯蔵庫の中に短期貯蔵庫（活性化された記憶）があり、その中に注意の焦点（"純粋な"短期記憶）がある]

図 7-2　Cowan の記憶モデルの模式図

容量を 7±2 チャンクの根拠とした知見では，これらの方略の使用を規制していないため，"純粋な"容量に比べて過大評価が起きているとされる．

　Cowan (2001) のレビューでは，"純粋な"貯蔵容量を測定し得る短期記憶課題の例として，聴覚提示された 1 音節の言語材料を構音抑制下で記銘させる課題が挙げられている（たとえば，Baddeley, Lewis, & Vallar, 1984）．こうした"純粋な"短期記憶課題の結果を集約したところ，その記憶成績のほとんどが 4 チャンク前後を示していた．ほかにも，短期記憶における順向干渉（Halford, Mayberry, & Bain, 1988）や全体報告法における報告数（Sperling, 1960），視覚情報において含まれる要素数に関わらず記憶できる項目数（Luck & Vogel, 1997）など，数多くの研究結果が 4 前後の数字を示していることが述べられている．Cowan (2001) はこれらの結果をもとに，方略の使用が制限された状況で注意の焦点に保持することのできる情報量を，4±1 チャンクであると結論付けている（第一章参照）．

(3)　注意の焦点を外れた情報は，時間の制約を受ける．ただし，再活性化して注意の焦点に入れば，再度意識上で利用できる．

　時間の制約とは，活性化されていた情報が注意の焦点から外れたとき，時間の経過に従って活性値が低下することを意味する．そのまま活性値が低下していった場合，報告段階でその情報を再生することはできない．ただ，そ

うした情報は課題に無関係な他の長期記憶よりはアクセスしやすく，再活性化して容量を補助する場合もある．この再活性化の典型例が維持リハーサルであり，注意の焦点に情報を循環させることで，その容量を超える数の項目の報告を可能にするのである．

　以上が Cowan (2001) のモデルの概略である．その後，Cowan (2001) の説に対しては，注意の焦点に含まれる項目数をめぐっていくつかの対立する見解や修正意見が出されている (Gobet & Clarkson, 2004; McElree, 2001; Oberauer, 2002; Verhaeghen, Cerella, & Basak, 2004 など)．しかし，彼が根拠とした先行研究と，この説を受け入れて後に連なる研究の数は極めて多い．現在のところ，注意の焦点の容量が 4±1 チャンクであるとの考えは非常に有力なものであると見なすことができる．

(3)　注意の焦点と WM の関係

　注意の概念は，多くの WM のモデルで重要な要素として取り込まれてきた．たとえば Baddeley (2001) のモデルでは，WM のコントローラーと表現される中央実行系 (central executive) の役割の一つとして注意の制御が挙げられている．また，Engle らの研究グループは，WM 課題と短期記憶課題の成績に基づく確認的因子分析 (confirmatory factor analysis) の結果などをもとに，WM は短期記憶と高度な注意の制御を組み合わせたものであるとのモデルを提示している (Engle, Kane, & Tuholski, 1999; Engle, Tuholski, Laughlin, & Conway, 1999)．これらのモデルにおいて，注意とは，複雑な課題状況をうまく乗り切るために，情報・反応・作業を調整・選択・抑制するものとされる．しかし全体としては，WM に対する注意の関与の仕方について，まだモデル間で明確な合意は得られていないと見なされている (Miyake & Shah, 1999)．

　そうした中で，Cowan (2001) の提示した注意の焦点の概念は，WM における注意の役割を考える上で別の有用な視点を提供している．それは，WM で貯蔵・

処理される情報量が，注意の焦点の容量によって限定されているという可能性である．たとえば，RSTを遂行しているとき，被験者の注意の焦点には貯蔵中・処理中の情報を併せて4チャンク程度しか存在しないことを踏まえて，RST遂行時のWMの情報処理プロセスを考えるのである．

ただCowan (2001) 自身は，意識上で貯蔵・処理される情報は注意の焦点に含まれるとするものの，それらの情報による容量の競合については多くを述べていない（この姿勢はCowanによるWMモデル (Cowan, 1999) でも同様である）．ただ，RSTの遂行状況を指して，以下の2点を指摘している．まず，(1) "被験者は容量が限られた保持のためのスペースのいくらかを文の処理のために必要とする" (Cowan, 2001, p. 101)．これは，貯蔵・処理される情報量が，注意の焦点の容量内で競合している可能性に言及したものである．もう一点指摘しているのは，(2) 3桁のRSTであっても "単語の記憶負荷は三つ目の文を処理するまでは3個にならない" (Cowan, 2001, p. 101) ことである．これは，貯蔵される情報量は試行中常に一定なわけではなく，試行が進むにつれて段階的に増加することを指摘したものである．

本章の仮説もこうした考え方を基礎として，RST遂行時のWMの貯蔵と処理のメカニズムを説明する．ただ，Cowan (1999, 2001) は，RSTにおける処理の内容や，必要とされる情報量に関しては明確にしていない．そこで次節ではRSTにおける文の処理がどの程度の量の情報を注意の焦点に送り込むのかについて検討する．

3 リーディングスパン課題の処理に伴う情報量

(1) 文の音読の効果

RSTは二重課題の形式をとっており，通常は文の音読を行いながらターゲット語を記憶することが求められる．文の音読を課す点が，記憶範囲課題のような

短期記憶を測定する課題と異なる点であるが，注意の焦点との関わりでいえば，音読には二つの効果がある．まず，(1) 文の音読によって構音抑制を伴う二重課題の状況が生まれる．Cowan (2001) によれば，こうした状況は，注意の焦点に保持することのできる情報量を調べるのに適している．被験者は，次々と現れる文を遅滞なく読み上げることが要求されるため，リハーサル等の方略を使用することが難しく，注意の焦点に貯蔵できる情報量が成績に反映されやすくなるのである．

　第二の効果は，(2) 注意の焦点に対して，文の音読に伴う情報が送り込まれ，その容量の一部を占有することである．Cowan (2001) の定義によれば意識上で処理された情報は注意の焦点に入るとされるので，たとえ保持の対象になっていない場合でも，音読された情報はいったん注意の焦点に入るはずである．注意の焦点での貯蔵情報と処理情報の容量の競合を検討する場合，この音読に伴って注意の焦点に送られる情報量の推定が鍵となる．その量はどの程度と考えるべきであろうか．

(2)　文の音読に伴う情報量

　RSTにおける音読では，文を統語解析して意味を処理することは必ずしも要求されない．しかし音読は，リハーサルと同様に，その対象となる単語といった文の構成要素 (constituent) を注意の焦点に送り込むと考えられる．これにより，ある程度統語解析が自動的に行われ，刺激文の意味が処理されている可能性がある．たとえば，Osaka, Nishizaki, Komori, and Osaka (2002) は，RSTにおいて記銘すべきターゲット語が文意に照らして重要な語である場合とそうではない場合を比較すると，前者の成績が有意に高いことを報告している．被験者はRSTの刺激文を通常の速さで自然に音読するように教示されるため，たとえその意味を処理するように求められなくても，ある程度の統語解析を自動的に行っているのだろう．

　したがって，この統語解析に必要とされる情報量が，文の音読に伴って注意の焦点に送られる情報量だと考えられる．統語解析に必要な情報の量をどのように

見積もるかについては諸説あるが，Lewis らのグループが WM との関連から分析した研究がある (Lewis, 1996; Young & Lewis, 1999)．それによると，統語解析の際に WM 内に必要となるのは最小で二つの情報である．なおかつ，効率よく統語解析ができる情報量も，最大で二つ程度までであるとされている．

　前者のように考える理由は単純であり，文の意味の最小単位である命題 (proposition) を作るためには，"誰が""～した"のように二つの情報が WM 内に同時に存在しなければならないからである．一方，後者のように考える根拠は，統語的に同じ関係にある構成要素が三つ以上になると著しい処理効率の低下が引き起こされることが，多くの心理言語学的研究によって示されていることにある．たとえば，"アキラが　トシコが　ハジメが　泣き出した　とき　起き出した　のに気づいた"という文はすぐには理解しにくい．この文は，［ハジメが　泣き出した］という文が［トシコが　起き出した］の中に埋め込まれ，それらがさらに［アキラが　気づいた］の中に埋め込まれた，二重中央埋め込み文 (double center embedding sentence) である．この文を冒頭から統語解析すると，［アキラ］［トシコ］［ハジメ］という三つの名詞句 (noun phrase) が主語となり得る位置を占めているため，これらを独立に WM 内に貯蔵して後続の処理に備えなければならない．それに対し，"アキラが　トシコが　起き出した　のに　気づいた"という中央埋め込み文を理解するのは難しくない．この文が先の二重中央埋め込み文と異なるのは，貯蔵しておかねばならない独立した名詞句は二つしか存在していないということである．こうしたことから，Lewis らのグループは，効率よく統語解析を行うことができるのは統語的に同じ関係にある情報が WM 内に二つまでの場合であると主張するのである．

　これを踏まえて RST の刺激文を見てみると，二重中央埋め込み文のような統語的に複雑なものが使用される場合はほとんどない．たとえば，苧阪 (2002) が挙げている日本語版 RST の刺激文のリストでは，"男は　今日は海に出るのはよした方がいいと　その子に注意した"のような中央埋め込みの構造をもつ文はあるが，二重になっている文はない．したがって，RST に付随する統語解析に必要とされる情報量は二つを超えない程度と見なしてよいだろう．これが，RST の

言語性ワーキングメモリ

文の処理に伴って注意の焦点に送られる情報量であると考えることができる．

4 リーディングスパン課題における保持量のレビュー

(1) WM の貯蔵容量の意義

　以上のように，RST 遂行中に貯蔵・処理情報を収める注意の焦点の容量は 4 ± 1 チャンクで，そのうち処理情報は最大で 2 チャンク程度を占めることが推測される．単純に 4 ± 1 チャンクから 2 チャンクを差し引けば，貯蔵のための容量は残りの 2 ± 1 チャンクになる．第 4 節では，こうした仮定の妥当性を検討するため，過去の RST 研究で得られた結果をレビューし，言語性 WM の貯蔵容量の具体的な範囲を推定することを試みる．

　これまで，記憶範囲課題の結果などをもとに短期記憶の貯蔵容量が熱心に調べられてきたのと対照的に，WM の貯蔵容量を概算するような試みはなされてこなかった．その背景には，保持作業は処理作業と一定の心的資源を競合して消費するというトレード・オフ仮説 (Daneman & Carpenter, 1980; Just & Carpenter, 1992) の影響があると考えられる．すなわち，WM の貯蔵容量は処理の難易度によって変化するため，これを一意に定めることは意義に乏しい，あるいは不可能であるとの見方があったと思われる．RST 成績についても，WM の貯蔵容量というより，文の処理の影響も含めた WM 容量を表す指標として説明されてきた．

　しかし先に述べたとおり，RST は基本的には記憶課題である．得点化は一度に保持することのできた最大のターゲット語の数をもとに行われ，その方法は記憶範囲課題においてスパンを算出するやり方と大きく変わらない (RST の得点化の方法は 7-4-2 で詳述する)．RST で再生されたターゲット語の数 (保持量) は，同時並列的に処理作業が行われる中で WM に貯蔵することができた情報量 (貯蔵容量) を表しているのである．仮にこの量を，短期記憶の"純粋な"貯蔵容量 (Cowan, 2001) のように一定の範囲に定めることができるとしたら，それは決して意義の

ないものとは思われない．注意の焦点の容量と，処理に必要な情報量をもとに，RSTにおける情報貯蔵のあり方を説明する際の重要な手がかりになるであろう．問題は，WMの貯蔵容量を一定の範囲に定めることが実際に可能かどうかである．

以下では，RSTを用いた先行研究において，ターゲット語の平均の保持量がどのような範囲にわたっているかを整理する．ここに挙げた研究で使用されているRSTは，手続きはDaneman and Carpenter (1980) の形式に近いものの，処理課題の内容や使用言語は様々である．異なる状況下でのターゲット語の保持量を調べることにより，WMの貯蔵容量を一定の範囲に定めることが可能か否かを検討する．

(2) 先行研究の選択基準

RSTを用いた数多くの先行研究の中から，ターゲット語の保持量を特定し得る実験結果を選択した（表7-1）．著者が集めることのできた範囲で，11の研究における19の結果が選択された．これらの結果を選んだ基準は以下のとおりである．

■刺激・手続き

Daneman and Carpenter (1980) のRSTかそれに類するもので，言語情報の保持と処理の二重課題，もしくはそれ以上の作業が要求されているものを選択した．Turner and Engle (1989) のオペレーションスパン課題 (operation span task: OST) や，Shah and Miyake (1996) の空間スパン課題 (spatial span task: SST) など，保持か処理のいずれかの対象が言語情報ではないものは今回の表からは除いた．

また，Cowan (2001) によれば，被験者が自由な方略（特にリハーサルや高次のチャンクの形成）を使用することを構音抑制等で妨害していない課題は，貯蔵容量を過大評価する恐れがある．これを踏まえて，手続き的に二重課題であっても，これらの方略を用いる余地があると見なされるものは今回は除外した．たとえば，Daneman and Carpenter (1980) のExp. 2では，黙読によるRSTを実施している．その際，被験者が文を適切に処理していることを保証するために文意判断課題を

表7-1 ワーキングメモリの保持量（RST）

文　　献	データソース	課題タイプ	作　　業	データタイプ	保持量
Daneman & Carpenter (1980)	Exp. 1	RST	①文の音読 ②単語記憶	スパン	3.15
Daneman, & Carpenter (1983)	Results and Discussion	RST	①文の音読 ②単語記憶	スパン	3.34
Fincher-Kiefer et al. (1988)	Exp. 1	RST (Neutral Unrelated)	①文の音読 ②単語記憶	全試行を完全に再生できた桁数：2群の平均 (3.25 + 3.50)/2	3.38
Shah & Miyake (1996)	Exp. 1 RST (Table1)	RST	①文の音読 ②単語記憶	スパン	2.91
May et al. (1999)	Exp. 1 (Table1)	RST	①文の音読 ②単語記憶	スパン	3.10
Haarmann & Usher (2001)	Study 2 (Table3)	RST	①文の音読 ②単語記憶	スパン	3.93
苧阪・苧阪 (1994)	実験1	RST# （日本語）	①文の音読 ②単語記憶	スパン	3.45
Hupet et al. (1997)	Table1	RST# （フランス語）	①文の音読 ②単語記憶	スパン	3.15
May et al. (1999)	Exp. 1 (Table1)	RST# (Descending)	①文の音読 ②単語記憶	スパン	2.90
Osaka et al. (2002)	Exp. 1	RST# （日本語， Focus）	①文の音読 ②単語記憶	スパン	3.67
同上	Exp. 1	RST# （日本語， Non-Focus）	①文の音読 ②単語記憶	スパン	3.00
Daneman & Carpenter (1980)	Exp. 2	RST +	①文の音読 ②単語記憶 ③文意の真偽判断	スパン	2.76
Shah & Miyake (1996)	Exp. 2 (Table3)	RST +	①文の音読 ②単語記憶 ③文意の真偽判断	スパン	3.14
Gilhooly et al. (2002)	Table1	RST +	①文の音読 ②単語記憶 ③文意の真偽判断	スパン	2.75
Turner & Engle (1989)	Exp. 2 (Table6)	RST + (Simple)	①文の音読 ②単語記憶 ③文の意味性の判断	スパン	3.20
同上	Exp. 2 (Table6)	RST + (Moderate)	①文の音読 ②単語記憶 ③文の意味性の判断	スパン	2.90
同上	Exp. 2 (Table6)	RST + (Difficult)	①文の音読 ②単語記憶 ③文の意味性の判断	スパン	2.40
Fincher-Kiefer et al. (1988)	Exp. 2	RST + (Neutral Unrelated)	①文の音読 ②単語記憶 ③試行終了時に刺激文の内容の再生	全試行を完全に再生できた桁数：2群の平均 (2.37 + 2.62)/2	2.50
Singer et al. (1992)	Table4	RST +	①文の音読 ②単語記憶 ③試行終了時に刺激文に対するクローズ課題	スパン	3.20

付加しているが，それでも試行中に被験者の裁量で方略を利用し得る余地がかなり残されていたと考えられる．心内でリハーサルを行いながら，文意判断を効率よく行うことはある程度可能であろう．こうした理由から，黙読形式のRSTは除外することとした（たとえば，Duff & Logie, 2001; Tirre & Pena, 1992; Towse, Hitch, & Hutton, 2000; Waters & Caplan, 1996）．

そのほか，RSTに類する課題であっても，保持情報そのものに対する処理の成否が成績を左右する課題は含めなかった．たとえば，ランニングメモリスパン課題（running memory span task: 新しい単語が次々と提示されるのに合わせて記憶情報を更新し，最新の数項目のみを記憶する課題（Pollack, Johnson, & Knaff, 1959））は言語情報の保持と処理の二重課題となり得るが，その成績には保持できた情報量だけでなく，更新が適切に行われたかどうかも反映される．仮に情報を保持できていたとしても更新に失敗して成績が低下することもあり得るため，こういった課題を用いた研究（たとえば，Palladino, Cornoldi, De Beni, & Pazzaglia, 2001）も今回は除外した．

■指標

一度に保持することのできた最大のターゲット語の数を特定できる指標を明示していることを今回の表の選択の基準とした．RSTには様々な得点化の方法が存在する．大きく分けて，(1) 完全に正答できた試行数をもとにスパンを算出するやり方，(2) 課題全体での正答数や正答率を指標とするやり方，(3) 完全に正答できた試行の全ての正答数を合計するやり方などがある．このうち，RSTにおける保持量を推測し得る指標は，(1) のスパンのみである．この指標は，被験者が完全に正答できた試行が一定数を超えた場合に，その最大の桁数をスパンとして換算したものである．たとえば，Daneman and Carpenter (1980) の方法では，ある桁で5試行中3試行以上，完全正答した場合にはその桁をクリアしたものと見なす．もしある被験者が最高4桁をクリアすることができれば，スパンは4となる（2試行の完全正答の場合には0.5点が加算される場合もある）．クリアの基準が5試行中5試行ではなく3試行であるところに恣意性があるが，これは記憶範囲課題においてスパンを算出するのと類似した得点化である．スパンが4であれば

WMに一度に貯蔵できた最大の情報量がおよそ4であったと見なすことができる．

一方，他の二つの得点化の方法では，一度に保持することのできた最大のターゲット語の数を特定することは難しい．(2)の得点化では，課題全体の正答数や正答率をそのまま指標とする．たとえば2-4桁の試行が1試行ずつ行われて，正答数が3（あるいは正答率が33％）であった，といった結果が示される．しかしその内訳としては，2桁が完全正答で3桁では1個しか報告されなかった場合や，2-4桁まで1個ずつ正答された場合など様々なものが想定される．そのため，WMに一度に貯蔵できた情報量がいくつであったかを正確に知ることができない．以上の理由から，この得点化の方法を用いている研究（たとえば，Baddeley, Logie, & Nimmo-Smith, 1985; Friedman & Miyake, 2000; Hannon & Daneman, 2001; Masson & Miller, 1983; Singer & Ritchot, 1996）は今回は除外した．

(3)は重み付けされたスパンとも呼ばれ，よく用いられる得点化であるが，やはり同様の難点がある．この手法では，完全に正答できた試行の桁数（3桁であれば3）を課題全体で加算するというやり方をとる．たとえば，2-5桁の試行を5試行ずつ実施した場合に，重み付けされたスパンが25であった，といった結果が示される．このとき，2桁と3桁で5試行ずつが完全に正答された場合（（2桁×5）＋（3桁×5）＝25），あるいは各桁で完全正答が数試行ずつ認められた場合（たとえば，（2桁×3）＋（3桁×2）＋（4桁×2）＋（5桁×1）＝25）など，その内訳には様々な可能性が考えられる．よって，WMに一度に貯蔵できた情報量を推定する指標としては不適当と考え，重み付けされたスパンを用いた研究（たとえば，Barrouillet, Bernardin, & Camos, 2004; Rosen & Engle, 1997）も今回は除外した．

■被験者

今回取り上げた結果は，被験者が学生もしくは成人で，かつ健常者である実験によるものに限った．したがって，児童や高齢者，あるいは脳損傷患者などを対象とした研究は除外した．また，被験者の性質に偏りがあると見られるものも除くこととした．たとえば，あらかじめ選ばれた高スパンと低スパンの被験者のみが参加している研究（Estevez & Calvo, 2000）は除外した．

■他の研究との重複

　複数の研究で，刺激・手続きが同じであるWM課題が用いられることも多い．たとえば，Daneman and Green (1986) はDaneman and Carpenter (1983) と同じ課題を用いており，成績も同程度である．したがって，同じ刺激と手続きを使用していると判断されるものについては，原典となっている研究の課題成績のみを載せ，他のものについては省略した．

(3) 言語性WMの貯蔵容量の範囲

　以上の基準で選択された研究の結果を表7-1に示した．表中の"課題タイプ"の項は，使用されたRSTの種類を三つに大別したものである．その中にある"RST"は最初にこの課題を開発したDaneman and Carpenter (1980) と同様に，英語の文の音読と単語の記憶という二つの作業のみを課すものである（ただし，保持・処理の対象となる刺激材料はそれぞれで異なっている）．全部で六つの実験結果が選択され，これらの結果において得られた保持量の平均は3.30（$SD=0.35$, 範囲2.9-3.9）であった．

　課題タイプ"RST#"は，"RST"と比べて異なる部分はあるが，言語材料の音読と単語の記憶という二つの作業を課す点では同等といえるものである．たとえば，使用言語が異なるもの（苧阪・苧阪，1994）や，試行の実施順序が異なるもの（May, Hasher, & Kane, 1999）などがここに含まれる．これら五つの実験結果における保持量の平均は3.23（$SD=0.32$, 範囲2.9-3.7）と"RST"と同程度であった．"RST"と"RST#"を併せた場合の保持量の平均は3.27（$SD=0.31$, 範囲2.9-3.9）であり，RSTにおける保持量は3を少し超えたところで安定していることが分かる．

　"RST+"は，文の音読と単語の記憶に，文意の判断などの作業がさらに付加されるものである．"RST"と"RST#"が二重課題であったのに比べ，"RST+"は三重課題ともいうべき，処理の難度の高い状況である．今回集めた結果には，このタイプのRSTによるものが8個あった．各課題の内容は様々であり，一つの数値に集約することは危険かもしれないが，これらの課題における保持量の平均

を求めると 2.86（$SD=0.31$, 範囲 2.4-3.2）となった．

　全結果を総合すると，平均の保持量は 3.10（$SD=0.37$, 範囲 2.4-3.9）であった．また，各実験結果の保持量を従属変数とし，課題タイプを独立変数とする1要因分散分析を行った結果，課題タイプの主効果が有意であった（$F(2, 16)=3.80$, $p<.05$）．そこで，LSD 法による多重比較を行ったところ，"RST＋"と"RST"の保持量の差は有意であり（$p<.05$），"RST＋"と"RST#"の差も有意傾向であった（$p<.1$）．"RST＋"が他の二つと比べて保持量が低い傾向にあることが分かる．

　これらの結果から，以下のことがいえる．

(1) 全体としては，手続き・刺激の違いを超えて，RST における保持量は一定の範囲に収まり，およそ 3±1 チャンクと推定することができる．少なくともこれまでの研究を見る限り，RST における保持量をもとに言語性 WM の貯蔵容量を一定の範囲に定めることは決して不可能ではない．

(2) しかし，WM の 3±1 チャンクという貯蔵容量は，注意の焦点の容量から処理に必要な情報量を単純に差し引きした 2±1 チャンクよりも大きい．その原因についてさらに検討する必要がある．

(3) また，課題タイプ間の比較を見ると，"RST＋"のように，音読以外の処理を付加することによってターゲット語の保持量が変化することが分かる．この変化がもたらされた理由についても検討しなければならない．

　以上のように，過去の RST 研究の結果から言語性 WM の貯蔵容量は 3±1 チャンクという一定の範囲にあることが推定された．ただ，その数字に関しては，処理との関連でまだ解明されるべき問題が残されている．次節では，注意の焦点における貯蔵情報と処理情報の競合を RST の課題の流れに沿って説明する仮説を提示し，ここにレビューした様々な RST の成績を整合的に説明することを試みる．

5 リーディングスパンテストにおける貯蔵と処理の動的関係

(1) リーディングスパン課題の流れ

　RSTは貯蔵と処理の二つの作業を同時並列的に課す課題ではあるが，各作業で必要となる情報量は，課題中常に一定というわけではない．処理に伴う情報は，文の音読中は注意の焦点に2チャンク程度存在するが，1文を読み終えて次の文を読み始めるまでの間は存在しない．また，貯蔵される情報は，刺激文1文につき1語ずつ段階的に増えてゆくことになる (Cowan, 2001)．すなわち，3桁のRSTを行う場合でも，3個のターゲット語が注意の焦点に存在するのは最後の文を読み終えたときということになる．

　以上のことから，RST遂行中の注意の焦点の容量は，見かけの桁数による印象よりも多く残っている可能性がある．注意の焦点に含まれる情報量がRST遂行中のどの時点で容量の限界を超えるのか，課題の流れを追いながら以下で詳しく分析したい．

(2) "RST"，"RST#"タイプでの課題の流れ

　第4節のレビューで"RST"および"RST#"と分類された課題について，貯蔵と処理に必要な情報量を課題の流れに沿って模式的に表したのが図7-3である．なお，ここでは個人差は考慮せずに，注意の焦点の容量がおよそ4チャンク，文の処理に伴う情報量がおよそ2チャンクという，標準的なケースをもとに説明する．

　(1)　試行を開始して第1文を音読しているとき，注意の焦点には統語解析に伴う情報が2チャンク程度存在している．文を読み終えたところでターゲット語の記銘が行われ，注意の焦点に貯蔵される情報が1チャンク送ら

言語性ワーキングメモリ

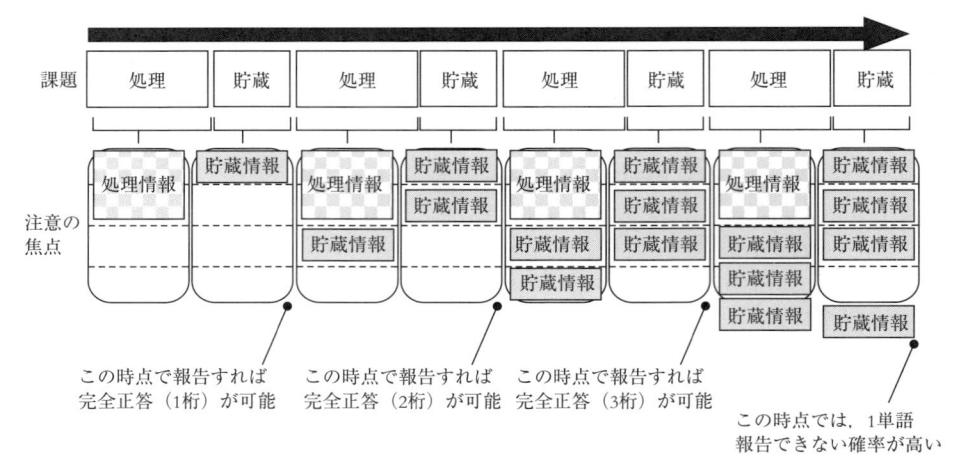

図7-3 "RST"および"RST#"タイプ遂行中の注意の焦点の状態

れる．このとき，次の文を読むまでの間，処理に伴う情報は存在しない．

(2) 続いて第2文の処理を行う間，注意の焦点には貯蔵情報が並行して存在する．また，音読後には二つ目の貯蔵情報が注意の焦点に送られるが，いずれの時点でも容量の限界を超えることはない．したがって，貯蔵情報が注意の焦点を外れ，忘却される可能性は少なく，もしこの時点で報告を求められれば完全正答できる確率が高い（2桁に相当する）．

(3) 第3文の音読と単語の記憶についても第2文の場合と同様である．したがって，この時点で再生を求められた場合，全ての単語を報告できる確率が高い（3桁に相当する）．

(4) しかし，第4文に関してはそれまでと状況が異なる．この文を音読するときに，統語解析に伴う2チャンク分の情報量と，それまでに貯蔵されていた3チャンク分の情報量の総和が，注意の焦点の容量である4チャンクを超過するのである．音読中は処理に伴う情報が常に注意の焦点に入るので，容量を超えて注意の焦点から外れるのは貯蔵情報になる．したがって，その時点で貯蔵されていた三つの情報のうちの一つが注意の焦点を外れることになる．その後，文の音読を終えて四つ目の単語を記憶し，その

時点で再生を求められたなら，今憶えたばかりで注意の焦点に存在している確率が高い四つ目の単語と，それまでの3単語のうち2単語は報告できる．もう1単語を報告できるか否かは，注意の焦点を外れた情報をすばやく再活性化できるかにかかっているが，時間の制約（7-2-3参照）を受けて報告できない場合もある．こうして，"RST"や"RST#"タイプの課題で4桁の試行を完全正答できる割合は低下し，平均が3を少し超える程度のスパンが得られるのである．

(3) "RST＋"タイプ（真偽判断）での課題の流れ

第4節のレビューで"RST＋"と分類されたものについても，基本的な説明は上と同様である．このタイプの課題は，文の音読と単語の記憶以外にどういった作業を要求するかによって以下の3種類に大別することができる．すなわち，(1) 文の真偽判断を求めるもの，(2) 文の意味性の判断を求めるもの，(3) 試行終了時に文意の記憶を問うもの，である（表7-1参照）．各作業の内容が様々なため，タイプ別に説明を加えることにする．まず，文の真偽判断を求めるものについて模式図をもとに説明した後，それ以外のものについて順次検討する．

図7-4に，処理と貯蔵に加え，各刺激文に対して世界知識に照らした真偽判断を求める RST の流れを模式的に示した．以下，具体的な手続きと刺激例は Daneman and Carpenter（1980）の Exp. 2 をもとにして説明する．

(1) 第1文の音読では，通常の RST と同様に，統語解析に伴う情報が注意の焦点に2チャンク程度存在している．通常の RST と異なっているのは，文の音読終了後，ターゲット語の記銘とともに，刺激文に対する文意の真偽判断が行われる点である．その制限時間は1.5秒と短いため，単語の記銘と真偽判断はほぼ同時に行わなくてはならない．文意の真偽判断とは，世界知識に照らして文の意味が正しいかどうかを解答する課題である．

　例：刺激文 "You can trace the languages English and German back to same

言語性ワーキングメモリ

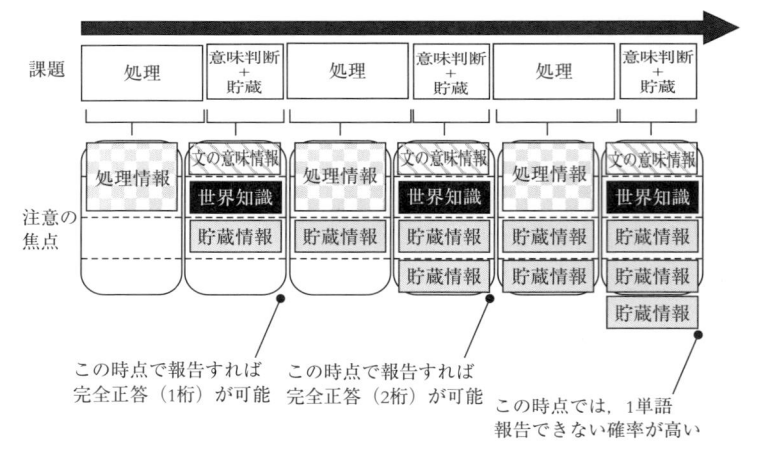

図7-4 "RST＋"タイプ遂行中の注意の焦点の状態
（文意の真偽判断を伴う場合）

roots."

解答"true"

この判断は，文の意味情報と世界知識の情報を注意の焦点において照らし合わせなければ遂行することができない．したがって，このときの注意の焦点には，文の意味（1チャンク）と世界知識（1チャンク）にターゲット語（1チャンク）の情報を加えた3チャンク分の情報が存在する．

(2) 第2文の音読，真偽判断も同様の流れで行われる．このとき，注意の焦点にある情報が4チャンクの容量を超えることはない．したがって，この時点で再生を求められた場合，全ての単語を報告できる確率が高い（2桁に相当）．

(3) 第3文に関しては，音読を行っている段階では貯蔵情報は容量に収まっている．しかし，真偽判断と単語の記憶を行うと，文の意味（1チャンク）と世界知識（1チャンク），および貯蔵されるべき情報量（3チャンク）の総和は5チャンクとなり，注意の焦点の容量を超過する．文意の真偽判断を行うための情報は注意の焦点に入れられなければならないので，容量を超

えて注意の焦点から外れるのは貯蔵情報になる．したがって，三つ目の単語を記憶する時点で，貯蔵情報のうちの一つが注意の焦点を外れることになり，もしこの時点で再生を求められた場合には完全正答できない可能性がある．これにより，このタイプのRSTでは，平均で3チャンクを下回るスパンが得られるケースが増えるのである．

(4) "RST＋"タイプ（意味性判断）での課題の流れ

真偽判断に比べ，Turner and Engle (1989) のRSTで課せられている，刺激文が意味をなすかどうかの判断に必要とされる情報量は推定が難しい．この実験で使われた意味をなさない文とは，正常な文の最後の数単語の順序を入れ替えたものをいう（最後の単語だけはターゲット語となるので入れ替え対象に含まれない）．たとえば，

"The grades for our finals will be posted outside the classroom door."

という正常な文を，

"The grades for our finals will classroom the outside posted be door."

としたものが意味をなさない文である．こうした文の意味性を判別するには，処理によって得た刺激文の統語構造が意味をなすものであるかを判断すればよく，真偽判断の場合のように世界知識の情報は必要とされない．したがって，真偽判断の際に認められた第3文の後の容量超過は，文の意味性判断の際には生じない［文の意味（1チャンク）と貯蔵される情報量（3チャンク）で4チャンクを超えない］．はじめて容量の超過が起こるのは，第4文の音読を行っているときだと考えられる（統語解析に2チャンクと貯蔵される情報量が3チャンクで4チャンクを超える）．これは"RST"や"RST#"と同じタイミングであり，したがって3を超えるスパンが得られると予想される．

Turner and Engle (1989) のRSTには以下の三つの条件があった．

Simple: 能動態の肯定文で語数が4-5のもの．

　　例："People gave their time."

Moderate: 受動態の肯定文で語数が 8-11 のもの.
　例："Money is given by people at Christmas time."
Difficult: 受動態の否定文で語数が 10-15 のもの.
　例："Money was not given by people in that state at Christmas time."

　これらの中で，3 を超えるスパンが得られたのは Simple 条件のみであった（保持量 3.20）．Moderate 条件，Difficult 条件においてはスパンは 3 を下回っており（それぞれ 2.90，2.40），先の予想に反している．これは，Moderate 条件，Difficult 条件の刺激文の統語構造が複雑であり，特に意味をなさない場合の判断に多くの情報量が必要となったためと考えられる．たとえば，Difficult 条件の意味をなさない文は以下のとおりであった．

"Money was not given by people in Christmas at state that time."

　このように，一つの文が長く統語構造が複雑なため，音読中の統語解析では意味性が完全に判断できず，音読終了後まで解析を持ち越してしまった可能性がある．なおかつ，この実験では，一つの文を読み終えると実験者がすぐに次の文を表示させる実験者ペースの手続きをとっていたため，被験者は意味性の判断が遅れた場合，記憶に頼って統語解析を行わなければならない．こうした課題状況のために，Moderate 条件や Difficult 条件では，ターゲット語の記銘時に容量超過が起きやすかったものと推測される．統語解析に 2 チャンク分の情報が必要とすれば，三つ目の単語の記銘時に容量の超過が起こることになる．そのため，スパンが 3 チャンクを下回る結果が得られたのだろう．

(5) "RST＋"タイプ（試行終了後の文意確認）での課題の流れ

　RST に付加される課題には，1 試行が終了したときに，刺激文に関する記憶を確認するものもある．表 7-1 には二つの研究を挙げているが，一方の保持量が 2.50 (Fincher-Kiefer, Post, Greene, & Voss, 1988, Exp. 2)，もう一方が 3.20 (Singer, Andrusiak, ReisdoRF, & Black, 1992) と対照的な結果が得られている．これは，刺激文の記憶を確認する方法の違いによるものと思われる．

Fincher-Kiefer et al. (1988) の方法は，刺激文全ての内容をできる限り答えさせるという，記憶に対する要求度の高いものであった．被験者は注意の焦点をこの刺激文の内容保持に割り当てたため，ターゲット語に割くことのできる容量が大きく低下してしまい，保持量の低下を招いたものと考えられる．

　一方，Singer et al. (1992) の方法は，1試行につき1文のクローズ課題（文中の2個の空欄を正しい語で埋める手がかり再認課題）が課されるというものであった．全ての刺激文の記憶を求めるわけではなく，課題も再認形式であることから，被験者は文の内容を注意の焦点に保持することは少なかったと考えられる（再認であれば，情報が注意の焦点を外れたとしても手がかりによって再活性化されやすい）．また，クローズ課題の正答率自体も4割程度と低く，被験者があまりクローズ課題に備えた情報の貯蔵を行わなかったことが推測される．その結果，通常のRSTと変わらぬスパンが得られたのではないかと推測される．

6　仮説の評価

(1)　仮説のまとめと問題点

　本章で提案した，RST 遂行時における言語性 WM の貯蔵と処理のメカニズムについて，基本事項をまとめると以下のようになる．

(1)　RST で貯蔵・処理される情報はともに注意の焦点に含まれる．
(2)　注意の焦点の容量は 4±1 チャンクであり，処理と貯蔵の対象となる情報量はこの容量内で競合する．
(3)　RST の文の処理は 2 チャンク程度の情報を注意の焦点に送る．他に付加される真偽判断などの作業も，必要な分の情報量を注意の焦点に送る．
(4)　RST で貯蔵される情報量は課題中に段階的に増えていく．現在進行中の処理に必要な情報と容量面で競合し，注意の焦点の容量を超過した場合

にはじめて貯蔵情報が失われる．
(5) こうして概算される，RSTにおけるWMの平均的な貯蔵容量は3±1チャンクである．

　以上の仮説により，これまでのRST研究で得られた保持量に関する知見は整合的に説明することができる．
　しかしこの仮説には，実証データの不足から，仮説的な要素がいくつも残っており，検証すべき点も多い．たとえば，各種の処理作業に伴う情報量の定義はまだ曖昧である．Turner and Engle (1989) のRSTにおけるSimple, Moderate, Difficult条件の比較などから，処理に必要とされる情報量の違いが保持量に影響を与えることはある程度裏付けられているが，各作業中に注意の焦点に送られる情報量に関してはより正確に定める必要があるだろう．
　また，今回のレビューで挙げたRSTのスパン等の数値は，報告された単語数を基準に計算されていた．すなわち，今回概算されたおよそ3チャンクというWMの保持量は，報告された各項目が全て独立のチャンクであったことを前提としている．チャンクとは，その内部の情報は一つにまとめられているものであり，かつ，外部にある他のチャンクとは結びつきをもたないものである．しかし，今回のレビューで取り上げた研究で，記銘すべき項目に対してどれだけチャンクが作られていたかは不明である．もちろん，二重課題による制約状況下で自由にチャンクを作ることは難しい．しかし，RSTにおいて高スパン群の一部が物語法（複数の記憶項目を物語のようにまとめる記憶方略）を使用していたとの報告（苧阪・西崎，2000）なども踏まえると，複数の項目がまとめて記憶されている場合もあることは否定できない．こういった場合には，保持されたチャンク数は，報告された項目数よりさらに小さくなる．今回概算したおよそ3チャンクという保持量は"不思議な数7"に比べればかなり低いものであるが，こうした方略の影響を考慮すると，それでも過大評価をしている可能性があるといえる．
　さらに今回の仮説では，個人差の問題と，貯蔵・処理される情報のモダリティの問題を論じてこなかった．これらは言語性WMのメカニズムを考える上で非

常に重要な問題と考えられるので，この仮説で個人差やモダリティをどのように扱うのかについて以下で詳しく述べることにする．

(2) 個人差の問題

　今回の仮説を提案するにあたっては，あくまで標準的な人のWMの働きをRST成績の平均値に当てはめて議論を進めてきた．しかし実際には，RSTの成績は個人によって異なるものであるし，RSTの最大のインパクトは，その成績の個人差が高次認知活動の成績の個人差を予測することにあった(齊藤・三宅, 2000)．今回の仮説も，RSTの平均の周囲に散らばる個人ごとの差がどのように生まれるのか，またそうした個人差が高次認知活動の成績とどのように関連するのかについて説明できなくてはならないだろう．

　今回の仮説において想定し得る，個人差の要因としては，以下の二つがあげられる．(1)できる限り多くの情報を収めておくための，注意の焦点の容量の個人差と，(2)できる限り貯蔵すべき情報のみを注意の焦点に残すための，注意制御の個人差である．

　注意の容量が大きい人が優れた成績を収めることができるのか，それとも注意を適切に制御できる人が優れた成績を収めるのか．この問いは，WM容量において古くからあった議論 (Just & Carpenter, 1992) と同じ構造をもっている．すなわち，WM容量の総量が大きい人は多くの情報を保持しておくことができるのに対し，処理作業を効率に行える人は多くの容量を保持作業に割り当てることができる．そのどちらがより有利かという議論である．これについて，Just and Carpenter (1992) は，容量を処理の効率よりも重視した．たとえば，多義語の曖昧性の解消 (Miyake, Just, & Carpenter, 1994) などの場合のように，ある時点で必要か不要かの判断がつかない情報を，容量の大きさを生かしてWMの中に貯めこんでおけることは，後の処理の助けにつながる場合が多い．容量に余裕があるのであれば，何でも情報を入れておけば後で役立つ可能性は確かにある．

　これに関連して，Cowan (2001) は，注意の焦点の容量に個人差が存在すること

を示唆している．彼は，両耳分離聴で非注意側に提示された項目を再生するように求められたとき，何項目まで報告できるかは注意の焦点の容量を表していると見なし，Cowan, Nugent, Elliott, Ponomarev, and Saults (1999) のデータを再分析している．その結果，大人の被験者による再生数について，2個から6個までの個人差が認められた．

この結果は，特に注意を向けなくても保持しておくことのできる情報量に個人差があることを意味している．この情報量が多い人は，情報の貯蔵に集中できないRSTにおいても，ほかの人より多くの情報を保持しておくことが可能になる．たとえば，注意の焦点に5チャンクの情報を収めておける人は，容量が4チャンクの人よりも容量超過を起こす段階が遅く，平均的な容量の人に比べ保持量も増すことになる．このように，注意の焦点の容量の個人差は，今回の仮説において，RST成績の個人差を説明する一つの要因と見なすことができる．

RSTや高次認知活動の個人差を生む要因としてもう一つ挙げられるのは，どの情報に対して注意を向けるか，あるいは抑制を行うかといった，注意の制御の面における個人差である．仮に注意の焦点の容量が同じ人がいたとすれば，注意制御の差によってRSTの保持量に個人差が生じる可能性がある．

今回の仮説では，記銘時には貯蔵すべき情報が必ず注意の焦点に入る例を示してきた．しかし，強制的に音読させられる処理情報と違って，貯蔵情報は，被験者の注意の制御が適切でなかったとしたら注意の焦点に入らない，あるいは注意の焦点で維持されないということが起こり得る．また，今回の仮説では，処理を終えた情報はすぐに注意の焦点を外れ，保持すべき情報の記銘時には存在していないかのように説明してきた．しかし実際には，直前の処理の対象となった情報が高い活性値を保ったままで注意の焦点の容量を圧迫している場合もあり得るだろう．この場合には，不要となった情報を適切に抑制することが求められる．すなわち，注意を制御することによって必要な情報を活性化し，不要な情報を抑制することができるかどうかで，RSTにおける保持量が変わってくるのである．先行研究でも，RSTを遂行する上で，同一試行内もしくは試行間の干渉を抑制することが重要であることが示されている (Lustig, May, & Hasher, 2001; Osaka et al.,

2002).たとえ注意の容量の大きさが同じ人同士でも,その制御をどの程度適切に行えるかによって,WM の保持量には差が生じる可能性は高いといえる.

またこれに関連して,Conway, Cowan, and Bunting (2001) は,WM 課題の成績とカクテルパーティ現象の関係を調べている.この研究では,両耳分離聴の手法を用いて,注意側の耳には単語列を提示し,被験者にはこれを復唱するように求めた.それと同時に,非注意側にも別の単語列を聴覚提示したが,被験者にはこれを無視するように教示を行っていた.この非注意側の刺激の中には,1回だけ被験者自身の名前が含まれており,実験終了後に各被験者は自分の名前が呼ばれたことに気づいたかどうかを尋ねられた.その結果,事前の WM 課題(オペレーションスパン課題)において低スパンとされた被験者の 65% が自分の名前に気づいていたのに対し,高スパンとされた被験者では 20% しか気づく者がいなかったのである.すなわち,注意を向けていない情報の中に含まれた自分の名前に気づくという現象は,貯蔵容量の大きい人が,無関連な情報も WM に取り込んでおくことによって起こるのではなく,むしろ,注意の制御能力の低い人が,課題上は無関連なはずの情報に注意を捕捉されることによって起こるのである.これは,WM と注意制御の関係を考える上で非常に興味深い知見である.

注意の容量と注意制御能力のいずれが,RST あるいは言語性 WM の個人差において重要かを決めることは困難である.ただ,二つの要因が重要となる場面が異なる可能性については指摘しておきたい.課題目的が分からない場合や,情報の要不要の判断がつかない場合などは,より多くの情報を貯蔵しておくことのできる大きな容量が有利となる.一方,課題目的が明確で,どのような情報を重点的に扱えばよいかが分かっている状況であれば,注意の制御を適切に行うことが非常に有効であると考えられる.RST は,注意の焦点に貯蔵すべき情報と,注意の焦点から除くべき情報が明確に決まっているため,後者に該当すると見なせるだろう.したがって,RST のような WM 課題においては,あるいは注意の制御能力の方が個人差の要因となりやすい可能性もある.この問題に関しては,7-2-3 で触れた Engle らの研究グループが実証的研究を蓄積しているので参考にされたい(Kane, Bleckley, Conway, & Engle, 2001; Kane & Engle, 2003 など).

(3) モダリティの問題

　Cowan（1999, 2001）の記憶モデルにおいては，注意の焦点に含まれる情報のモダリティは問われておらず，言語情報でも視空間情報でも，同じ一つのチャンクを占めると推測されている．今回の仮説は言語性WMに対象を限定したためこの問題は直接関係がない．ただ，WMで扱われる情報のモダリティに関しては，モダリティ別に保持システムを仮定するモデル（Baddeley, 2001）と，仮定しないモデル（Cowan, 1999; Ericsson & Kintsch, 1995; Lovett, Reder, & Lebiere, 1999）が混在している状況にあり，議論の余地が残されている．Kintsch, Healy, Hegarty, Pennington, and Salthouse（1999）によると，この対立は，WMにおける領域普遍的（domain general）な要素と領域固有（domain specific）の要素とを，モデル内にどのように組み込むかという見解の違いから発生しているとされる．モダリティ別に保持システムを仮定するモデルは領域固有性を内部に取り込んで，モダリティごとの別のモジュールを想定する．Baddeley（2001）のモデルでは，音韻情報を貯蔵する音韻ループ（phonological loop）と，視空間情報を貯蔵する視空間スケッチパッド（visuo-spatial sketch pad）がこれにあたる．

　その一方で，WMにモダリティ別の保持システムを仮定しないモデル（Cowan, 1999; Ericsson & Kintsch, 1995; Lovett et al., 1999）は，領域固有的な要素をWMのシステムの外部に置き，WM自体は領域普遍的に捉える立場である．たとえば，文の読解が得意な人が算数の暗算が苦手だったり，あるいはその逆の人がいたりするのは，モダリティごとに注意の焦点の容量が変わるわけではなく，活性化される長期記憶の内容自体が異なることに原因があるとするのである．

　今回の仮説は，領域普遍的な注意の焦点の容量をもとに貯蔵と処理のメカニズムを説明するという点で，後者の立場に近い．したがって，WM課題であれば，モダリティの違いを超えて，ある程度一定の保持量が得られるのかを今後検討する必要があるだろう．数は多くないが，今回集めることのできた研究でRST以外のWM課題における保持量を整理したところ，その範囲はRSTと近似していた（表7-2）．今後，こうした知見が蓄積されれば，今回の仮説のもつ領域普遍的

表7-2 ワーキングメモリの保持量 (LST, OST, SST)

文献	データソース	課題タイプ	作業	データタイプ	保持量
Daneman & Carpenter (1980)	Exp. 2	LST	①文の聴取 ②単語記憶 ③文意の真偽判断	スパン	2.95
De Beni et al. (1998)	Exp. 1 (Table2)	LST（イタリア語）	①文の音読 ②単語記憶 ③文意の真偽判断	スパン：2群の平均 (3.63＋3.25)/2	3.44
Turner & Engle (1989)	Exp. 2 (Table6)	OST (Simple)	①数式の音読 ②単語記憶 ③数式の正誤判断	スパン	3.80
同上	Exp. 2 (Table6)	OST (Moderate)	①数式の音読 ②単語記憶 ③数式の正誤判断	スパン	3.10
同上	Exp. 2 (Table6)	OST (Difficult)	①数式の音読 ②単語記憶 ③数式の正誤判断	スパン	2.50
Tehan et al. (2001)	Exp. 1B (Figure1)	OST (Short word: Moderate)	①数式の音読 ②単語記憶	4桁×正答率 約75%	about 3.0
Shah & Miyake (1996)	Exp. 1 (Table1)	SST	①鏡映文字か否かの判断 ②文字の方向の記憶	スパン	3.19
同上	Exp. 2 (Table3)	SST	①鏡映文字か否かの判断 ②矢印の方向の記憶	スパン	2.67
同上	Exp. 2 (Table3)	RST & SST	①鏡映文字か否かの判断 ②単語記憶	スパン	3.71
同上	Exp. 2 (Table3)	SST & RST	①文の音読 ②矢印の方向の記憶 ③文意の真偽判断	スパン	3.04

な性格が裏付けられることになるだろう．

＊　　＊　　＊

　以上をまとめると，これまでのWMのモデルでは，WMで扱うことのできる情報量を一定の具体的な数値で定めることはあまり想定されてこなかった．今回提案した言語性WMについての仮説では，文の処理に必要な情報量を推定し，Cowan (1999) によって定められた注意の焦点の容量を基盤として，RSTにおけるWMの平均的な貯蔵容量をおよそ3±1チャンクと概算した．未解明の部分もあるものの，これまでのRST研究の結果をある程度整合的に説明できたと思われる．

　冒頭でも触れたように，WMは高次認知活動を支える記憶システムとして想定されている．情報を保持すること自体を目的とするのではなく，言語理解や推論，意思決定といった認知過程の中で必要な情報を記憶するためのシステムなのである (Miyake & Shah, 1999)．その意味では，課題目標に照らして必要とされる情報を，限られた容量の中でいかに処理し，また保持するかということが，WMの最重要課題であるといえる．本章では，そうした活動の基盤となる注意の容量と，そこから導かれたWMの貯蔵容量が，それほど大きなものではないことを示した．しかし，そうした限定的な基盤の上でも，人は破綻なく高次認知活動に従事することができる．WMが高次認知活動において具体的にどのような役割を果たしているのかという問題はこれまでもよく研究されてきたし，今後も重要な研究テーマとなると考えられるが (Miyake, 2001)，高次認知活動を支えているWMの貯蔵容量が非常に限られていることを前提とした，実証的・理論的な研究が今後も必要であるといえるだろう．

引用文献

Baddeley, A. D. (1986). *Working memory*. New York: Oxford University Press.
Baddeley, A. D. (2001). Is working memory still working? *American Psychologist, 56*, 851–864.
Baddeley, A., Lewis, V., & Vallar, G. (1984). Exploring the articulatory loop. *The Quarterly Journal of*

Experimental Psychology, 36A, 233-252.

Baddeley, A., Logie, R., & Nimmo-Smith, I. (1985). Components of fluent reading. *Journal of Memory and Language, 24*, 119-131.

Barrouillet, P., Bernardin, S., & Camos, V. (2004). Time constraints and resource sharing in adults' working memory spans. *Journal of Experimental Psychology: General, 133*, 83-100.

Broadbent, D. E. (1975). The magic number seven after fifteen years. In A. A. W. Kennedy (Ed.), *Studies in long term memory* (pp. 3-18). Bristol, UK: John Wiley.

Caplan, D., & Waters, G. S. (1999). Verbal working memory and sentence comprehension. *Behavioral and Brain Sciences, 22*, 77-126.

Conway, A. R., Cowan, N., & Bunting, M. F. (2001). The cocktail party phenomenon revisited: The importance of working memory capacity. *Psychonomic Bulletin & Review, 8*, 331-335.

Cowan, N. (1999). An embedded-processes model of working memory. In A. Miyake & P. Shah (Eds.), *Models of working memory: Mechanisms of active maintenance and executive control* (pp. 62-101). New York: Cambridge University Press.

Cowan, N. (2001). The magical number 4 in short-term memory: A reconsideration of mental storage capacity. *Behavioral and Brain Sciences, 24*, 87-185.

Cowan, N., Nugent, L. D., Elliott, E. M., Ponomarev, I., & Saults, J. S. (1999). The role of atttention in the development of short-term memory: Age differences in the verbal span of apprehension. *Child Development, 70*, 1082-1097.

Daneman, M., & Carpenter, P. A. (1980). Individual differences in working memory and reading. *Journal of Verbal Learning and Verbal Behavior, 19*, 450-466.

Daneman, M., & Carpenter, P. A. (1983). Individual differences in integrating information between and within sentences. *Journal of Experimental Psychology: Learning, Memory, and Cognition, 9*, 561-584.

Daneman, M., & Green, I. (1986). Individual differences in comprehending and producing words in context. *Journal of Memory and Language, 25*, 1-18.

Daneman, M., & Merikle, P. M. (1996). Working memory and language comprehension: A meta-analysis. *Psychonomic Bulletin & Review, 3*, 422-433.

De Beni, R., Palladino, P., Pazzaglia, F., & Cornoldi, C. (1998). Increases in intrusion errors and working memory deficit of poor comprehenders. *The Quarterly Journal of Experimental Psychology: Human Experimental Psychology, 51*, 305-320.

Duff, S. C., & Logie, R. H. (2001). Processing and storage in working memory span. *The Quarterly Journal of Experimental Psychology: Human Experimental Psychology, 1*, 31-48.

Engle, R. W., Kane, M. J., & Tuholski, S. W. (1999). Individual differences in working memory capacity and what they tell us about controlled attention, general fluid intelligence, and functions of the prefrontal cortex. In A. Miyake & P. Shah (Eds.), *Models of working memory: Mechanisms of active maintenance and executive control* (pp. 102-134). New York: Cambridge University Press.

Engle, R. W., Tuholski, S. W., Laughlin, J. E., & Conway, A. R. A. (1999). Working memory, short-term memory, and general fluid intelligence: A latent-variable approach. *Journal of Experimental Psychology: General, 128*, 309−331.

Ericsson, K. A., & Kintsch, W. (1995). Long-term working memory. *Psychological Review, 102*, 211−245.

Estevez, A., & Calvo, M. G. (2000). Working memory capacity and time course of predictive inferences. *Memory, 8*, 51−61.

Fincher-Kiefer, R., Post, T. A., Greene, T. R., & Voss, J. F. (1988). On the role of prior knowledge and task demands in the processing of text. *Journal of Memory and Language, 27*, 416−428.

Friedman, N. P., & Miyake, A. (2000). Differential roles for visuospatial and verbal working memory in situation model construction. *Journal of Experimental Psychology: General, 129*, 61−83.

Gilhooly, K. J., Wynn, V., Philips, L. H., Llogie, R. H., & Della Sala, S. (2002). Visuo-spatial and verbal working memory in the five-disc Tower of London task: An individual differences approach. *Thinking and Reasoning, 8*, 165−178.

Gobet, F., & Clarkson, G. (2004). Chunks in expert memory: Evidence for the magical number four... or is it two? *Memory, 12*, 732−747.

Haarmann, H., & Usher, M. (2001). Maintenance of semantic information in capacity-limited item short-term memory. *Psychonomic Bulletin & Review, 8*, 568−578.

Halford, G. S., Mayberry, M. T., & Bain, J. D. (1988). Set-size effects in primary memory: An age-related capacity limitation? *Memory & Cognition, 16*, 480−487.

Hannon, B., & Daneman, M. (2001). A new tool for measuring and understanding individual differences in the component processes of reading comprehension. *Journal of Educational Psychology, 93*, 103−128.

Hupet, M., Desmette, D., & Schelstraete, M. A. (1997). What does Daneman and Carpenter's reading span really measure? *Perceptual and Motor Skills, 84*, 603−608.

Just, M. A., & Carpenter, P. A. (1992). A capacity theory of comprehension: Individual differences in working memory. *Psychological Review, 99*, 122−149.

Kane, M. J., Bleckley, M. K., Conway, A. R. A., & Engle, R. W. (2001). A controlled-attention view of working-memory capacity. *Journal of Experimental Psychology: General, 130*, 169−183.

Kane, M. J., & Engle, R. W. (2003). Working-memory capacity and the control of attention: The contributions of goal neglect, response competition, and task set to Stroop inteRFerence. *Journal of Experimental Psychology: General, 132*, 47−70.

Kintsch, W., Healy, A. F., Hegarty, M., Pennington, B. F., & Salthouse, T. A. (1999). Models of working memory: Eight questions and some general issues. In A. Miyake & P. Shah (Eds.), *Models of working memory: Mechanisms of active maintenance and executive control* (pp. 257−297). New York: Cambridge University Press.

Lewis, R. L. (1996). InteRFerence in short-term memory: The magical number two (or three) in sentence processing. *Journal of Psycholinguistic Research, 25*, 93-115.

Lovett, M. C., Reder, L. M., & Lebiere, C. (1999). Modeling working memory in a unified architecture: An ACT-R perspective. In A. Miyake & P. Shah (Eds.), *Models of working memory: Mechanisms of active maintenance and executive control* (pp. 135-182). New York: Cambridge University Press.

Luck, S. J., & Vogel, E. K. (1997). The capacity of visual working memory for features and conjunctions. *Nature, 390*, 279-281.

Lustig, C., May, C. P., & Hasher, L. (2001). Working memory span and the role of proactive inteRFerence. *Journal of Experimental Psychology: General, 130*, 199-207.

Masson, M. E., & Miller, J. A. (1983). Working memory and individual differences in comprehension and memory of text. *Journal of Educational Psychology, 75*, 314-318.

May, C. P., Hasher, L., & Kane, M. J. (1999). The role of inteRFerence in memory span. *Memory & Cognition, 27*, 759-767.

McElree, B. (2001). Working memory and focal attention. *Journal of Experimental Psychology: Learning, Memory, and Cognition, 27*, 817-835.

Miller, G. A. (1956). The magical number seven, plus or minus two: Some limits on our capacity for processing information. *Psychological Review, 63*, 81-97.

Miyake, A. (2001). Individual differences in working memory: Introduction to the special section. *Journal of Experimental Psychology: General, 130*, 163-168.

Miyake, A., Just, M. A., & Carpenter, P. A. (1994). Working memory constraints on the resolution of lexical ambiguity: Maintaining multiple interpretations in neutral contexts. *Journal of Memory and Language, 33*, 175-202.

Miyake, A., & Shah, P. (1999). Toward unified theories of working memory: Emerging general consensus, unresolved theoretical issues, and future research directions. In A. Miyake & P. Shah (Eds.), *Models of working memory: Mechanisms of active maintenance and executive control* (pp. 442-481). New York: Cambridge University Press.

森下正修・苧阪直行（2005）言語性ワーキングメモリにおける情報の貯蔵と処理　心理学評論, *48*, 455-474.

Oberauer, K. (2002). Access to information in working memory: Exploring the focus of attention. *Journal of Experimental Psychology: Learning, Memory, and Cognition, 28*, 411-421.

苧阪満里子（2002）脳のメモ帳—ワーキングメモリ　新曜社．

苧阪満里子・西崎友規子（2000）ワーキングメモリの中央実行系での処理の特性 —— RST 遂行における統合と理解　苧阪直行（編）脳とワーキングメモリ（pp. 203-223）京都大学学術出版会．

Osaka, M., Nishizaki, Y., Komori, M., & Osaka, N. (2002). Effect of focus on verbal working memory: Critical role of the focus word in reading. *Memory & Cognittion, 30*, 562-571.

苧阪満里子・苧阪直行（1994）読みとワーキングメモリ容量 —— 日本語版リーディングスパ

ンテストによる測定 —— 心理学研究, 65, 339-345.

Palladino, P., Cornoldi, C., De Beni, R., & Pazzaglia, F. (2001). Working memory and updating processes in reading comprehension. *Memory & Cognition, 29*, 344-354.

Pollack, I., Johnson, L. B., & Knaff, P. R. (1959). Running memory span. *Journal of Experimental Psychology, 57*, 137-146.

Rosen, V. M., & Engle, R. W. (1997). The role of working memory capacity in retrieval. *Journal of Experimental Psychology: General, 126*, 211-227.

齊藤　智・三宅　晶 (2000) リーディングスパン・テストをめぐる六つの仮説の比較検討　心理学評論, 43, 387-410.

Shah, P., & Miyake, A. (1996). The separability of working memory resources for spatial thinking and language processing: An individual differences approach. *Journal of Experimental Psychology: General, 125*, 4-27.

Singer, M., Andrusiak, P., ReisdoRF, P., & Black, N. L. (1992). Individual differences in bridging inference processes. *Memory & Cognition, 20*, 539-548.

Singer, M., & Ritchot, K. F. M. (1996). The role of working memory capacity and knowledge access in text inference processing. *Memory & Cognition, 24*, 733-743.

Sperling, G. (1960). The information available in brief visual presentation. *Psychological Monographs, 74*, 1-29.

Tehan, G., Hendry, L., & Kocinski, D. (2001). Word length and phonological similarity effects in simple, complex, and delayed serial recall tasks: Implications for working memory. *Memory, 9*, 333-348.

Tirre, W. C., & Pena, C. M. (1992). Investigation of functional working memory in the reading span test. *Journal of Educational Psychology, 84*, 462-472.

Towse, J. N., Hitch, G. J., & Hutton, U. (2000). On the interpretation of working memory span in adults. *Memory & Cognition, 28*, 341-348.

Turner, M. L., & Engle, R. W. (1989). Is working memory capacity task dependent? *Journal of Memory and Language, 28*, 127-154.

Verhaeghen, P., Cerella, J., & Basak, C. (2004). A working memory workout: How to expand the focus of serial attention from one to four items in 10 hours or less. *Journal of Experimental Psychology: Learning, Memory, and Cognition, 30*, 1322-1337.

Waters, G. S., & Caplan, D. (1996). Processing resource capacity and the comprehension of garden path sentences. *Memory & Cognition, 24*, 342-355.

Young, R. M., & Lewis, R. L. (1999). The Soar cognitive architecture and human working memory. In A. Miyake & P. Shah (Eds.), *Models of working memory: Mechanisms of active maintenance and executive control* (pp. 224-256). New York: Cambridge University Press.

IV —— 心の理論とワーキングメモリ

越野英哉 Hideya Koshino

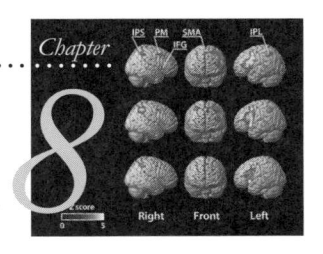

自閉症のワーキングメモリー

本章では自閉症のワーキングメモリについて,ブレインイメージングの研究に基づいて考察してみたい.その際に自閉症を人間のWMの個人差について考える上での,一つのケースとして捕らえるという観点から見てみたい.その意味では,自閉症の研究は自閉症そのものを理解する上で必要なだけではなく,人間の認知一般について考えるための重要な題材を提供してくれると思われる.本章ではまずWMについて概観した後で,自閉症の情報処理の特徴について述べる.次いで自閉症のWMに関するブレインイメージングの研究のレビューをし,最後に自閉症のWMの特性について考察してみたい.

1 人間のワーキングメモリーとそれに関するブレインイメージング

WMは基本的には高次認知活動の際に必要な情報を一時的に保持し,また処理するメカニズムを含むシステムであるとされるが,これは認知心理学の分野ではBaddeley and Hitch (1974) 以来,多くの研究がなされてきている.既に本書中に何度も詳述されているが,本章での議論のために再度整理しておけば,Baddeleyらのモデルにおいては (e.g., Baddeley & Logie, 1999; Baddeley, 2000),WMは中央実行系 (central executive) と,従属システムである音韻ループ (phonological loop),視

空間スケッチパッド（visuospatial sketchpad）およびエピソードバッファー（episodic buffer）からなる．音韻ループはさらに，受動的な音韻ストア（phonological store）と能動的なリハーサル過程（rehearsal process）に分けられる．音韻ストアは音韻コードで刺激を表象するが，それは時間とともに減衰する．リハーサル過程では音韻ストア内で消失しかけている表象を再活性化させる．視空間スケッチパッドは視覚的空間的情報を貯蔵するシステムであるとされる．視空間スケッチパッドにおける貯蔵（storage）とリハーサル（rehearsal）に関しては，Jonides et al. (2005) によると，貯蔵は脳の後頭部の，知覚過程に対応している領域の活性化によって行われているとされる．空間的情報は頭頂葉の背側ストリーム（dorsal stream）で，また物体に関する情報は側頭葉の腹側ストリーム（ventral stream）で処理，貯蔵される．しかし，それらの領域自体は長時間にわたる保持機能をもたないために，その活性化は時間が経つにつれて，または新たな外界からの刺激が入ってくるにつれて減衰する．しかしリハーサルによってこの減衰を防ぎ，活性化を保つことができる．このリハーサルは注意の継続的な焦点化によって行われるが，この機能は外部環境に対して選択的注意を配分するのを司っているのと同じ前頭葉（主に前頭眼野と補足眼野）および頭頂葉の領域（主に上部頭頂葉）によって担われているとされる（e.g., Kastler & Ungerleider, 2000）．近年 Baddeley はエピソードバッファー（episodic buffer）というもう一つの従属システムを付け加えているが（Baddeley, 2000），それによると，エピソードバッファーは異なった入力モダリティからの情報や長期記憶からの情報を統合して，一貫したエピソードとして貯蔵するとされる．そして，中央実行系は WM システム全体の統御に関わる．従属システムを制御したり，注意を焦点化したり，焦点を変えたり，長期記憶内の表象を活性化したりといった活動に関わるとされる．

また神経科学の分野では Goldman-Rakic (1987) が WM と前頭連合野の関連を指摘して以来多くの研究がなされてきているが，最近ではニューロイメージングを用いての研究が注目を集めている．人間のブレインイメージングを用いた研究によれば，WM に関連した課題を遂行中は前頭前野を中心として前頭葉に広範な活性化が見られると同時に，頭頂葉にも活性化が見られる．このことから前頭

前野は中央実行系に，下部頭頂葉は従属システムに対応するとする見方もある．そして一般的には言語情報の処理は左半球の活性化を，また非言語的情報および空間情報の処理は右半球の活性化を伴うという報告もある（e.g., Owen et al., 1998; Smith et al., 1998, 1999）．これらの結果に基づいて，左半球の下部頭頂葉は音韻ループに，また右半球の下部頭頂葉は視覚空間的スケッチパッドに対応しているという提案もなされている（Jonides et al., 2005）．神経心理学的な研究等に基づいて，Baddeley はブロードマンの 40 野，44 野が音韻ループに，また右半球のブロードマンの 6，19，40，47 野が視空間スケッチパッドには対応しているとしている（Baddeley, 2000）．

　前頭前野の機能区分に関してはさらにいくつかの仮説が提案されている．その一つはドメインスペシフィック仮説であり（e.g., Levy & Goldman-Rakic, 2000; Ungerleider et al., 1998），それによると前頭前野には後頭部の二つの視覚系（dorsal system and ventral system）に対応した区分があり，前頭前野背外側領域（dorsolateral prefrontal cortex: DLPFC: BA46/9）は空間情報に，前頭前野腹外側領域（ventrolateral prefrontal cortex: VLPFC: BA47/45）は物体の処理に対応しているとされる．もう一つはプロセススペシフィック仮説であり（e.g., D'Esposito et al., 1999; Fletcher & Henson, 2001; Owen et al, 1996），それによると前頭前野背外側領域は情報の処理または操作（Manipulation）に，そして前頭前野腹外側領域は情報の貯蔵または保持（Maintenance）に関係しているとされる．ただ今までのところは，どちらの仮説に関しても賛否両論があり，今のところははっきりした結論が出ているわけではない（e.g., Nystrom et al., 2000; Owen et al., 1998）．

2　自閉症の情報処理の特徴

　自閉症は発達障害の一つで，通常は 3 歳以前に発症し対人的社会的な相互作用および言語的非言語的意思伝達に遅れや異常が見られ，反復的，儀式的な行動を伴うものと定義される（American Psychiatric Association, 1994）．自閉症の情報処

理の特徴はいくつかあるが，一つには低次レベルの知覚過程である特徴 (feature) 抽出などに依存した処理の傾向である (e.g., Frith, 1989; Mottron et al., 2001). この傾向のため，自閉症者は特徴抽出に基づいた視覚的空間的情報処理に重点が置かれる課題，たとえば，ウェクスラー知能検査のブロックデザインやオブジェクトアセンブリー (Frith, 1989; Shah & Frith, 1993)，隠し絵課題 (embedded figures test: EFT, Jollife & Baron-Cohen, 1997; Shah & Frith, 1993)，知覚学習課題 (Plaisted et al., 1998a)，視覚走査 (O'Riordan et al., 2001; Plaisted et al., 1998b)，グローバルローカル課題 (Plaisted et al., 1999)，などにおいて，統制群と同じか，またはそれよりも高成績を示すことが報告されている．また自閉症者は錯視を起こしにくいという報告もあるが (Happe, 1996)，これに対しては反論もある (Roper & Mitchell, 1999, 2001)．またこの傾向は，自閉症者の絵には視覚的に極めて細部にわたったものがある (e.g., Sacks, 1996)，といった報告にも関係していると思われる．一方，このような視覚的特徴などの低次過程に依存した処理傾向は，自閉症者が単純な注意，記憶，言語，および視覚的空間的課題に関しては統制群と同じかまたは高い成績を示すことがありながら，より複雑な言語的な高次認知機能を必要とする課題を苦手とする (e.g., Minshew et al., 1997) ことにもつながると思われる．たとえば，Snowling & Frith (1986) によれば，自閉症群は多義的な単語の処理の際に，文脈情報を使用することに関して統制群より劣っていた．Frith らはこれらの結果に基づいて，弱い中心整合性 (weak central coherence) 理論を提案した (Frith, 1989; Hill & Frith, 2003)．それによると，中心整合性 (central coherence) とはたとえば視覚的情報処理であれば，低次の（またはローカルな）視覚的特徴を階層的に統合して高次の（またはグローバルな）意味を見出すような働きを指す．そこにおいて，自閉症者は低次の視覚的特徴に依存した情報処理をする傾向があるが，それらの視覚的特徴を統合して，外部の刺激の階層を反映した高次の構造を形成するのに問題があり，したがって彼らにとっては環境刺激の意味を見出すのが困難となる．

　この言語を中心とした高次過程よりも低次の知覚的特徴を中心とした過程に依存するという自閉症者の情報処理の特徴は，ブレインイメージングを用いた研究における，後頭部 (posterior regions: posterior parietal 頭頂後部，posterior temporal, 側

頭後部 および occipital lobe 後頭後部を含む）の活性化が比較的高いのに対して，前頭部（anterior regions, frontal regions 前頭領域）の活性化が比較的低いという結果に対応していると思われる．たとえば Ring ら（1999）は隠し絵課題を遂行中の脳の活性化を fMRI を用いて調べた．隠し絵課題においては，被験者はターゲットの形をより複雑なパターンの中から検出することを求められる．Shah と Frith（1983）は，行動指標によって自閉症群は統制群よりも隠し絵課題において高い成績を示したことを報告している．Ring らの fMRI の結果は，統制群は前頭前野により高い活性化が見られたのに対し，自閉症群は後頭部（腹側後頭側頭葉：ventral occipitotemporal）の活性化の方が高い，というものであった．同様の結果は詳しくは後述するように，Just ら（2004）の文章理解課題や Koshino ら（2005）のアルファベット文字の N-back 課題においても見られている．これらの結果は，WM を含む様々な課題において，統制群が前頭葉機能（たとえばエグゼクティブ機能）に依存する場合であっても，自閉症群は後頭部の機能（たとえば貯蔵）に依存しがちであることを示唆していると思われる．

　二つ目の特徴は自閉症者は言語的な刺激を処理する課題においても，右半球よりも左半球の活性化の方が低いことが多い，ということが挙げられる (e.g., Blackstock, 1978; Boddaert et al., 2002; Dawson, 1983; Koshino et al., 2005; Muller et al., 1999; Prior & Bradshaw, 1979; Reinhart et al., 2002)．たとえば，Blackstock（1978）は言語刺激と音楽刺激を用いて側性化を調べたところ，自閉症群は左半球で音楽を聞き，右半球で言語を処理する傾向が得られた．Prior and Bradshaw（1979）は両耳分離聴法を用いて，一音節の単語の処理を調べたところ，自閉症群は右半球の優位性を示した．これらの結果から，自閉症群は言語情報の処理を右半球で行っている可能性が示唆された．Muller ら（1999）の研究では言語的また非言語的音刺激が用いられたが，自閉症群は音声刺激に対しても右半球優位の活性化を示した．Boddaert ら（2002）も発話に似た聴覚刺激の処理において自閉症群が右半球優位の活性化を示したことを報告している．これらの結果に基づいて，自閉症の左半球機能障害仮説（left hemisphere dysfunction hypothesis）が提案されている．しかし左半球機能の障害のみでは自閉症の情報処理は説明できないと思われる．なぜな

ら，たとえば，自閉症者の多くは韻律，アイロニー，比喩等を理解するのを苦手とするが，これらはむしろ右半球の活性化を伴うことが報告されているからである（e.g., Bottini et al., 1994; Buchanan et al., 2000）．

　自閉症者の対人関係の困難さに対応するものとして，顔の情報処理の問題が挙げられる．これは日常的には自閉症者が他者と視線を合わせるのを避ける傾向があることなどに見られる．顔の認識に関するブレインイメージングの研究は，顔刺激の異なった属性に対して異なった脳の領域が対応していることを示している．たとえば同定する際には紡錘状回が（Kanwisher et al., 1997 または Flexible Fusiform Area, e.g., Tarr & Gauthier, 2000），視線や表情には上側頭溝が（Allison et al., 2000; Haxby et al., 1994; Haxby et al., 2000; Narumoto et al., 2001; Ojemann et al., 1992），また感情の認識には，扁桃体，前部帯状回（ACC），premotor area が関与していることが示されている（Haxby et al., 1994; Haxby et al., 2000）．また中側頭回は感情表現の認識（Crichley et al., 2000）や顔の個々の部分の認識に関与している（Puce et al., 1998）ことが報告されている．

　顔の刺激は通常右半球を活性化するのであるが，自閉症者は顔刺激の処理に障害があり（e.g., Critchley et al., 2000; Teunisse, & De Gelder, 1994; Williams et al., 2005），また自閉症者は目よりも口に注意を払うことが多い（Joseph & Tanaka, 2003; Klin et al., 2002; Pelphrey et al., 2002）などの報告がなされている．fMRI を使った研究では，自閉症者は顔の認識の際の FFA の活性化が低いことが多くの研究者によって報告されているが（e.g., Critchley et al., 2000; Hall et al., 2003; Hubl et al., 2003; Pierce et al., 2001; Piggot et al., 2004; Wang et al., 2004; また Schultz, 2005 のレビューを参照のこと），一方では統制群との間に差がなかったという結果も出ている（e.g., Hadjikhani et al., 2004; Pierce et al., 2004）．また Schultz ら（2000）によれば，自閉症者の顔の弁別の際には下側頭回の活性化が見られたが，この領域は統制群では顔以外の物体の認識の際に活性化が見られた．このことから自閉症群は顔と物体を同様に処理している可能性が示唆された．

　また近年自閉症に関しては心の理論（theory of mind: TOM, mentalizing, または mind blindness）が注目を集めている（e.g., Abu-Akel, 2003; Frith, 2001; Frith & Frith,

2003).これは基本的には自分や他者の心的状態,たとえば,意図,信念,欲求,知識などを表象する能力であるとされる.健常児は通常 2-3 歳ごろには心的状態を表す言葉(たとえば,"欲しい","知っている","振りをする",など)を獲得し,5-8 歳ごろまでに間違った信念,ごまかし,罪のないうそ,などのより高度な概念を獲得するが,このときに基礎となるのが健常児の,人間の顔,声,動きと言ったものに対して注意を払う傾向であり,他者の視線を追ったり,関心の対象となっている物体を指し示す能力であるとされる(e.g., Frith, 2001).ところが,自閉症児は他者の視線を追ったり,関心の対象となっている物体を指し示す能力に乏しいとされる.いくつかの研究によれば,たとえば健常児は人間の声をそうでない音よりも好む傾向があるが,この傾向は自閉症児に見られない(Klin, 1991),また人間の顔とそれ以外の物体とは下部側頭葉 (inferior temporal) の中でも異なった領域で処理されるが,(e.g., Ishai et al., 1999),自閉症者の場合は同じ領域で処理されているという報告もある (Schultz et al., 2000).

　TOM に対応した脳内のネットワークとしては,内側前頭前野また前部帯状回 (ACC),主に右半球の上側頭回 (superior temporal gyrus),そして主に左半球の側頭極 (temporal pole: TP) が挙げられる (Frith, 2001; Frith & Frith, 2003; Gallagher & Frith, 2003).ここにおいて,内側前頭前野と前部帯状回は主に,行為者の意図や信念と現実とを区別すること,また自己モニタリングに関する処理に対応しているとされる.上側頭回は TOM を必要とする場合も,しない場合であっても,人間の登場する物語の理解の際や,また人間の因果関係や意図を理解しようとする場合 (Brunet et al., 2000) などに活性化される.上側頭回はそのほかにも顔刺激のもつ社会的および感情的側面の処理に関係しているとされる (e.g., Allison et al., 2000; Critchley et al., 2000; Haxby et al., 1994; Haxby et al., 2000; Narumoto et al., 2001; Ojemann et al., 1992; Puce et al., 1998).側頭極はよく知っている顔や景色 (Nakamura et al., 2000),感情的な記憶や自分の過去に関する記憶 (Dolan et al., 2000),などの想起の際に活性化される.これらの結果は,側頭極が個人的な意味記憶やエピソード記憶に関係していることを示唆している.

3 自閉症のワーキングメモリーに関する行動指標に基づいた研究

　自閉症の WM に関しては，記憶に関する課題とエグゼクティブ機能に関する課題（たとえば，プランニング，認知的柔軟性，認知抑制，など）が使われてきている．そのためか，行動指標に基づく研究の結果は自閉症者の障害を報告するものとしないものが混在している．たとえば，Hermelin と Frith (1971) は自閉症児は有意味な情報と無意味な情報の記憶の間に差がなかったが，健常児や自閉症ではない精神遅滞児は有意味な情報の記憶の方が優れていたという報告をしている．また Bennetto ら (1996) は様々な記憶課題を用いて，自閉症群と統制群を比較した．自閉症群は時間順序記憶，ソースメモリ，文章スパンと数字スパン，そしてウィスコンシンカード分類課題 (Wisconsin card sorting task: WCST)，ハノイの塔などのエグゼクティブ機能課題において統制群よりも成績が低かったが，短期記憶，長期記憶，および手がかり再生においては統制群との間に差がなかった．また Russell ら (1996) は自閉症群は統制群と同等の語長効果 (word length effect：長い単語は短い単語に比べて，記憶成績が低い) を示したが，WM の容量においては劣っていると報告している．また Williams ら (in press) はウェクスラーメモリースケール (WMS-III) の空間的スパンサブテストと wide range assessment of memory and learning (WRAML) を用いたところ，自閉症者は空間的な WM の課題の成績が統制群より低かったと報告している．

　他のエグゼクティブ機能課題では，たとえば，プランニングに関して，はハノイの塔課題およびそのバリエーションであるロンドン塔課題，またはケンブリッジのストッキング課題を用いて，多くの研究が自閉症者の成績が低いことを示している (e.g., Bennetto et al., 1996; Hughes et al., 1994; Ozonoff et al., 1991; Ozonoff & Jensen 1999)．たとえば，Ozonoff ら (1991) はこのロンドン塔課題を用いたが，この課題において自閉症群の方が同年齢の統制群に比べて成績が低かった．また Hughes ら (1994) はケンブリッジのストッキング課題で自閉症者は難易度の高い場合に（初期状態から目標状態に移行するための移動の回数が多い場合）に障害を示

したことを報告している．

　また認知的柔軟性（cognitive flexibility）もエグゼクティブ機能の中心的な概念の一つであるが，これは基本的には外界の状況の変化に対応して思考や行動を変化させる能力であると考えられている．自閉症における認知的柔軟性の欠如は，固着，ステレオタイプ化した行動や，運動機能の制御に関する問題に現れているとされる．認知的柔軟性の欠如はWCSTなどで測られる（e.g., Bennetto et al., 1996; Ozonoff & Jensen 1999）．たとえば，Ozonoff and Jensen（1999）によれば，自閉症者はWCSTにおいて，反応カテゴリーの変更後も同じカテゴリーに固執する傾向が強かった．以上述べてきたような，プランニングや認知的柔軟性の欠如を示す結果に基づいて，自閉症のエグゼクティブ機能障害仮説（executive dysfunction hypothesisまたはfrontal dysfunction hypothesis）が提案されているが，これは基本的には自閉症の主要な障害はエグゼクティブ機能にあるとするものである（e.g., Hill, 2004）．

　しかしもう一つの，エグゼクティブ機能における重要な概念の一つである認知抑制（cognitive inhibition）に関する課題では，今までの研究では自閉症者は障害を示していない結果も多く報告されている．たとえば自閉症者はストループ課題においては統制群との間に差がなかった（e.g., Eskes et al., 1990; Ozonoff & Jensen, 1999; Russell et al., 1999）．また，OzonoffとStrayer（1997）はネガティブ・プライミング（負のプライミング）課題を用いて自閉症者の認知抑制を調べた．ネガティブ・プライミングでは，弁別課題や同定課題において直前の試行での妨害刺激が次の試行ではターゲットになった場合に，反応時間が遅くなり，また誤答率が上がる傾向がある（e.g., Tipper, 1985）．これは直前の試行での妨害刺激に対する反応の抑制の痕跡が次の試行での反応に影響するためであり，したがって，ネガティブ・プライミングは認知抑制の能力を測っていると考えられている（しかし他の説明も提案されている．たとえばネガティブ・プライミングのエピソード検索仮説（Neill, 1997）など）．しかしOzonoffとStrayer（1997; Brian et al., 2003）の研究では自閉症群と統制群との間にはネガティブ・プライミングにおいては差がなかった．さらにOzonoffとStrayer（1997）はストップシグナル課題においても自閉症群は障害を

心の理論とワーキングメモリ

示さなかったと報告している．ストップシグナル課題はLogan（e.g., Logan 1994）によって開発されたが，ある試行においては課題を実行中にストップシグナル（たとえばビープ音など）が提示される．被験者はビープ音が提示された試行においては，反応を抑制することが要求される．このストップシグナル課題においては，通常主要な関心は，課題を実行中のどの時点でビープ音が提示された場合に，被験者は反応を抑制することができるか，ということである．もしも刺激提示と同時かまたは直後にビープ音が提示されれば，刺激に対する反応を抑制することはそれ程難しくない．しかし，刺激提示後しばらくして，反応の直前ごろにビープ音が提示された場合は，反応を抑制するのはとても難しくなる．OzonoffとStrayer（1997）の実験では主課題として単語のカテゴライゼーションが用いられ，被験者はコンピューター上に提示される単語が動物に関係するかどうかの判断が求められた．そして時折，ビープ音が提示され，その試行においては反応を抑制することが求められた．このストップシグナル課題においても自閉症群と統制群との間には差が見られなかった．またGo-No Go課題においては通常，一連の刺激（たとえばアルファベット）が提示され，被験者は刺激を検出したら，ボタンを押すことが要求されるが，ある特定のターゲットに対してのみ反応を抑制することが求められる．Ozonoffら（1994）の研究ではこのGo-No Go課題においても，自閉症群と統制群の間には差が見られなかった．これらの結果に基づいて，彼らは自閉症者は反応抑制に関しては障害を示さないと結論している．

4 | 自閉症者のワーキングメモリーに関するブレインイメージングの研究

　自閉症者のWMを対象としたブレインイメージングの研究はまだそれほど多いとはいえないが，色々と有用なデータを提供してくれているように思われる．その大きな利点の一つは，行動指標において，自閉症群と統制群の間に差がない場合も脳の活性化には差が現れるということが挙げられる．Lunaら（2002）は高機能自閉症者を対象に眼球運動を使った遅延反応（oculomotor delayed-response）課

題と視覚誘導サッケード（visually guided saccade）課題を使った fMRI の実験を行った．それによると自閉症者は視覚誘導サッケード課題においては統制群と同等の成績を示したが，眼球運動を使った遅延反応課題においては前頭前野背外側領域と後部帯状回において活性化が劣っていた．これらの結果に基づいて，Luna らは自閉症者は空間的 WM に障害をもつと結論している．

　Just ら（2004）は文章理解課題を遂行中の脳の活動を fMRI を用いて調べた．分析には Rademacher et al.（1992）に基づいて解剖学的関心領域（ROI, 図 8-1 参照）が，個々の被験者の構造的 MRI データによって決定された（手続きの詳細は Just et al., 2004 を参照されたい）．その結果は前述したように，ブローカ領の活性化は統制群の方が自閉症群よりも高かったのに対し，ウェルニッケ領の活性化は，自閉症群の方が統制群より高かった．脳の活性化に関するもう一つの分析方法として，機能的結合性（functional connectivity）が計算された．機能的結合性は脳の各部分がどのように共同，協調しているかを測るものである．基本的な考えとしては，協調している二つの脳部位は活性化の時間的な変化が同期しているはずであり，したがって，これらの部位の間には時間的な変化に関して高い相関が見られると考えられる（e.g., Friston et al., 1993; Horwitz et al., 1998; McIntosh, et al., 1994）．機能的結合性の測度としては，個々の被験者ごとに，二つの関心領域間の時系列に沿った活性化の値の相関係数が計算された（図 8-2 に例を示す）．その結果，機能的結合性の値は脳の全域にわたって，自閉症群の方が一貫して低かった．これらの結果に基づいて，Just ら（2004）は Underconnectivity 理論を提案しているが，それによると，自閉症の障害は多くの場合高次認知機能を必要とする課題において見られるが，これは基本的には脳の異なった部位の間での連絡，協調が低いため情報が統合されないことに起因するとされる．

　Koshino ら（2005）は文字の N-back 課題中の脳の活動を fMRI を用いて調べた．N-back 課題はブレインイメージングを用いた WM の研究においては頻繁に使われてきているが，その理由としては視覚刺激を変更することなく WM の負荷を操作できることが挙げられる．この実験では一回のブロックにアルファベットが一文字ずつ 20 回提示され，WM の負荷に関しては 0-back, 1-back, 2-back の 3

心の理論とワーキングメモリ

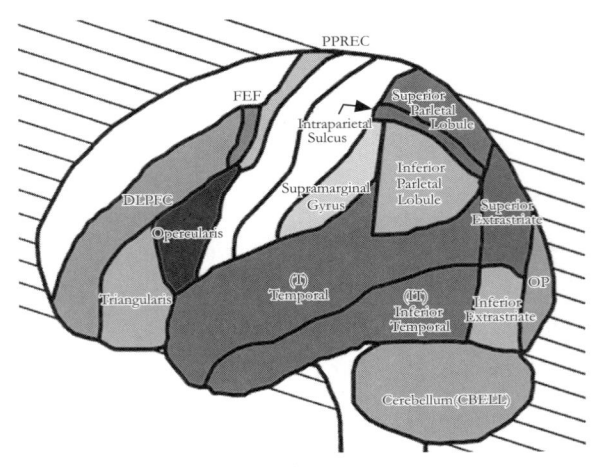

図 8-1 Rademacher ら（1992）に基づく ROI のダイアグラム．ここに示されているのは外側 ROI のみであり，内側 ROI（前部帯状回 anterior cingulate cortex: ACC, 鳥距溝 calcarine sulcus, 補足運動野 supplementary motor area, 上内側前頭傍帯状回 superior medial frontal paracingulate）はここには示されていない．エラーバーは標準誤差を表している．下位検定の結果はアスタリスクで示した（$p < .05$）．

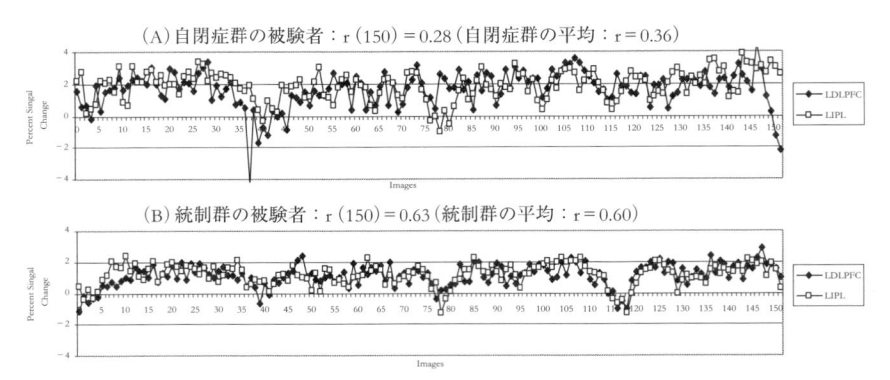

図 8-2 二つの ROI 間の時系列に沿った活性化の値の相関の例．データは文字の N-back 課題からとられている．(A) は自閉症群の被験者で，$r(150) = 0.28$（自閉症群の平均は $r(150) = 0.36$）．(B) は統制群の被験者で，$r(150) = 0.63$（統制群の平均は $r(150) = 0.60$）．

条件が含まれた．0-backにおいては，被験者は各ブロックの最初に提示されるターゲットを憶えておいて，その文字がモニター上に現れたら，ボタンを押すように教示された．1-backにおいては，現在表示されている文字がその直前の文字と同じであった場合に，そして2-backにおいては現在表示されている文字が二つ前の文字と同じであった場合に，反応することが要求された．N-back課題の例は図8-3に示されている．

　自閉症群と統制群の間には反応時間と誤答率に関しては差はなかった．また記憶負荷とグループの間にも交互作用は見られなかった（図8-4）．このように行動指標に関しては両群間に差がなかったにもかかわらず，脳の活性化に関しては両群間に著しい差が見られた．まず第一に，自閉症群は全体的に左半球の活性化が

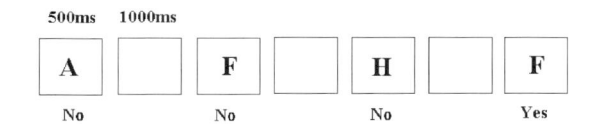

図8-3　2-back条件の刺激提示の例．個々のアルファベット文字が500ミリ秒間提示された後，1000ミリ秒間の遅延がある．

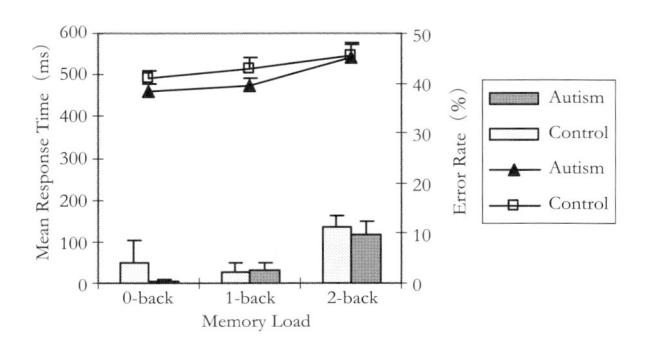

図8-4　各群の平均反応時間と誤答率．

右半球に比べて低かったのに対して，統制群では左右両半球の活性化は前頭葉ではほぼ等しく，頭頂葉では左半球優位の活性化が見られた．図8-5（巻頭口絵にカラーで掲載）と図8-6に見られるように，前頭前野（DLPFC）での活性化は右半球では両群でほぼ等しいにもかかわらず，左半球の活性化は自閉症群のほうが低い．これに対して，下部頭頂葉はWMのサブシステムに関係するとされるのだが，そこにおける活性化は，左半球では統制群の方が高く，右半球では自閉症群の方が高い．これらの前頭葉での活性化のパターン，および頭頂葉では左半球は音韻ループに，そして右半球は視覚空間的スケッチパッドに対応していることを考慮すると，このことは統制群は文字刺激を音声コード化して保持したのに対し，自閉症群は視覚的イメージのまま保持した可能性を示唆している．また自閉症群は下部側頭葉（inferior temporal），下部有線外皮質（inferior extrastriate）の活性化を示したのに対し，統制群はほとんど活性化を示さなかった．このことは，文字刺激の処理において，自閉症群は特徴抽出に関わるこれらの領域での情報処理に重点が置かれたのに対し，統制群の被験者にとっては文字刺激の処理はあまりに自動化されたものであるために処理資源を必要としなかったことが考えられる．

　次に脳の部位の間の相関である機能的結合性に関して，二つの指標が計算された．その一つは脳のネットワークの大きさに関する指標であり，もう一つはそれぞれの脳の部位の間の相関の強さに関する指標である．脳のネットワークの大きさを測るために，個々の関心領域の対および実験条件ごとに相関係数のグループ平均が計算され，そうしてできた相関行列が探索的因子分析にかけられた（e.g., McLaughlin et al., 1992; Peterson et al., 1999）．この場合，相互に相関の高い関心領域同士が因子としてまとめられるわけであるから，個々の因子はある機能に対応したラージスケールネットワーク（e.g., Mesulam, 1990, 1998）に対応していると考えられた．探索的因子分析の結果として，表8-1に示されているように，自閉症群に関しては三つの，統制群に関しては二つの因子が抽出されたが，この結果は脳の活性化の結果と非常によく対応していた．自閉症群の第一因子は主に左右の前頭葉領域と，右の頭頂葉領域からなっているのに対して，統制群の第一因子は左右の前頭葉領域と，左の頭頂葉領域からなっている．つまり，前頭前野と頭頂葉を

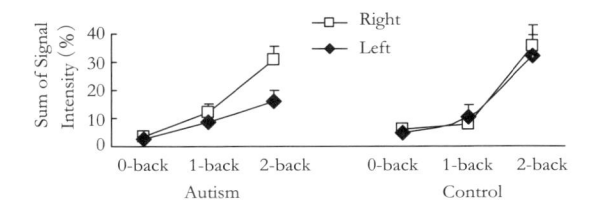

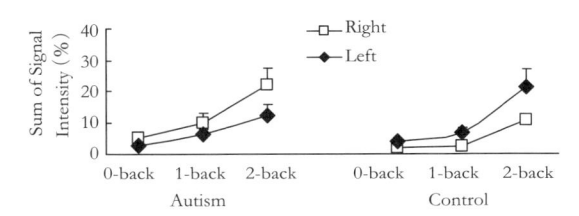

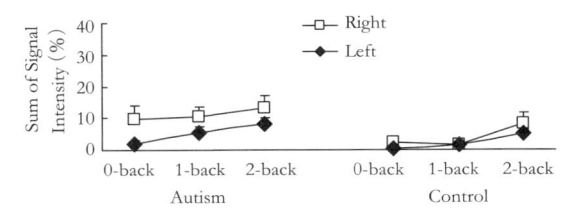

図8-6 図5に対応したSSI（sum of signal intensity: sum of percent signal change）のグラフ．DLPFCに関しては，右半球ではグループ間の差がないが，左半球に関しては，自閉症群の活性化が2-back条件で低い．下頭頂小葉に関しては，自閉症群は右半球の活性化が高く，統制群は左半球の活性化が高い．ITに関しては，統制群ではほとんど活性化が見られなかったのに対して，自閉症群は右半球で活性化が高かった．Reprinted from NeuroImage, 24, Koshino, H., Carpenter, P. A., Minshew, N. J., Cherkassky, V. L., Keller, T. A., & Just. M. A., 810–821, Copyright (2005), with permission from Elsevier

中心とした WM ネットワークは自閉症群では右半球よりであるのに対して，統制群では左半球よりであった．自閉症群の第二因子は左の頭頂葉であり，統制群は右の頭頂葉であった．またこれらの因子に関して，個々の因子に含まれる関心領域の数は自閉症群のほうが少ない傾向があった．つまり，このことは自閉症群の方が脳のネットワークが小さい（協調して働いている脳の領域の範囲が狭い）ことを示唆していると思われる．自閉症群においては第三因子が抽出されたが，それは下部側頭葉および，下部有線外皮質を含むものであった．したがって，脳の活性化のデータと機能的結合性のデータは同一の方向を示しているように思われる．前述のように，自閉症者は右半球に重点の置かれた視覚的空間的スケッチパッドをサブシステムとする WM ネットワークを使用したのであり，これはおそらく刺激文字を視覚的イメージとしてコード化したためと考えられる．これに対して，統制群は左半球よりの，音韻ループをサブシステムとする WM ネットワークを使用したのであり，これは彼らが刺激文字を音声コード化したためと考えられる．

また Koshino ら（印刷中）は顔の刺激を使った N-back 課題中の脳の活動を調べる実験を行った．この実験では Warrington (1984) よりとられた，白人男性の顔写真が刺激として使用されたが，その結果は，文字刺激を使った N-back 課題の結果によく対応していた．まず，反応時間と誤答率に関しては両群間に差がなかった．また両群とも通常 N-back 課題で活性化される領域 (Owen et al., 2005) に活性化が見られた．それらは，左右の前頭極，中前頭回，下前頭回，前運動野外側領域 (lateral premotor areas)，そして，下部頭頂葉領域を含む．また内側前頭回にも活性化がみられた．しかし自閉症群は右半球優位の活性化を示し左半球の活性化は非常に低かったのに対し，統制群においては両半球に活性化が見られた．これらの結果から，再び，自閉症群は WM の障害は見られなかったが，統制群とは異なった処理様式を使用していることが示唆された．また統制群は紡錘状回 (FFA) および右半球の上側頭回と中側頭回に活性化が見られたが，自閉症群は FFA の活性化を示しただけだった．顔の刺激に対する右半球の上側頭回と中側頭回の活性化は，前述のように，通常顔刺激のもつ社会的および感情的側面の処理や TOM に関係しているとされる．今回の実験では，被験者は個々の顔を記憶

表 8-1 文字の n-back 課題における因子分析の結果（Koshino et al., 2005 を改変）

因子	自閉症群 因子1	因子2	因子3	統制群 因子1	因子2
L Dorsolateral Prefrontal Cortex	**0.58**	0.42		**0.74**	
R Dorsolateral Prefrontal Cortex	**0.78**			**0.65**	0.47
L Frontal Eye Field				**0.60**	0.44
R Frontal Eye Field	**0.72**			**0.95**	
L Inferior Frontal Gyrus				**0.59**	0.33
R Inferior Frontal Gyrus	**0.64**		0.40	**0.71**	
L Posterior Precentral	**0.50**	**0.50**		**0.74**	
R Posterior Precentral	**0.62**		0.51	**0.59**	0.41
Supplementary Motor Area	0.35	**0.40**			**0.56**
Superior Medial Frontal Paracingulate	0.45	**0.54**		**0.66**	0.37
L Inferior Parietal Lobe		**0.77**		**0.61**	0.47
R Inferior Parietal Lobe	**0.67**			0.43	**0.59**
L Intrapareital Sulcus	0.40	**0.59**		**0.63**	0.54
R Intrapareital Sulcus	**0.58**	0.46		0.56	**0.59**
L Superior Parietal Lobe		**0.79**	0.33		
R Superior Parietal Lobe	0.41	**0.49**	0.43	**0.65**	0.43
L Inferior Temporal	0.41	**0.53**			
R Inferior Temporal	0.32		**0.75**	**0.84**	
R Superior Extrastriate	0.46		**0.63**		
R Inferior Extrastriate			**0.85**		
Eigenvalue	4.34	3.38	3.14 (Total 10.86)	5.73	3.85 (Total 9.57)
説明される分散の割合			60.3		59.8

F1: 前頭葉と右頭頂葉
F2: 左頭頂葉と運動前野
F3: 後頭部

F1: 前頭葉と左頭頂葉
F2: 右頭頂葉と運動前野

注：ROI の位置に関しては図 1 を参照されたい。

することが求められただけで，刺激の社会的または感情的側面や TOM に関するような処理は求められていないのだが，それにもかかわらず，統制群においてはこのような活性化が見られたことは，そのような処理がいかに自動的なものかを示唆していると思われる．また前述のように Schultz et al. (2000) は自閉症者が顔の刺激を処理する際に活性化した下部側頭葉の領域は，統制群では物体を処理する際に活性化されるという結果を報告している．それらを考え合わせると，今回の実験の結果は，自閉症群は顔刺激をおそらく物体と同じように処理した可能性を示唆している．

機能的結合性の分析において，因子分析により自閉症群は 4 因子が，統制群は 3 因子が抽出された．両群間の最大の違いは，自閉症群は頭頂葉のネットワークの因子が FFA を含んでいたのに対して，統制群の頭頂葉のネットワークの因子は前頭葉との関係が高い点に見られた．この結果は，N-back 課題における自閉症群の情報処理が後頭葉よりであることを示している．そして今回の実験においても，自閉症群は一般的に後頭葉と前頭葉領域の間の相関が低かった．また以前の文字刺激を使った N-back 課題の場合と同様に，自閉症群のほうが個々の因子に含まれる関心領域数が少なかった．これらの結果は，自閉症群は同期している関心領域の数が少ないことを示しており，したがって協調している脳の領域が統制群に比べて狭いことを示していると思われる．

文字の N-back および顔の N-back の二つの WM 課題の結果は非常によく対応していたが，それらに基づいて，自閉症者の WM の特徴がいくつか抽出できるように思われる．一つには，情報処理において，統制群が言語的なコードを使用する場合であっても，自閉症群は視覚的なコードを優先する傾向があると思われる．このことは，左右半球の活性化の差で見ると，統制群が両半球の活性化を示す場合でも，自閉症群においては右半球に比べて左半球の活性化が低いこと，また脳の前部と後部の差で見ると，統制群が比較的前頭葉を活性化する場合であっても，自閉症群は後頭葉の活性化が高いことにも対応しているように思われる．また自閉症群は全体的に機能的結合性が統制群に比べて低いのだが，この傾向は特に前頭葉と頭頂葉および側頭葉の間において顕著に見られるように思われる．

そしてこのことも自閉症群が言語を使用しない傾向に関連しているかもしれない．

　Just et al.（2007）はロンドン塔課題（tower of London, TOL）を遂行中の脳の活性化を fMRI を用いて調べた．彼らの実験においては，難易度は，初期状態と目標状態の間のボールの移動の数によって操作された．すなわち，低難易度条件では 70％が 1 回の移動，30％が 2 回の移動で解決できる課題によって構成され，高難易度条件では 70％が 3 回の移動，30％が 2 回の移動を必要とした．

　自閉症群と統制群の間には誤反応率に関しては差はなかった．反応時間に関しては低難易度条件においては両群間に差がなかったが，高難易度条件において自閉症群の反応時間が長かった．脳の活性化に関しては，両群とも左右の前頭前野，下部頭頂葉，また広い範囲にわたって後頭葉を活性化した．両群とも高難易度，低難易度条件の間に大きな差は見られなかったが，Just らはこれは高難易度と低難易度条件の間の難易度の差が小さかったことによるかもしれないとしている．両群の間では，左右の前頭前野，上部および下部頭頂回，中部後頭回などに小さいクラスターではあるが，統制群の活性化が高い傾向が見られた．機能的結合性に関しては自閉症群の値が統制群に比べて全体的に低かった．また自閉症者は脳梁の幅が狭いという結果が報告されているのに基づいて（e.g., Egaas et al., 1995; Hardan et al., 2000; Piven et al., 1997），機能的結合性と脳梁の間の相関が計算されたが，自閉症群では脳梁の幅が統制群より狭く，脳梁の幅と左右半球間の機能的結合性の間に，正の相関が見られた．すなわち自閉症群では脳梁の幅の狭い被験者ほど左右半球の領域間の相関係数の値が低かった．しかしこの傾向は統制群には見られなかった．このことは左右半球間の情報の伝達に関して，機能的結合性の低さが，脳梁の幅といった解剖学的な原因による可能性を示唆している．

　Kana et al.（2007）は Go-No Go 条件とそのバリエーションである 1-back 条件下での自閉症群と統制群の間の脳の活性化を比較した．Go-No Go 条件においては一連のアルファベットが提示され，被験者は刺激を検出したら，ボタンを押すことが要求されたが，A に対してのみ反応を抑制することが求められた．また 1-back 条件下では，F と G がランダムな順序で提示されたが，同じ文字が 2 回

心の理論とワーキングメモリ

続けて提示された場合に，2回目の刺激に対する反応を抑制することが求められた．結果は，反応時間に関しては，両群間に差がなかったが，誤答率においては，統制群のGo-No Go条件と1-back条件，および自閉症群の1-back条件に比べて，自閉症群のGo-No Go条件での誤答率が低いという交互作用が有意だった．また脳の活性化に関しては，自閉症群は帯状回および島の活性化が低かった．反応抑制に関係した脳の領域としては，前部帯状回，補足運動野，前頭前野背外側領域および前頭前野腹外側領域等が報告されている（e.g., Casey et al., 1997; Kawashima et al., 1996; Konishi et al., 1998）．機能的結合性に関しては帯状回と右半球の中および下前頭回および右半球下部頭頂葉の間の機能的結合性が，自閉症群において低かった．このことは，自閉症群は反応抑制といった認知活動に関しても，統制群とは異なった脳内ネットワークを使用している，すなわち，異なった情報処理様式を使用していることを示している．

5 自閉症のワーキングメモリーの特徴

今まで見てきたように自閉症のWMに関するブレインイメージングの研究はまだ少ないが，それらは自閉症のWMについて，新しいタイプのデータを提供している．ここではそれらについて考えてみたい．まず今までに概観したことをまとめてみると，自閉症者はWM課題，またはエグゼクティブ機能課題とされるもののうちで，行動指標に基づいて見た限りではある課題（たとえばTOL，WCST）に対しては障害を示すが，別の課題（たとえばストループ，ネガティブ・プライミング，ストップシグナル，Go-No Go），に対しては示さない．ただTOLの場合も統制群との間に差が現れるのは難易度の高い場合に限られるようである．N-back課題を用いた実験では，刺激の種類に関わらず，自閉症群は行動指標に関しては障害を示していない．であるにもかかわらず，彼らの脳の活性化のパターンは統制群とは明らかに違っていた．

現在までに得られているブレインイメージングのデータに基づくと，WMに

対応した脳の活性化のパターンにおける自閉症群と統制群の主な違いは，次の三点に集約されるように思われる．(1) 自閉症者は相対的に後頭部の活性化の程度が高いが，前頭部の活性化は低いように思われる．つまり，自閉症群の後頭部の活性化の程度は統制群とほぼ同じか，高いこともあるのに対して，前頭葉の活性化の程度は，特に左半球では自閉症の方が統制群より低いことが多いように思われる．(2) 右半球の活性化は統制群と同じかそれより高いこともあるが，左半球の活性化は統制群より低いことが多いように思われる．そして (3) 機能的結合性が統制群に比べて低い傾向にあるが，特に前頭葉と後頭部の間の相関が低いことが多い．

まず前頭部と後頭部の活性化に関する差であるが，以前にも見たように，いくつかの fMRI の研究において，統制群が前頭部に活性化を示すことが多い場合でも，自閉症群は相対的に後頭部の活性化が高く，前頭部の活性化は低いという結果が報告されている (e.g., Just et al., 2004; Koshino et al., 2005; Luna et al., 2002; Ring et al., 1999)．前頭葉がエグゼクティブ機能に対応し，後頭部が貯蔵に対応するとすれば，これは，自閉症者が WM に関して，エグゼクティブ機能（前頭葉に対応する）よりも後頭部に対応する貯蔵に依存した処理様式をもっていることを示唆していると考えられる．換言すれば自閉症者は刺激を生に近い形で保持する傾向が強いということかもしれない．たとえば，文字刺激を音声コードに変換せず視覚的コードのまま保持するような処理様式である．このことは自閉症者が視覚的特徴の処理に重点が置かれた課題（たとえば，ブロックデザインや隠し絵課題）に関しては高い成績を示しながら，情報の階層的な変換や統合を必要とするような課題に対しては，成績が下がることによく対応していると思われる．

次に左右の半球差であるが，これは情報処理のモダリティの差に関係していると考えられる．つまり自閉症群においては右半球の活性化は統制群と変わらないか，高いことさえあるのに，左半球の活性化は低いことが多い．このことは，自閉症群が視覚的空間的特徴に依存した情報処理様式をもっている傾向を示していると考えられる．この仮説はたとえば私たちの文字の N-back 課題の結果などとは非常によく一致する．すなわち文字刺激のように私たちの多くが音声コードを

使用することが多い刺激の場合でも，自閉症者は視覚的コードのままで情報を保持すると考えられる．これはWMとの関連では，自閉症者は音韻ループよりも，視空間スケッチパッドを優先する傾向が強いことを示しているかと思われる．ただこれが彼らの視空間スケッチパッドの保持機能そのものが音韻ループのそれに比べて優れていることにすぐにつながるかどうかはまだ分からない．なぜならおそらく後頭部の保持機能は後頭部のネットワークの活性化のみで決定されるわけではないであろうからである．後頭部の保持機能は後頭部がいったん活性化された際に，それがどれだけ長く持続するかということもあるが，また一方ではどれほど容易に再活性化されるかということに関連しているかと思われる．もしリハーサルがJonidesらの主張するように，後頭部のネットワークの活性化を持続するための，または再活性化するための注意の再配分であり，それが前頭葉および頭頂葉の選択的注意に関係したネットワークによってなされているのであれば，後頭部における情報の保持は前頭葉から後頭部へのフィードバックによっても影響されていると思われるからである．そしてこのフィードバック機能は後述するように自閉症群では弱いと考えられる．

最後に前頭部と後頭部の間の機能的結合性が自閉症群では低いことであるが，これはWMに関して，一つには低次の処理から高次の処理に向かう，または後頭部から前頭部に向かう，ボトムアップに関係したネットワークの弱さを示唆していると思われる．このフィードフォワードの方向の情報処理は，単純なものから複雑なものへ，ローカルなものからグローバルなものへといった階層性をもつと考えられる．そしてこれはさらにカテゴリー化や抽象化の方向でもあると思われる．しかし，もしもボトムアップの方向での脳の部位間の機能的な連結性が低いのであれば，低次の情報が高次の情報へと統合されることに問題が生ずるであろう．その意味では，これは弱い中心整合性に関係していると考えられる．前頭部と後頭部の間の機能的結合性の低さは，もう一つには高次の処理から低次の処理に向かうトップダウンまたはフィードバックの情報の不適切さまたは不足に関係していることが考えられる．フィードフォワードとフィードバックのループが適切に機能していれば，低次の情報は高次の情報へとボトムアップに統合され，

また高次の情報はさらに低次の情報が高次の情報へと統合されるプロセスをトップダウンに促進するという循環が形成されると思われる．これに対して，フィードフォワードとフィードバックのループが適切に機能していない場合，トップダウンとボトムアップのプロセスの協調的な循環は望めないであろう．

　これらのことを考え合わせると，自閉症者が視覚的特徴に重点を置いた課題を得意とするのに対し，複雑な課題や高次の処理を必要とする課題を苦手とするのが，理解できるかもしれない．たとえば，EFT などではターゲットとなるパターンを保持しそれをより複雑なパターンの中から見つけなくてはならないが，その際に，統制群に関してはグローバルな方向に向かう統合的な情報処理をするがゆえに，ターゲットの形が検出しにくくなっていることは考えられる．別の言い方をすると，統制群は木々を統合して森を見てしまう傾向が強いために（これが中心整合性であると思われるが）かえって，個々の木が見にくくなると言ってもいいであろうか．これに対して自閉症群はトップダウンとボトムアップの処理の循環が滞りがちであるため，ローカルな処理にとどまる傾向が強くなると思われる．そのゆえに，森は見にくくなるが，木を発見するのは早いということなのかもしれない．しかし自閉症群はエグゼクティブ機能に重点の置かれた課題に関しては，問題を現すことが多くなる．

　フィードバックループは課題の難易度が上がるにつれてその重要性を増すと思われる．課題が単純な場合は，たとえば視覚的に入力した刺激を視空間スケッチパッドに貯蔵し，（このとき脳では下部頭頂葉のネットワークが活性化していると思われるが），それに対してある処理を施すことで解決できるかもしれない．たとえば，隠し絵課題の場合なら，ターゲットのパターンを保持しておいて，それを複雑な刺激図形の中から検出することになる．しかし，課題の難易度が上がるにつれて，保持されるべき情報は入力された刺激にとどまらず，ある処理を施された中間結果も保持されねばならなくなる．たとえばロンドン塔課題において，難易度が低いうちは中間結果の変更が少ないのであり，したがってフィードバックの回数も少なくてすむであろう．そしてこの場合は自閉症群の成績は統制群と変わらないことが報告されている．しかし，難易度が上がるにつれて，中間結果を

何度も変更しなくてはならなくなるわけで，したがってフィードバックの回数が増える，換言すれば前頭葉のエグゼクティブ機能と後頭部の貯蔵庫の間での情報のやり取りが質，量ともに増えるということであろう．そして，この場合に自閉症群の成績が低くなるという結果は，自閉症群のフィードバックループの機能の低さにも関係しているように思われる．

　最後にまとめてみたい．本章では，自閉症のWMについて，現在までのブレインイメージングの研究によって示唆される仮説について検討した．この自閉症者のWMはエグゼクティブ機能（または中央実行系）よりも，サブシステム，特に視覚空間的スケッチパッドにおける情報の保持に依存する傾向が強いという仮説は，ブレインイメージングのデータとして得られる次の三点に基づいている．すなわち，(1) 後頭部よりも前頭葉の活性化が低いことが多い，(2) 右半球よりも左半球の活性化が低いことが多い，そして (3) 機能的結合性が，特に後頭部と前頭部の間で低い傾向にある．この，後頭部と前頭部の間での連絡の悪さは，前頭葉の活性化，特に前頭葉の左半球の活性化が低くなる傾向にもつながっているかもしれない．そして，これは，自閉症者の言語使用における問題にも関係している可能性があるかと思われる．さらにこのため，自閉症者はボトムアップな情報処理とトップダウンな情報処理の循環的相互促進作用が弱いと思われる．したがって，脳の後頭部に依存した，比較的生でまだコード変換や意味処理を受けていない段階の視覚的特徴に依存した処理によって対応できる課題の場合は，統制群と同じか，時にはそれより優れた成績を示すこともあるが，課題の複雑さが増し，前頭葉よりのエグゼクティブ機能および言語的な処理に対する要求が高まるにつれて，情報処理の障害を現す傾向があると思われる．これはもちろん現在のところ一つの作業仮説に過ぎないが，これからの研究のガイドとなるような経験的データを積み重ねていく上での，指針となる仮説を生成する上で役に立ちそうに思われる．また，自閉症のWMに関する研究は人間一般のWMを理解する上でも，特に中央実行系または前頭葉の機能と従属システムまたは後頭部の機能の関係について考える材料を提供してくれるように思われる．

引用文献

Allison, T., Puce, A., & McCarthy, G. (2000). Social perception from visual cues: role of the STS region. *Trends in Cognitive Sciences, 4,* 267–278.

American Psychiatric Association Task Force on DSM-IV. (1994). *Diagnostic and Statistical Manual of Mental Disorders*, (4th Ed.). American Psychiatric Association, Washington, DC.

Baddeley, A. D. (2000). The episodic buffer: A new component of working memory? *Trends in Cognitive Sciences, 4,* 417–423.

Baddeley, A. D., & Logie, R. H. (1999). Working memory: The multiple-component model. In P. Shah & A. Miyake (Eds.), *Models of working memory: Mechanisms of active maintenance and executive control* (pp. 28–61). Cambridge University Press.

Bennetto, L., Pennington, B. F., Rogers, S. J. (1996). Intact and impaired memory functions in autism. *Child Development, 67,* 1816–1835.

Blackstock, E. G. (1978). Cerebral asymmetry and the development of early infantile autism. *Journal of Autism and Childhood Schizophrenia, 8,* 339–353.

Boddaert, N., & Zilbovicius, M. (2002). Functional Neuroimaging and childhood autism. *Pediatric Radiology, 32,* 1–7.

Bottini, G., Corcoran, R., Sterzi, R., Paulesu, E., Schenone, P., Scarpa, P., Francowiak, R. S. J., & Frith, C. D. (1994). The role of the right hemisphere in the interpretation of figurative aspects of language. A positoron emission tomography activation study. *Brain, 117,* 1241–1253.

Brian, J. A., Tipper, S. P., weaver, B., & Bryson, S. E. (2003). Inhibitory mechanisms in autism spectrum disorders: Typical selective inhibition of location versus facilitated perceptual processing. *Journal of Child Psychology and Psychiatry, 44,* 552–560.

Brunet, E., SaRFate, Y., Hardy-Bayle, M. C., & Decety, J. (2000). A PET investigationof the attribution of intentions with a nonverbal task. *Neuroimage, 11,* 157–166.

Buchanan, T. W., Lutz, K., Mirzazade, S., Specht, K., & Shah, N. J. (2000). Recognition of emotional prosody and verbal components of spoken language: an fMRI study. *Cognitive Brain Research, 9,* 227–238.

Casey, B. J., Trainor, R. J., Orendi, J. L., Schubert, A. B., Nystrom, L. E., Giedd, J. N., Castellanos, F. X., Haxby, J. V., Noll, D. C., Cohen, J. D., Forman, S. D., Dahl, R. E., & Rapoport, J. L. (1997). A Developmental Functional MRI Study of Prefrontal Activation during PeRFormance of a Go-No-Go Task. *Journal of Cognitive Neuroscience, 9,* 835–847

Castelli, F., Frith, C., Happé, F., Frith, U. (2002). Autism, Asperger syndrome and brain mechanisms for the attribution of mental states to animated shapes. *Brain, 125,* 1839–1849,

Critchley, H. D., Daly, E. M., Bullmore, E. T., Williams, S. T. R., Amelsvoort, T. V., Robertson, D. M., Rowe, A., Phillips, M., McAlonan, G., Howlin, P., Murphy, D. G. M. (2000). The functional neuroanatomy of social behavior: Changes in cerebral blood flow when people with Autism disorder process facial expressions. *Brain 123*, 2203-2212.

Dawson, G. (1983). Lateralized brain dysfunction in autism: evidence from the Halstead-Reitan neuropsychological battery. *Journal of Autism and Developmental Disorders, 13*, 269-286

D'Esposito, M., Aguire, G. K., Zarahn, E., Ballard, D., Shin, R. K., & Lease, J. (1998). Functional MRI studies of spatial and nonspatial working memory. *Cognitive Brain Research, 7*, 1-13.

D'Esposito, M., Postle, B., Ballard, D., Lease, J. (1999). Maintenance versus manipulation of information held in working memory: an event-related fMRI study. *Brain & Cognition, 41*, 66-86.

Dolan, R. J., Lane, R.,, Chua, P., & Fletcher, P. (2000). Dissociable temporal lobe activations during emotional episodic memory retrieval. *Neuroimage, 11*, 203-209.

Egaas, B., Courchesne, E., & Saitoh, O. (1995). Reduced size of the corpus callosum in autism. *Archives of Neurology, 52*, 794-801.

Eskes, G. A., Bryson, S. E., & McCormick, T. A. (1990). Comprehension of concrete and abstract words in autistic children. *Journal of Autism and Developmental Disorders, 20*, 61-73.

Fletcher, P. C., Henson, R. N. A., 2001. Frontal lobes and human memory-insights from functional imaging. *Brain 124*, 849-881.

Friston, K. J., Frith, C. D., Liddle, P. F., & Frackowiak, R. S. J. (1993). Functional connectivity: The principal-component analysis of large PET data sets. *Journal of Cerebral Blood Flow and Metabolism, 13*, 5-14.

Frith, U. (1989). A new look at language and communication in autism. *British Journal of Disorders of Communication, 24*, 123-150.

Frith, U., & Frith, C. D. (2003). Development and neurophysiology of mentalizing. *Philosophical Transactions of Royal Society, London, B., 358*, 459-473.

Gallagher, H., Happe, F., Brunswick, N., Flecher, P. C., Frith, U., & Frith, C. D. (2000). Reading the mind in cartoons and stories: An fMRI study of theory of mind in verbal and non-verbal tasks. *Neuropsychologia, 38*, 11-21.

Gallagher, H. L., & Frith, C. D. (2003). Functional imaging of 'theory of mind'. *Trends in Cognitive Science, 7*, 77-83.

Hadjikhani, N., Chabris, C. F., Joseph, R. M., Clark, J., McGrath, L., Aharon, I., Feczko, E., Tager-Flusberg, H., & Harris, G. J. (2004). Early visual cortex organization in autism: an fMRI study. *Neuroreport, 15*, 267-70.

Hall, G. B., Szechtman, H., Nahmias, C. (2003). Enhanced salience and emotion recognition in autism: a PET study. *American Journal of Psychiiatry, 160*, 1439-1441.

Happe, F. (1996). Studying weak central coherence at low levels: Children with autism do not sccumb to visual illusions. A research note. *Journal of Child Psychology and Psychiatry, 37*, 873-877.

Hardan, A. Y., Minshew, N. J., Keshavan, M. S. (2000). Corpus callosum size in autism. *Neurology, 55*, 1033-1036.

Haxby J, Horwitz B, Ungerleider L, Maisog J, Pietrini P, Grady C (1994). The functional organization of human extrastriate cortex: a PET-RCBF study of selective attention to faces and locations. *Journal of Neuroscience, 14*, 6336–6353.

Haxby, J. V., Hoffman, E. A., & Bobbini, M. I. (2000). The distributed human neural system for face perception. *Trends in Cognitive Sciences, 4*, 223–233.

Hermelin, B. & Frith, U. (1971). Psychological studies of childhood autism: can autistic children make sense of what they see and hear? *Journal of Special Education 5*, 107–117.

Hill, E., L. (2004). Executive dysfunction in autism. *Trends in Cognitive Science, 8*, 26–32.

Hill, E. L., & Frith, U. (2003). Understanding autism: insights from mind and brain. *Philosophical Transactions of Royal Society, London, B, 358*, 281–289.

Horwitz, B., Rumsey, J. M., & Donohue, B. C. (1998). Functional connectivity of the angular gyrus in normal reading and dyslexia. *Proceedings of National Academy of sciences, USA, 95*, 8939–8944.

Hughes, C., Russell, J., & Robbins, T. W. (1994). Evidence for executive dysfunction in autism. *Neuropsychologia, 32*, 477–492.

Ishai, A., Ungerleider, L. G., Martin, A., Schouten, J. L., & Haxby, J. V. (1999). Distributed representation of objects in the human ventral visual pathway. *Proceedings of National Academy of sciences, USA, 96*, 9379–9384.

Jolliffe T, & Baron-Cohen S. (1997). Are people with autism and Asperger syndrome faster than normal on the Embedded Figures Test? *Journal of Child Psychology & Psychiatry, 38*, 527–534.

Jonides, J., Lacey, S. C., & Nee, D. E. (2005). Processes of working memory in mind and brain. *Current Directions in Psychological Science, 14*, 2–5.

Joseph, R. M., Tanaka, J. (2003). Holistic and part-based face recognition in children with autism. *Journal of Child Psychology & Psychiatry, 44*, 529–542.

Just, M. A., Cherkassky, V., Keller, T. A., Minshew, N. J. (2004). Cortical activation and synchronization during sentence comprehension in high-functioning autism: Evidence of underconnectivity. *Brain, 127*, 1811–1821.

Just, M. A., Cherkassky, V., Keller, T. A., Kana, R. K., & Minshew, N. J. (2007). Functional and anatomical cortical underconnectivity in autism: Evidence from an fMRI study of an executive function task and corpus callosum morphometry. *Cerebral Cortex, 17*, 951–961.

Kana, R. K., Keller, T. A., Cherkassky, V. L., Minshew, N. J., & Just. M. A. (2007). Inhibitory control in high functioning autism: Decreased activation and underconnectivity in inhibition networks. *Biological Psychiatry, 62*, 198–206.

Kanwisher, N., McDermott, J., & Chun, M. (1997) The Fusiform face area: A module in human extrastriate cortex specialized for the perception of faces. *Journal of Neuroscience, 17*, 4302–4311

Kastler, S., & Ungerleider, L. G. (2000). Mechanisms of visual attention in the human cortex. *Annual Review of Neuroscience, 23*, 315–341.

Kawashima, R., Satoh, K., Itoh, H., Ono, S., Furumoto, S., Gotoh, R., Koyama, M., Yoshikawa,

S., Takahashi, K., Yanagisawa, T., & Fukuda, H. (1996). Functional anatomy of GO/NO-GO discrimination and response selection -a PET study in man. *Brain Research, 728*, 79–89.

Klin, A. (1991). Young autistic children's listening preferences in regard to speech: A possible characterization of the symptom of social withdrawal. *Journal of Autism and Developmental Disorders, 21*, 29–42.

Klin, A., Jones, W., Schultz, R., Volkmar, F. R., & Cohen, D. J. (2002). Visual fixation patterns during viewing of naturalistic social situations as predictors of social competence in individuals with autism. *Archives of General Psychiatry, 59*, 809–816.

Konishi, S., Nakajima, K., Uchida, I., Sekihara, K., & Miyashita, Y. (1998). No-go dominant brain activity in human inferior prefrontal cortex revealed by Functional Magnetic Resonance Imaging. European *Journal of Neuroscience, 10*, 1209–1213.

Koshino, H., Kana, R. K., Keller, T. A., Cherkassky, V. L., Minshew, N. J., & Just, M. A. (in press). fMRI investigation of working memory for faces in autism: Visual coding and underconnectivity with frontal areas. *Cerebral Cortex*.

Koshino, H., Carpenter, P. A., Minshew, N. J., Cherkassky, V. L., Keller, T. A., & Just. M. A. (2005). Functional connectivity in an fMRI working memory task in high-functioning autism. *NeuroImage, 24*, 810–821.

Levy, R. & Goldman-Rakic, P. S. (2000). Segregation of working memory functions within the dorsolateral prefrontal cortex. *Experimental Brain Research, 133*, 23–32.

Logan, G. (1994). On the ability to inhibit thought and action: A user's guide to the stop-signal paradigm. In Dagenbach & T. H. Carr (Eds.), *Inhibitory processes in attention, memory, and language* (pp. 189–239). San Diego: Academic Press.

Luna, B., Minshew, N. J., Garver, K. E., Lazar, N. A., Thulborn, K. R., Eddy, W. F., Sweeney, J. A. (2002). Neocortical system abnormalities in autism: An fMRI study of spatial working memory. *Neurology, 59*, 834–840.

McIntosh, A. R. & Gonzalez-Lima, F. (1994). Structural equation modeling and its application to network analysis in functional brain imaging. *Human Brain Mapping, 2*, 2–22.

McLaughlin, T., Steinberg, B., Christensen, B., Law, I., Parving, A., & Friberg, L. (1992). Potential language and attentional networks reevealed through factor analysis of rCBF data measured by SPECT. *Journal of Cerebral Blood Flow and Metabolism, 12*, 535–545.

Mesulam, M. -M. (1990). Large-scale neurocognitive networks and distributed processing for attention, language and memory. *Annals of Neurology, 28*, 597–613.

Mesulam M-M. (1998). From sensation to cognition. *Brain 121*, 1013.

Minshew, N. J., Goldstein, G., Siegel, D. J., 1997. Neuropsychologic functioning in autism: Profile of a complex information processing disorder. *Journal of the International Neuropsychological Society, 3*, 303–316.

Mottron, L., Morasse, K., Belleville, S., 2001. A study of memory functioning in individuals with autism. *Journal of Child Psychology and Psychiatry, 42*, 253-260.

Muller, R. A., Behen, M. E., Rothermel, R. D., Chugani, D. C., Muzik, O., Mangner, T. J., Chugani, H. T. 1999. Brain mapping of language and auditory perception in high-functioning autistic adults: a PET study. *Journal of Autism and Developmental Disorders*, 29, 19-31.

Nakamura K, Kawashima R, Sato N, Nakamura A, Sugiura M, Kato T, Hatano K, Ito K, Fukuda H, Schormann T, Zilles K (2000) Functional delineation of the human occipito-temporal areas related to face and scene processing. A PET study. *Brain, 123*, 1903-1912

Narumoto, J., Okada, T., Sadato, N., Fukui, K., & Yonekura, Y. (2001). Attention to emotion modulates fMRI activity in human right superior temporal Sulcus. *Cognitive Brain Research, 12*, 225-231.

Neill, W. T. (1997). Episodic retrieval in Negative Priming and repetition priming. *Journal of Experimental Psychology: Learning, memory, & Cognition, 23*, 1291-1305.

Nystrom, L. E., Braver, T. S., Sabb, F. W., Delgado, M. R., Noll, D. C., Cohen, J. D., 2000. Working memory for letters, shapes, and locations: fMRI evidence against stimulus-based regional organization in human prefrontal cortex. *NeuroImage 11*, 424-446.

Ojemann J, Ojemann G, Lettich E (1992) Neuronal activity related to faces and matching in human right nondominant temporal cortex. *Brain 115*, 1-13

O'Riordan, M. A., Plaisted, K. C., Driver, J., Baron-Cohen, S., 2001. Superior visual search in autism. *Journal of Experimental Psychology: Human Perception and PeRFormance, 27*, 719-730.

Owen, A. M., McMillan, K. M., Laird, A. R., & Bullmore, E. (2005). N-back working memory paradigm: A meta-analysis of normative functional neuroimaging studies. *Human Brain Mapping, 25*, 46-59.

Owen, A. M., Evans, A. C., & Petrides, M. (1996). Evidence for a two-stage model of spatial working memory processing within the lateral frontal cortex: A positoron emission tomography study. *Cerebral Cortex, 6*, 31-38.

Owen, A. M., Stern, C. E., Look, R. B., Tracey, I., Rosen, B. R., & Petrides, M. (1998). Functional organization of spatial and nonspatial working memory processing within the human lateral frontal cortex. *Proceedings of the National Academy of Science. 95*, 7721.

Ozonoff, S., & Jensen, J. (1999). Brief report: Specific executive function profiles in three neurodevelopmental disorders. *Journal of Autism and Developmental Disorders, 29*, 171-177.

Ozonoff, S., & Strayer, D. L. (1997). Inhibitory function in nonretarded children with autism. *Journal of Autism and Developmental Disorders, 27*, 59-77.

Ozonoff, S., & Strayer, D. L. (2001). Further evidence of intact working memory in autism. *Journal of Autism and Developmental Disorders, 31*, 257-263.

Ozonoff, S., Strayer, D. L., McMahon, W. M., Filloux, F. (1994). Executive function abilities in autism and Tourette syndrome: an information processing approach. *Journal of Child Psychology and Psychiatry, 35*, 1015-32.

Pelphrey, K. A., Sasson, N. J. Reznick, J. S., Paul, G., Goldman, B. D., & Piven, J. (2002). Visual Scanning of Faces in Autism. *Journal of Autism and Developmental Disorders, 32*, 249−261.

Peterson, B. S., Skudlarski, P., Gatenby, J. C., Zhang, H., Anderson, A. W., Gore, J. C. (1999). An fMRI study of Stroop word-color inteRFerence: Evidence for cingulate subregions subserving multiple distributed attentional systems. *Biological Psychiatry, 45*, 1237−1258.

Pierce, K., Muller, R. A., Ambrse, J., Allen, G., Courchesne, E. (2001). Face processing occurs outside the fusiform 'Face Area' in Autism: Evidence from functional MRI. *Brain 124*, 2059−2073.

Piggot, J., Kwon, H., Mobbs, D., Blasey, C., Lotspeich, L., Menon, V., Bookheimer, S., & Reiss, A. L. (2004). Emotional attribution in high-functioning individuals with autistic spectrum disorder: a functional imaging study. *Journal of the American Academy of Child and Adolescent Psychiatry, 43*, 473−80.

Piven, J., Bailey, J., Ranson, B. J., & Arndt, S. (1997). An fMRI study of the corpus callosum in autism. *American Journal of Psychiatry, 154*, 1051−1056.

Plaisted, K. C., O'Riordan, M., Baron-Cohen, S. (1998a). Enhanced discrimination of novel, highly similar stimuli by adults with autism during a perceptual learning task. *Journal of Child Psychology and Psychiatry, 39,* 765−775

Plaisted, K. C., O'Riordan, M., Baron-Cohen, S. (1998b). Enhanced visual search for a conjunctive target in autism: A research note. *Journal of Child Psychology and Psychiatry, 39,* 777−783.

Plaisted, K. C., Swettenham, J., Rees, L. (1999). Children with autism show local precedence in a divided attention task and global precedence in a selective attention task. *Journal of Child Psychology and Psychiatry*, 40, 733−742.

Prior M. R., & Bradshaw, J. L. (1979). Hemisphere functioning in autistic children. *Cortex, 15,* 73−81.

Puce, A., Allison, T., Bentin, S., Gore, J. C., McCarthy, G. (1998). Temporal cortex activation in humans viewing eye and mouth movements. *Journal of Neuroscience, 18*, 2188−2199.

Reitan, R. M. (1985). *Halstead-Reitan Neuropsychological Test Battery.* Reitan neurological Laboratories, University of Arizona, Tucson, AZ.

Rinehart, N. J., Bradshaw, J. L., Brereton, A. V., & Tonge, B. J. (2002). Lateralization in individuals with high-functioning autism and Asperger's disorder: a frontostriatal model. *Journal of Autism and Developmental disorders, 32*, 321−332.

Ring, H. A., Baron-Cohen, S., Wheelwright, S., Williams, S. C. R., Brammer, M., Andrew, C., & Bullmore, E. T. (1999). Cerebral correlates of preserved cognitive skills in autism. *Brain 122*, 1305−1315.

Roper, D., & Mitchell, P. (1999). Are individuals with autism and Asperger's syndrome susceptible to visual illusions? *Journal of child Psychology and Psychiatry and Allied Disciplines, 40*, 1283−1293.

Roper, D., & Mitchell, P. (2001). Susceptibility to illusions and peRFormance on visuo-satial tasks in individuals with autism. *Journal of child Psychology and Psychiatry and Allied Disciplines, 42*, 539−549.

Russell, J., Jarrold, C., & Henry, L. (1996). Working memory in children with autism and with moderate learning difficulties. *Journal of Child Psychology and Psychiatry*, 37, 673–686.

Sacks, O. (1996). *An anthropologist on Mars: Seven Paradoxical tales*. Vintage.

Schultz, R. T. (2005). Developmental deficits in social perception in autism: The role of the amygdala and Fusiform Face Area. International *Journal of Developmental Neuroscience, 23*, 125–141.

Schultz, R. T., Gauthier, I., Klin, A., Fulbright, R. K., Anderson, A. W., Volkmar, F., Skudlarski, P., Lacadie, C., Cohen, D. J., & Gore, J. C. (2000). Abnormal ventral temporal cortical activity during face discrimination among individuals with autism and asperger syndrome. *Archives of General Psychiatry, 57*, 331–340.

Shah, A., & Frith, U. (1983). An islet of ability in autistic children: A research note. *Journal of Child Psychology and Psychiatry*, 24, 613–620.

Shah, A., & Frith, U. (1993). Why do autistic individuals show superior peRFormance on the Block Design Task? *Journal of Child Psychology and Psychiatry*, 34, 1351–1364.

Siegel, D. J., Minshew, N. J., & Goldstein, G. (1996). Wechsler IQ profiles in diagnosis of high-functioning autism. *Journal of Autism and Developmental Disorders*, 26, 389–406.

Smith, E. E., & Jonides, J. (1999). Storage and executive processes in the frontal lobes. *Science 283*, 1657–1661.

Smith, E. E., Jonides, J., Marshuetz, C., & Koeppe, R. (1998). Components of verbal working memory: Evidence from neuroimaging. *Proceedings of National Academy of Science USA 95*, 876–882.

Snowling, M., & Frith, U. (1986). Comprehension in "Hyperlexic" readers. *Journal of Experimental Child Psychology, 42*, 392–415.

Tarr, M. J., & Gauthier, I. (2000). FFA: A flexible fusiform area for subordinate-level visual processing automatized by expertise. *Nature Neuroscience, 3*, 764–769.

Teunisse, J. P., & De Gelder, B. (1994). Do autistics have a generalized face processing deficit? *International Journal of Neuroscience, 77*, 1–10.

Tipper, S. P. (1985). The Negative Priming effect: Inhibitory priming by ignored objects. *Quarterly Journal of Experimental Psychology, 37A*, 571–590

Ungerleider, L. G., Courtney, S. M., & Haxby, J. V. (1998). A neural system for human visual working memory. *Proceedings of National Academy of Science, USA. 95*, 883–890.

Wang, A. T., Dapretto, M., Hariri, A. R., Sigman, M., & Bookheimer, S. Y. (2004). Neural correlates of facial affect processing in children and adolescents with autism spectrum disorder. *Journal of American Academy of Child Adolescent Psychiatry, 43,* 481–90.

Williams, D. L., Goldstein, G., Minshew, N. J. (2005). Impaired memory for faces and social scenes in autism: Clinical implications of memory dysfunction. *Archives of Clinical Neuropsychology, 20*, 1–15.

Williams, D. L., Goldstein, G., Carpenter, P. A., Minshew, N. J. (in press). Verbal and spatial working memory in autism. *Journal of Autism and Developmental Disorders*.

Warrington, E. K. (1984). *Recognition Memory Test*. Los Angeles: Western Psychological Services.

苧阪直行 *Naoyuki Osaka*

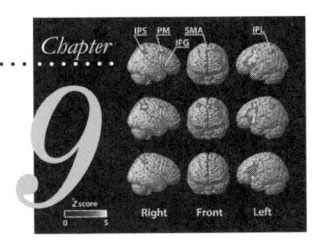

心の理論の脳内表現
―― ワーキングメモリからのアプローチ ――

1 はじめに

　他者の行為を予測したり説明するには，信念，欲望や意図といった心的状態 (mental state) を他者に帰属させることにより可能となるが，他者の心的状態を予測するには"心の理論 (theory of mind: TOM と略)"が必要となる[1]．TOM では信念，欲望や意図というような心的状態が志向的意識を生み，それが目標志向的行為を導くと想定する．この概念は Premack and Woodruff (1978) 以降およそ 30 年の歴史をもち，1970 年代までの認知発達における思考や共感の研究，80 年代の誤信念 (false belief) 課題の研究を経て理論的にも発展を遂げ，90 年代に入ると，"心を読む (マインドリーディング : mind reading)"心的能力の形成過程も"理論―理論 (theory-theory)"の立場 (Baron-Cohen & Swettenham, 1996; Gopnik, 1993; Wellman, 1990)"と"シミュレーション理論 (simulation theory)" (Gordon, 1986; Harris, 1989; Heal, 1986) の立場に分かれて議論が続いてきた (e.g., 木下，1996; 松村，1994; Stone & Davies, 1996)．

---

[1] 「心の理論」とこどもや霊長類の認知発達および自閉症に関わる問題については，たとえば心理学評論誌 Vol. 40, No. 1 (1997) の「心の理論」特集号，Baron-Cohen, Tager-Flusberg, and Cohen (1993) (苧阪, 2006) などを参照のこと．ここでは主に健常成人の「心の理論」に関わる課題下でのニューロイメージング研究を取り上げている．

TOM は社会的意識の形成過程にも関わることから，認知発達心理学以外にも実験心理学，認知哲学や心理言語学などの分野で興味をもたれてきた．自己と他者の心の相互帰属の問題は，誤信念課題の研究から 4 歳児前後の間に大きな転換点があることが健常児童の実験から分かってきたこと，また自閉症児が TOM をもちにくいことが推定されることなどを主な契機として，認知の発達や進化などの分野で広範な議論を巻き起こしてきた．また，一次表象を基盤に形成される二次表象などのメタ表象に依存した"ふり"の行為が TOM 獲得の一要因となり，自閉症のこどもにはメタ表象が弱いあるいは欠如しているという議論も行われてきた（Leslie, 1987）．異なる文脈や状況の中で他者の心的状態を的確に把握し理解することができるようになるには，どのような心的メカニズムが要請され，そこにはどのような脳の神経基盤が特定できるのか？ 特に後者の問題は，今世紀初頭に誕生した新興科学である"社会脳（ソシアル・ブレイン）"の研究をめざす社会神経科学（social neuroscience）からも大きな関心をもって迎えられている（Cacioppo et al., 2002; Cacioppo, Visser, & Pickett, 2006; Lieberman, 2006）．

Descartes の"我思う故に我あり（cogito ergo sum）"という言明は，近代科学における自己意識の議論の出発点となった．今日，私たちは自己とは何かを生物学的なあるいは社会的な意識の形成問題とからめて，科学的枠組みの中で本格的に探求する時代を迎えているように思われる．その背後には，広い意味で計算論的機能主義からみた「意識と脳」あるいは「意識と身体としての脳」の問題が含まれている．特に，fMRI（機能的磁気共鳴脳画像法）や PET（ポジトロン断層法）などのニューロイメージングの手法を用いた方法や，TMS/rTMS（経頭蓋磁気刺激法／反復経頭蓋磁気刺激法）など磁気刺激を用いた，認知脳科学からの自己意識へのアプローチが最近注目を浴びてきた（Hirose et al., 2005; Saxe, in press）．さらに，脳の前頭葉を中核に，頭頂や側頭皮質と連携して形成される"社会脳"がワーキングメモリ（WM）の形成基盤の領域と共通性をもつことから，WM の実行系機能（executive function）や抑制機能が TOM とどのような関わりをもつかにも注目が集まるようになってきた（苧阪，2007a, b: Osaka, Logie & D'Esposito, 2007）．

本章では最近，検討が進められてきた TOM と関わる社会神経科学の実験をみ

てみたい．そして，実行系機能の働きを通してTOMとWMの共通の神経基盤との関わりについて考えてみると同時に，TOMを基盤に形成される自己意識（セルフ）がリカーシブな意識と関わるというアイデアについても触れてみたい[2]．

2 ミラーシステム

さて，既に述べたように，他者（自己）の心的状態を理解するには，心が潜在的にもっている"理論"を用いているためであるという立場（理論―理論）と，自己の心的状態を他者のそれに想像的に"シミュレーション"し自己の心を他者の心のモデルに模擬的に当てはめているためであるという立場（シミュレーション理論）がそれぞれ主張されてきた．その背景には，合理主義的な，あるいは経験主義的な考え方と先天説あるいは学習説に基づく考え方，さらに双方が混在した折衷説など様々な説があるように思われる（Carruthers & Smith, 1996）．本章はこれら二つの説のうち，シミュレーション理論を擁護する立場から，試論を提案してみたい．前頭葉を中心とする脳領域が外的・内的世界への一種のシミュレータの働きをもつという考え方があるが（たとえば，苧阪, 1996），これは前頭葉のWMの働きが，外的表象（一次表象）をもとに実行系機能の働きを介して目標志向的な内的表象群（二次表象とそれ以降のn次の高次メタ表象）を形成するという考え方である．この考え方は最近ミラーシステムなどの発見でかなり証拠があがってきた（Iacoboni et al., 1999; Rizzolatti & Arbib, 1998）．この立場から，TOMとWMの関わりを考えてみたい．ちなみに，ミラーシステムはサルの前頭で見つかったミラーニューロンに由来し，ヒトの前頭前野でも認められている．たとえば，自分

---

[2] 標準的な意識の理論では意識は覚醒，アウェアネスと自己意識の三階層で形成されると考えられる．覚醒をベースにとして形成されるのが中間的意識である環境への気づきとしてのアウェアネスである．このアウェアネスは外的環境への気づきに伴う知覚的意識であり，辺縁系と新皮質の相互作用から生まれると想定され，注意という志向的な意識として現れる．アウェアネスを基盤として，自分の心への内的気づきに伴う自己意識の階層が主に前頭葉皮質に形成されると考えられる．三階層モデルにおいて，自己意識の階層は同時に「社会脳」の階層でもあり，社会における自己や他者の心の働きが脳内に表現されていると考えることができる（苧阪, 1996）．

が腕や手を意図的に動かす場合に活動するニューロンは，他者の類似動作を観察することによっても活性化されるのである．ミラーという表現は，他者の目標志向的行為を自己の心的行為に帰属させ，いわば自己意識の中で他者の心的状態をメタ表象的な情報として保持していると考えられる（メタ表象については，Brown (1978)，苧阪 (2007c) など参照）．このシステムは"動作表象"を通して他者と自己の認識のためのリカーシブな意識（苧阪, 1998）の一端を担うと想定され，ミラー（物真似）システムと呼ばれるのである（Arbib, 2005）．左前頭前野の BA44（Brodmann の脳領域 44 野：以下 BA44 などと略）と縁上回 (BA40) の連携活動に見られる WM における音韻ループやリハーサル活動はいわば音声的物真似システムの側面をもつと考えられるし，右前頭前野の BA44/47 と BA40 /6（と視覚連合野）の連携活動に見られる視空間性 WM (Baddeley, 2000, 2003) のリハーサル活動（位置と運動の表象変換）はいわば動作的物真似システムに近いのではないかと筆者は考えている．

　前頭前野腹外側領域 (ventrolateral prefrontal cortex: VLPFC) の一部を形成する BA44 は発話の運動的アウェアネスや統語制御と関わる一方で (Arbib, 2005)，この領域は動作のミラーシステムの役割も担っている．ミラーシステムは他者がある意図をもって目標志向的行為や動作を遂行し，それを観察者が注目しているという状況では，他者の行為，信念，動機や情動などの心的状態を自己に帰属させるメカニズムが働いていることを推定させる．その証拠に，ミラーシステムは他者の動作が意図を担っている場合に限って働くという (Grèzes, Costes, & Decety, 1999)．集団生活の中で他者の意図を検出する必要のあるサルやヒトに共通してみられ，言語の発生やメタ表象の形成とも関わると考えられている．前頭前野腹外側領域が物真似システムであると言い切るのは時機尚早であるが，この領域が後述のように自己の経験をもとにしたエピソード記憶の符号化や検索と，さらに WM の情報の保持機能にも関わることから，このような自己と他者の理解に関わる前頭前野の一つの共通基盤であると思われる．

3 心の理論と実行系機能

　ここで，ミラーシステム，TOM と WM の関わりについて今少し具体的に考えてみたい．TOM と関わる心的機能として実行系機能（executive function）と抑制機能（inhibitory function: IF）があるといわれる．実行系機能は課題の解決という目標のため適切な心的なセットを維持する能力で，プランを練ったり一連の行為を遂行したりする機能が含まれる（苧阪，2005a, b, c）．また，長期記憶の制御ともかかわっている（金田・苧阪，2004, 2007）．一方，抑制機能には，目標達成に当面関わりのない無関連事象を抑制したり，習慣的に形成された行為を抑制したりする機能などが含まれる．たとえば，高機能自閉症者では実行系機能と抑制機能の働きが弱い，もしくはないことがハノイの塔問題やウィスコンシン・カードソーティング・テスト（WCST）を用いた実験で確かめられている（Ozonoff, Pennington, & Rogers, 1991）．シミュレーション理論の立場ではシミュレーションを実行するためには実行系機能の働きが重要であると考えられ，このような自閉症者は問題解決の状況下で現在の状況と予測される状況の間を実行系機能を用いてうまく統合できないといわれる．本書第 8 章で述べられている Frith（1989）の弱い中心整合性理論（越野，2005）では自閉症者の前頭前野における高次活動と，低次な領域間の連携が弱いことがあげられているが，これは逆に前頭前野を中心に作動する実行系機能の機能が低次な領域にまで影響を及ぼさないことを示唆しているとも考えられる．

　TOM の文脈で言及される実行系機能は，たとえば，WM のマルチプルコンポーネントモデル（Baddeley, 2000）で言及されるサブシステムの制御に関わる中央実行系（central executive）とは異なり，より一般的で領域普遍的な概念として捉えられている．しかし，TOM と WM でいわれる実行系機能は，それが目標志向的な意識のアクティブな担い手であり，近未来をメタ表象しながら方略やプランを保持する認知的制御系として働いているという点で共通点をもっている．

　多くの WM の研究者は，自己や他者の相互帰属，そしてそれらの信念や意図

といった情意的機能との関係性については，現時点ではさほど興味をもってはいないようである．しかし，現在の WM 研究が fMRI などを用いた研究に触発されて，個々人の"心的状態"や志向性などの概念を個人差研究の視点から，明らかにする必要性に迫られた場合，自己や他者の心の志向性を支える社会意識としての TOM の研究と合流する方向に向かう可能性が大いにありそうである (Schneider, Schumann-Hengsteler, & Sodian, 2005)．

4 心の理論と内側前頭前野皮質

　前頭前野の前頭前野背外側領域 (dorsolateral prefrontal cortex: DLPFC) は WM 課題，特に二重課題で活発に働くことから情報の内的操作や処理と関わる実行系が関与していると考えられている．一方，前部帯状回 (anterior cingulate cortex: ACC) を含む内側前頭前野 (medial prefrontal cortex: MPFC) や眼窩前頭葉皮質 (orbitofrontal cortex: OFC) と側頭や頭頂領域などとのネットワークが自己や他者の認識や社会意識と関わることが最近，次々と明らかにされてきた (Kain & Perner, 2005; Schmitz & Johnson, 2006; Stuss, 1991; Stuss, Gallup, & Alexander, 2001)．内側前頭前野の占める領域については，内側前頭前野は ACC (BA32, 24)，前部前頭前野 (anterior prefrontal cortex: APFC: BA10)，BA25，および内側面に近い BA8, 9 の一部を含むという分類に従った (Oenguer & Price, 2000)．TOM は，内側前頭前野と関わる以外に，眼窩前頭葉皮質 (BA47, 11, 12)，側頭極 (temporal pole: TP) や側頭頭頂接合領域 (temporoparietal junction area: TPJ) などとともに，自己認識や他者認識と関わっているとともに目標志向性をもたらすモチベーションや報酬期待の脳内メカニズムとも関わっているらしい．Amodio & Frith (2006) は内側前頭前野 [ACC から前部前頭前野までの内側の傍帯状回 (paracingulate cortex)] の領域は，(1) TOM をはじめとするメンタライジング機能による自己・他者や社会の認知，(2) 報酬系と結ばれた認知，および (3) 行為のモニターなど三つの役割を担っているという．一言で表現するなら，複雑な高次表象群を統合して可能な行為や予期された結果

を推測するためのシミュレーション・システム（苧阪, 1996）であり，報酬期待に導かれているといえる．このうちの内側前頭前野の内背側やACCに関わる領域は情報の処理や実行系に関わるWMの働きと関係するという意味で共通の神経基盤をもっているようである．

　実行系機能の神経基盤は前頭前野を中心に分散的に表現されているが，その機能はACCなど辺縁系（情動脳）と関わるものと前頭前野背外側領域など新皮質系（知性脳）と関わるものに分けることができる．このような背景から，TOMと関わる実行系機能にはホットとクールの二つの機能的側面をもつという面白い表現をする研究者がいる（Zelazo, Qu, & Mueller, 2005）．彼らによれば，内側前頭前野やその一部を表現するACCは情動的側面を含むホットな実行系機能と，前頭前野背外側領域はクールな実行系機能と関わるという．WMの二重課題下で常に賦活される領域として，既に広く知られる前頭前野背外側領域は適切な方略をもってプランを実行する実行系システムの中核領域として知られている．前頭前野背外側領域は文脈依存性が少なく抽象化された課題の解決に向いているという意味で純粋に認知的であり，その意味でクールなのである（Zelazo et al., 2005）．対照的に，これから研究の発展が期待されている情動に修飾された実行系機能という意味でホットな実行系機能が注目されているということである．実行系機能の情動面の影響についての検討がWMの研究に重要であるという指摘もなされている（Baddeley & Hitch, 2007）．実際，ACCは情動系の一部である脳の辺縁系と前頭前野背外側領域の接点に位置する領域であり，ホットとクールな実行系を統合する重要な領域の一つである．ACCを含む内側前頭前野は前頭前野背外側領域と連携してしなやかな実行系機能を形成しており，RST（reading span test）などの二重課題を遂行しているとき，fMRIで観察するとACC-DLPFCのネットワークが活性化することが見て取れる（Osaka et al., 2004a）．そして，WM課題の解決に要する能力の個人差がこのネットワークの機能的結合の概念で表現できることが共分散構造解析法（SEM: structural equation modeling）を用いて推定されている（Kondo et al., 2004; Kondo, Osaka & Osaka, 2004）．この，ACCはストループ課題などコンフリクト課題以外にも情報の更新，調整，注意のシフティングで活性化することが多

くの研究で判明しており，情動や情報の操作が実行系機能に多大な制約を加えていることがうかがわれる．ACCの領域も詳細に見てゆくと，認知領域（背側）以外に情動領域（腹側）に分割でき（Bush, Luu, & Posner, 2000），ACCが認知，情動やモチベーションなどと深く関わることを示唆している．さらに，眼窩前頭葉皮質とリンクして報酬期待とも関わるとすると，ホットな実行系機能にこそ志向的意識を生み出す神経基盤があるのかもしれない．実行系機能はこのように広い範囲の認知や行為の制御に関わる働きをもつが，注意すべきことは，健常成人でもその働きに大きな個人差があることや，認知発達の領域でこれを考える場合，実行系機能はこどもの年齢およびWMの成熟の程度によって変わるということである．以上から，TOMはその機能的側面において実行系機能に強く関わっていそうであり（Perner & Lang, 1999），WMとの関係が当面の研究課題となりそうである．

5 心の理論と側頭頭頂接合領域

内側前頭前野皮質やその一部を形成するACCと並んでTOMと関わる領域として最近，TPJが注目されている（Saxe, Carey, & Kanwisher, 2004）（内側前頭前野とTPJの位置関係については図9-1を参照）．誤信念課題や他者の意図的行為の認知など様々なTOM課題下で内側前頭前野や後部上側頭溝（posterior superior temporal sulcus: PSTS）（Saxe, Xiao, Kovacs, Perrett, & Kanwisher, 2004）のほか，TPJが活性化をみせるといわれ，特に右のTPJが注目されている．右半球といえば，最近では自分の顔の認識課題での右半球処理の優位性がfMRI（Keenan, Wheeler, Gallup, & Pascual-Leone, 2000）やrTMS（Uddin, Molnar-Szakacs, Zaidel, & Iacoboni, 2006）を用いた実験で報告されているが，古くは分離脳における自己意識の座（Gazzaniga, 1985）などとしても主張されてきている．視覚刺激などの認識で右が全体的認識に優れ左が分析的認識に優れるといわれる事実とも関わるのかもしれないが，この検討は将来的課題であろう．

右のTPJがなぜTOMと関わるのかについてはまだよく分かっていないが，こ

第9章 心の理論の脳内表現

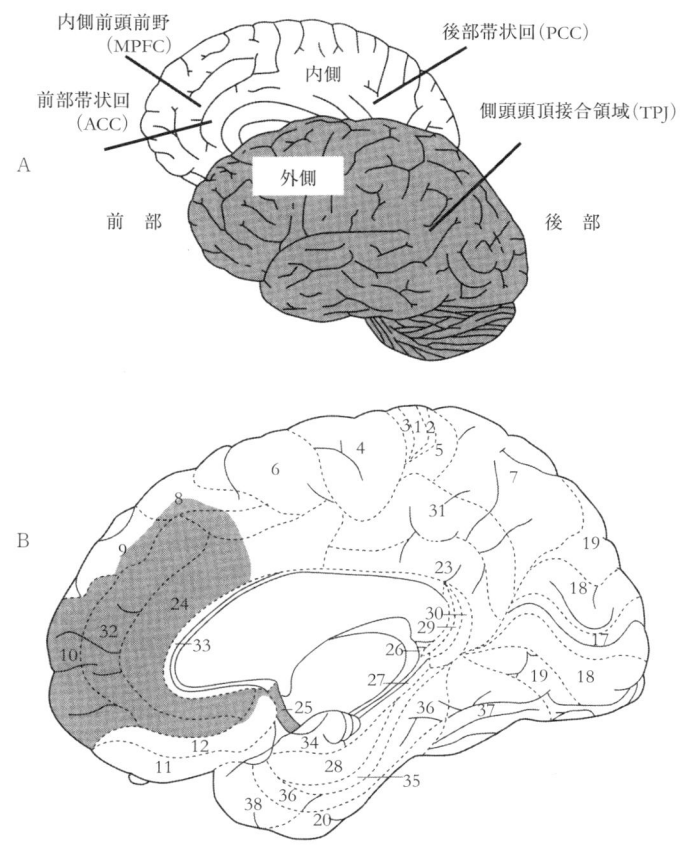

図9-1 内側前頭前野（MPFC）の構造
A: MPFCとTPJの位置関係（Saxe, 2006）
B: MPFCとブロードマン領域の対応関係（Nieuwenhuys, Voogd, & van Huijzen, 1991を改変）

の領域が他者の心的状態を脳内表現していると推定する研究者もいる（Saxe & Kanwisher, 2003; Saxe & Wexler, in press）．実際右のTPJはTOM関連課題で活性化することが多くの実験で報告されている（Fletcher et al., 1995; Gallagher et al., 2000; Goel, Grafman, Sadato, & Hallet 1995; Ruby & Decety, 2004; Vogeley et al., 2001）（表9-1参照）．

心の理論とワーキングメモリ

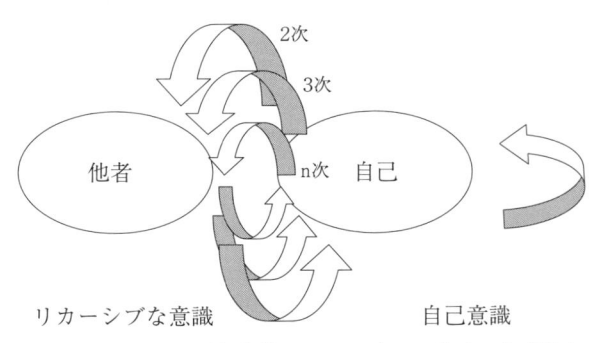

図 9-2　リカーシブな意識のモデル（2〜n次はメタ表象レベルを示す（苧阪，2004を改変）

　Saxe（2006）はTOMやセルフと特に関わる領域として，内側前頭前野，左右のTPJ，後部の上側頭溝（STS）と後部帯状回領域を挙げている．このうち後部上側頭溝はTPJの延長上にあるので一つにまとめると，TOMは内側の前頭前野，側頭・頭頂領域と後部帯状回という辺縁系と新皮質系を結ぶ領域を中心に計算論的に解かれていることになる．ACCも内側前頭前野に入れて考えると，やはりそこにホットな実行系機能の姿が見えてくるように筆者には思われる．しかし，右のTPJにTOMと関わる固有の実行系機能を考えるのはちょっと時機尚早な気がするので，ここでは上記三つの領域に前頭前野背外側領域，前頭前野腹外側領域，側頭極，前部前頭前野などが課題処理プロセスに応じて相互に関わりながら働いていると考えておきたい．というのも，TOMにおける処理は単純な計算論では説明困難で，自己と他者の帰属関係を志向性のレベルで表現するには［物理的事象の脳内表現を一次表象と呼び，心的帰属に基づく高次表象を二次（n次）表象と呼べば］2次以上一般にはn次程度までの階層的意識を考慮に入れる必要性があり，その計算論的表現には工夫がいるであろう．しかし，（WMの容量制約などを考慮すると）$n \leq 4$ が限界であろうと考えられる．入れ子的な再帰的情報構造をもつリカーシブな意識などを考える必要性がでてくるように思われる（図9-2）（苧阪，2006）．

　さて，右のTPJとTOMの関わりについては既に述べたが，同時に多くの研究

は（多くは左の）内側前頭前野でも活性化が認められることを示している (Castelli, Happé, Frith, & Frith, 2000; Fletcher et al., 1995; Gallagher et al., 2000; Goel et al., 1995; McCabe, Houser, Ryan, Smith, & Trouard, 2001; Osaka et al., 2004b). 内側前頭前野は既に述べたように辺縁系を含みホットな実行系機能が作動し，クールな実行系機能とも接点をもっているので TPJ 以上に TOM の有力な候補である．本章では，個々の実験について詳細な記述はできないが，TPJ との機能の相違については，内側前頭前野が他者の心的状態の内容を脳内に表現するのにあたって，その前処理を担っているという見方と，その内容自体は TPJ で表現され，実行系機能や抑制機能を内側前頭前野が担っているという見方があることを指摘しておきたい (Saxe, 2006). 筆者は，WM の視点から，内側前頭前野が外側前頭前野とともに実行系機能や抑制機能を担っているという見方をとりたいと思うが，そのいずれの見方をとるべきかについてはより多くの研究結果を検討しなければならない．

6 セルフをめぐる話題

最後に，違った視点から TOM とクールな実行系機能である前頭前野背外側領域の関係についてみてみたい．他者の心的状態の自己帰属は自己の心的状態（自己意識）を他者にシミュレートする働きが含まれている．ここでは，以下自己意識を簡単にセルフと表現してみたい．さて，WM のマルチコンポーネントモデルで導入されたエピソード・バッファというサブシステムはエピソード記憶の中の長期記憶情報が音韻ループや視空間スケッチパッドと実行系機能を介して統合されるとされる (Baddeley, 2000).

エピソードは自己の信念，願望などの心的状態が織り込まれた個人的な記憶であり，セルフを形成する一つの基盤となることはいうまでもない．Tulving et al. (1994) はエピソード記憶の処理の関わる脳領域として特に前頭葉皮質の機能の非対称性に注目し，左半球の前頭前野は符号化 (encoding) と右半球の前頭前野は検索 (retrieval) と関わっているという主旨の HERA モデル (hemispheric encoding/

retrieval asymmetry model) を提案している．このモデルは既に多くのイメージング研究で検討されてきたが，特に左半球の前頭前野腹外側領域近傍がエピソード記憶の符号化に重要であることが指摘されている (Cabeza & Nyberg, 1997)．ちなみに，左の前頭前野腹外側領域 (VLPFC) は多くの二重課題を課した WM の作業化でも活性化し，前頭前野背外側領域の BA9 とともに言語的な WM において実行系機能と関わる領域と一致している．たとえば，Paulesu, Frith, and Frackowiak (1993) は WM のサブシステムの一つとされる音韻ループの脳内機構を吟味する PET による実験で，毎秒視覚提示されるアルファベット 6 文字の系列をリハーサルしながら記憶し，その後提示されるプローブの 1 文字の有無を判断させる WM の音韻保持課題で左前頭前野腹外側領域が優位な活動を示すことを報告している．彼らの報告で，音韻リハーサルは左前頭前野腹外側領域のブローカ野で担われていることが判明した．しかし，エピソード記憶の場合，言語でなく，たとえば絵のような空間情報であっても高次な意味的処理を要する場合は，WM と異なり左前頭前野での活動が認められるという (Grady, McIntosh, Rajah, & Craik, 1998)．このことから，意味的な理解には一般的に左前頭前野が関わるのではないかと解釈されている (Craik et al., 1999)．

一方，右の前頭前野の障害がセルフ・アウェアネスの障害と関係があることも古くから知られているが (e.g., Luria, 1973)，最近のイメージング研究でもこの領域の障害が，エピソード記憶の検索障害をもたらすことが報告されている (Stuss, 1991; Wheeler, Stuss, & Tulving, 1997)．WM については Jonides et al. (1993) は視空間スケッチパッドの脳内機構の探索のため三つのドットパタンを呈示後，3 秒の遅延時間をおいて指定された手がかりマーカーの位置にドットがあったかどうかを調べる PET による実験を行い，右の前頭前野を中心として頭頂から後頭にかけての領域の活性化を認めている．色の WM を 2-back 課題で調べた fMRI の実験でも赤や緑といった言語に符号化されやすい色彩は左半球で，微妙な色差しかもたない言語的符号化が困難な色彩は右半球で符号化・保持されやすいというデータもこれらの報告と一致する (Ikeda & Osaka, 2007)．

アウェアネスを伴う WM では，前頭前野は言語に関わる課題では左優位，空

間に関わる課題では右優位の活性化パタンが見られることが多いが，必ずしもアウェアネスを伴うとはいえないエピソードの符号化過程では左優位，アウェアネスを伴うことの多い検索過程では右優位といういわば操作のモードの違いも見られる．ここで紹介した初期のWM研究は，比較的保持に重きをおいたシンプルな実験デザインによる実験結果であることも関係があるかもしれない．しかし，既に述べたように前頭前野腹外側領域と関わるミラーシステムが関与し，一方動作的な身体的模倣に右の前頭前野腹外側領域が関与しているという可能性も否定できない．もしそうならば，前頭前野の前頭前野腹外側領域は左右両半球が共同して言語と身体の両者からセルフという社会意識を芽生えさせ，それを自己と他者の相互帰属が脳内表現として自在に活用できる環境にもってゆくための「社会脳」の一部を形成しているのかもしれない．既に，ミラーシステムが言語の起源ではないかという指摘が出されているのは周知のとおりである（Stamenov & Gallese, 2002）．WMの側からいえば音韻ストアや音韻リハーサルも言語表現を通しての左半球のミラーシステムであるといえる．左右の前頭前野腹外側領域が"物真似"システムだと想定すると大変興味深い．このような研究を背景として，Craik et al. (1999) はPETを用いたセルフと関わる単語の符号化の実験で，右の前頭前野がセルフと関わるかどうか，あるいはHERAモデルで予測される左の前頭前野が活性化するかどうかを検討している．実験には次のようなセルフに言及した符号化と意味的符号化の二つの条件が用いられた．たとえば，「あなたには"頑固"という単語が当てはまりますか？」というセルフに言及した質問の後のほうが，「"頑固"は"強情"と同じ意味でしょうか？」という一般的な意味的符号化の質問の後のほうよりも再認成績がよいという過去の実験データの報告に依拠した手続き（Rogers, Kuiper, & Kirker, 1977）を用いた．"頑固"のような人格特性を表現する形容詞リストが呈示されるとPETスキャナーに入った参加者はそれぞれの単語について4種の判断をボタン押し反応で行った．4種の判断は，上記の例のような (1)「この形容詞はあなたに当てはまりますか？」といった条件（セルフ条件）以外に，(2)「この形容詞はBrian Mulroneyに当てはまりますか？」（BMはカナダの首相）（他者），(3)「この形容詞で表される性格は社会的に望ましいも

心の理論とワーキングメモリ

表9-1 心の理論課題とかかわるテーマを含む最近の脳イメージング研究例（ワーキングメモリとのかかわりを示す）

著者	活性化領域（左：L，右：R，両側：B　BA，ブロードマン領域）	ワーキングメモリ関連領域	主な課題	方法
Baron-Cohen et al (1994)	R OFC(BA11)		心とかかわる単語の再認判断	SPECT
Goel et al (1995)	L MPFC(BA9), B TP, B TPJ	BA9	人工物の判断	PET
Fletcher et al (1995)	L MPFC(BA8,9), PCC	BA9	TOMストーリーを理解	PET
Happe et al (1996)	L MPFC		TOMストーリーを理解 (Asperger patient)	PET
Rainville et al (1997)	MPFC(ACC)	ACC	心的痛み，自己モニター	PET
Castelli et al (2000)	L MPFC(BA9), TPJ, (STS), FAA, TP, BA18/19	BA9	アニメーション	PET
Gallagher et al (2000)	MPFC(BA8,9) B TP, B TPJ	BA9	漫画絵／ストーリー	fMRI
McCabe et al (2001)	MPFC(BA10), SPL	BA10, SPL	ゲーム（対人・対コンピュータ）	fMRI
Vogeley et al (2001)	R MPFC(ACC), L TP, R TPJ, R PM	ACC, PM	TOM vs SELF ストーリーを理解	fMRI
Gallagher et al (2002)	MPFC		ゲーム（対人・対コンピュータ）	PET
Ruby & Decety (2004)	SFG, B BA10, L TPJ, L TP, R IPL	SFG, BA10, IPL	文の真偽判断	PET
Sanfey et al (2003)	MPFC(ACC), B anterior insula, DLPFC	ACC, DLPFC	ゲーム，報酬の公正さ	fMRI
Osaka et al (2003)	L PM, L BA18	PM	心的笑い（擬態語），自己モニター	fMRI
Saxe & Kanwisher (2003)	B TPJ		TOMストーリーを理解	fMRI
Osaka et al (2004b)	MPFC(BA9)	BA9	三文型TOMストーリー	fMRI
Osaka et al (2004c)	MPFC(ACC), L IFG	ACC, IFG	心的痛み（擬態語），自己モニター	fMRI
Osaka & Osaka (2005)	B MPFC(ACC), B PM, DLPFC, VLPFC, Nacc	ACC, PM, DLPFC, VLPFC	心的笑い（擬態語），自己モニター	fMRI
Mitchell et al (2005)	MPFC		顔写真	fMRI
Osaka et al (2006)	R MPFC, B TP, B TPJ, L SPL, B IFG	SPL, IFG	アニメーション	fMRI
Johnson et al (2006)	MPFC(ACC), PCC	ACC	手がかり呈示による思考	fMRI
Heatherton et al (2006)	MPFC(BA10,ACC), R IFG	ACC, BA10, IFG	性格形容詞	fMRI
Uddin et al (2005)	R IPL（刺激部位）	IPL	自己顔／他者顔	rTMS
Osaka et al (2007)	LDLPFC（刺激部位）	DLPFC	リーディングスパンテスト	TMS

206

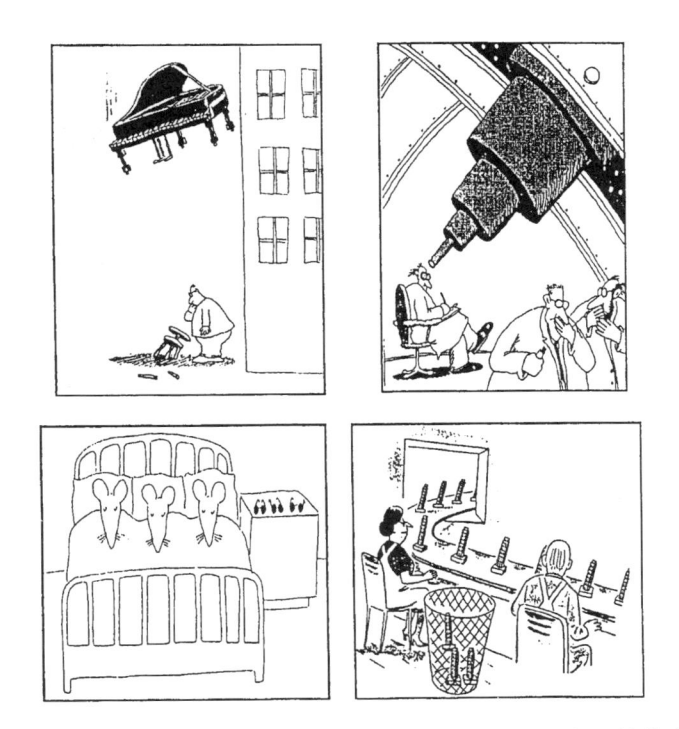

図9-3 「心の理論」を示す漫画刺激（上）と示さない漫画刺激（下）
（Gallagher et al., 2000 より）

のですか？」（一般的意味），(4)「この形容詞にはいくつの音節が含まれていますか？」（音節）という条件であった（スキャンごとに異なる条件について全く当てはまる，時々当てはまる，時々当てはまらない，全く当てはまらない，の4ポイントで判断）．条件(4)は意味的処理を伴わないベースライン条件としては用いられた．8名の参加者は全員右利きで平均年齢23歳であった．4種の条件は参加者ごとにランダムに呈示され32の性格特性形容詞（ポジティブとネガティブな単語を半々に，またターゲットとディストラクタ単語を半々に用いた）が用いられた．最後のスキャン後，単語があったかどうかの再認テストを行い，スキャニング中に単語を見たかどうかを二つのキー押し判断で行わせた．

心の理論とワーキングメモリ

　行動指標をみると再認成績は音節条件と比較して他の3条件が有意に良かったが，このうち他者と一般的意味の条件間には差がなく，セルフ条件との間にはやや差が認められた．PETの賦活データをみると，音節以外の三つの意味的条件群では著しい差がなかったが，左の前頭前野背外側領域，眼窩前頭葉皮質，BA8，10，ACC，上側頭回での活性量の増加が認められ，左の前頭前野の結果についてはHERAモデルを支持するものであった（Craik et al., 1999）．比較的早い時期に行われた（イメージング実験ではその進展の速度が早いため，一般に数年の差は大きな意味をもつ）この実験で，セルフ関連単語の符号化には前頭前野背外側領域，ACCや眼窩前頭葉皮質が関わることが示されていることに注目しておきたい．

　以上のような，単語レベルでのセルフの神経基盤についてのエピソード記憶からのイメージング実験を出発点として，これ以降短文やストーリーをもつセンテンス（漫画絵を含む）を用いたより複雑なTOMやセルフのイメージング実験が行われるようになった．一例を挙げるとGallagher et al.（2000）ではTOMストーリーを文で表現したものと同時に，図9-3のような漫画絵も利用されている．上下の絵がそれぞれTOMと非TOMを表している．左のTOMの漫画絵ではピアノの落下に気づかない人について，他者への心的帰属を見ているのである．これらの一連の研究で判明した主な賦活領域は，紙幅の関係で簡単に表9-1にまとめた．

7 セルフと心の理論の分化

　最後に，複数の短文やRSTのような短文をペアで用いて人称のパラメータを導入して行われた実験をVogeley et al.（2001）のセルフのイメージング研究を中心に少し詳しく紹介したい．ここでは，まずセルフはTOMでいう他者帰属と機能的に分離できるのではないかと考えた上で面白い実験を行っている．

　Vogeley et al.（2001）はセルフの心的機能が前頭前野にあるという想定に基づき（Vogeley, Kurthen, Falkai, & Maier, 1999），TOMと関わる自他の帰属関係をストーリー

を読んで理解するという手続きを用いて，fMRIによる実験を行っている．彼らの実験の目的は他者帰属としてのTOM（T）と自己帰属（self perspective）としてセルフ（S）が同じ脳の神経基盤に依存しているのか，あるいは異なる神経基盤に依存しているのかを調べることにあった．つまり，他者へと自己へのアウェアネスの神経基盤の異同を検討することであった．その実験パラダイムはベースライン条件に対して次のような4種類のセンテンスを設定することで設定されている．4種類のセンテンスは自己帰属（S）および他者帰属（T），帰属を伴う（＋）および伴わない（－）の4種類の組み合わせからなっている．全く帰属を伴わない事実のストーリー（physical stories: T－S－），他者帰属のみを喚起するのストーリー（TOM stories: T＋S－），自己と他者帰属の双方を喚起するストーリー（self and other ascription stories: T＋S＋），および自己帰属のみを喚起するストーリー（self-ascription stories: T－S＋）の4種である．

（T－S－）では，次のようなストーリーが呈示され，その後「なぜ警報が鳴ったのか？」と問われる．fMRIの脳のスキャナーに入った被験者はそれぞれのストーリーを黙読して，上記のような質問に対して答えているときの脳の活動が測定された．

「泥棒が宝石店に入ろうとしている．泥棒は店のドアを巧妙にこじ開け，電子検知器のビームにあたらないように用心して腹ばいで侵入した．検知器のビームに触れると警報がなってしまう．静かに店内のドアを開くと宝石が輝いているのが見えた．手を伸ばそうとすると何かやわらかいものを踏んだ．同時にかん高い声が聞こえ，何かやわらかい毛皮のかたまりのようなものがドアに向かって走り抜けていくとすぐに警報が鳴った」．この後，「警報はなぜ鳴ったのか？」という質問がある．

ここで述べられているのは事実の描写であり自他の心の帰属は含まれない，というのがVogeley et al. (2001)の主張である．しかし，S－は妥当だとしてもT－については疑問が残る．事実のストーリーであり，人称（ここでは第3人称である泥棒）を含める条件だと，どうしてもT－の視点が残存するのはストーリーを用いたこの種の実験では致し方ないかもしれない．

心の理論とワーキングメモリ

　(T＋S－) では「店で泥棒した男が逃げてゆく．巡回中の警官が自宅に向かって逃げてゆく男が手袋を落としたのを目撃する．警官は彼が泥棒であるとは知らないで，単に手袋を落としたことを注意する．警官が泥棒に向かって"ちょっと待て"と叫ぶと，泥棒はこちらを振り向き，警官を見るとあきらめたて降参し，両手をあげて店に押し入ったことを白状した」の後，「なぜ泥棒はそうしたのか？」と問われる．このストーリーには泥棒という他者の心を読むという他者帰属の視点が含まれている．

　(T＋S＋) では，「店で泥棒した男が逃げてゆく．彼はあなたの店に泥棒に入ったが，あなたはそれを阻止できず，泥棒は逃げてゆく．こちらにやってくる警官が逃げてゆく泥棒を目撃する．警官は，彼はバスに乗り遅れまいとあわててバス停に向かって走ってゆくと思った．警官は彼が今しがたあなたの店に押し入った泥棒であることは知らないのである．あなたは，バスに追いつくまでに警官にことの事情を知らせねばならない」の後，「あなたは何と言いますか？」と問われる．このストーリーには (T＋S－) で見られる他者帰属に加えて自己帰属 (自分の店に，という視点) が導入されている．

　最後に，(T－S＋) では，「あなたは週末旅行でロンドンに行った．ロンドン市内のいくつかの美術館や公園に行きたいと考えている．朝，ホテルを出たとき青空が広がり太陽が照っているので，雨が降る心配はなさそうだ．しかし，午後，大きな公園を歩いているとき空は曇天に変わり，大雨が振り出した．あなたはあいにく傘をもっていない」の後，「あなたはどう思いますか？」と問われる．このストーリーではT－には人称が用いられず天候状況が導入されている点で，(T＋S－) と異なっている．

　いずれも他者や自己帰属が条件ごとにパラメトリックに設定されているとはいえないが，それでもストーリーの理解や読む際の視点取りがTとSの組み合わせで表現されている．

　以上のストーリー以外に，コントロール条件 (ベースライン条件) として，相互に関わりのない文からなる脈絡のない (ストーリーのない) 文が呈示され，その環境下でのfMRIのデータが取られた．たとえば，「その二つの国はずっと戦争し

210

てきた．主婦はスーパーに入ろうとしている．今日，彼は新しいステレオを買いにでかける．……メアリの誕生日は2月である．……」の呈示後，メアリの誕生日は2月か？などと問われる．この条件はストーリー全体としての流れに帰属関係を示す文脈がないことを特徴としている．もし「主婦はスーパーに入ろうとしている」といった文になぜ，何を買いにいったのかという文が含まれると，これはTの心的状態を暗示する結果となりコントロール条件とならないだろう．

　fMRIの実験結果から判明したことは，(T-S-)とベースライン条件間には活性化の差は認められず(T-S-)が自己・他者帰属の双方に関わらないことを示唆している．一方，(T-S+)とベースライン条件間には右半球の前部帯状回(ACC)，運動野，TPJなどに活性化が認められた．(T+S-)との比較でもやはり右のACCや側頭極に活動が見られた．また，自他双方への帰属を求める(T+S+)との比較では右のACCと運動野が活性化することが分かった．これらのデータをさらに詳しく分析した結果，右半球のACCが自己・他者帰属の両者で共通して活性化を見せる領域であること，セルフ(S+)では右のTPJ，他者帰属(T+)では左側頭極の活性化が示唆された．これから，直ちにセルフとTOMが異なる領域で脳内表現されているとは断言できないが興味あるデータではある．なおVogeley et al. (2001) は以上のデータから全体としてはシミュレーション理論を支持するものの，理論―理論はACCと，シミュレーション理論は右TPJと関わるのではないかと示唆していることもつけ加えておきたい．

　一方，RSTで用いられる短文を読ませるという他者帰属の実験では，TOM課題を高(high span subject: HSS)・低(Low span subject: LSS) 2群の各10名のWMスコア取得者に実施しfMRIを用いて検討している (Osaka et al., 2004b)．コントロール課題は文の時制（過去，現在，未来）をボタン押しで判断させるものであった．TOM課題には継時的に視覚呈示される二つのTOM文が因果関係において関連している場合と，関連していない場合の2条件が設定された．関連している場合はたとえば，"花子が部屋に入ると次朗は笑みを浮かべていた"に続き，"携帯電話で入社試験の合格通知を受けたのだ"が呈示される．関連のない場合は人称は同じであるが2文間に意味的関連がない．両条件ともに文呈示後に2文が関連し

ていればイエスの，していなければノーのボタンを押した．行動実験では正答率に両群間に有意差が認められないことを確認してから，両群の活性化パタンを比較した結果，HSS では Vogeley et al. (2001) と同様に右の ACC（内側前頭前野），左の側頭極，さらに前頭前野腹外側領域や前頭前野背外側領域が活性化を見せたのに対し，LSS では左の前頭前野腹外側領域に活性化が認められたのみであった．ACC と左側頭極は Vogeley et al. (2001) の（T＋）条件と類似した結果であったのは興味深い．また，関連条件は非関連条件よりいずれの群でも活性化量が高かった．

さらにコントロール条件との差分をとると，HSS でのみ左前頭前野背外側領域（BA9）に有意な活性化がみられたが，LSS ではどこにも差がみられなかった．この領域（BA9）は内側に近く内側前頭前野の一部と認定することができるので，HSS でのみ内側前頭前野の活性化が見られたことになる．TOM 課題では内側前頭前野や ACC などに活性化が見られることが多いが（e.g, Frith & Frith, 2001; Vogeley et al., 2001），健常成人で個人差（グループ差）として検出された点が興味深い．HSS で内側前頭前野に活動が見られたのは HSS では LSS より TOM 課題にセンシティブであることを示唆しているのであろう．このような個人差研究は TOM と WM（特に実行系機能）との関わりが深いことを示唆していると思われる．本実験では二重課題を課しているわけではないのに，BA9 に活性化が認められるという点でこの領域の注意保持という実行機能機能との関与が推定される．また，ACC と何らかの関わりがあること，つまり内側前頭前野がホットな実行系機能として関わることも合わせて示唆された．RST 課題実行中（正確には音読終了直後）に TMS 刺激（第 11 章参照）を左前頭前野背外側領域（BA46）に与えると，WM の成績（RST 得点）が有意に低下することが分かっているが（Osaka et al., 2007），これが LSS で生じやすいのかどうかは不明である．

最後にアニメーションによる意図の推定実験についてみてみたい．他者の意図の推定は TOM 課題において重要な位置を占めるが，その研究は始まったばかりである（Castelli et al., 2000）．この実験では図 9-4（巻頭口絵にカラーで掲載）のようなアニメーション・パタンが 5 秒間呈示された．動画パタンは Heider and Simmel

(1944) をヒントに作成され，あらかじめ大小のオブジェクト（三角形）間の運動に意図が感じられるか否かを50条件について7段階評定を求め，意図あり（high-intention）となし（low-intention）に分けられたものを用いた．event-related fMRIの実験の結果（10名），図9-5（巻頭口絵にカラーで掲載）のように左右のTPJ，側頭極，視覚野（18/1）右前運動野（PM）などの活性化が認められたほか，左前頭前野内側皮質（ACC）などにも弱い活性化が認められた（Osaka, Ikeda, & Osaka, 2006）．これらのデータは，Saxe (2006)（右TPJ）ともVogeley et al. (2001)（セルフで右TPJ，他者帰属で左側頭極）とも部分的に一致するものであるが，他者帰属とセルフとを左右半球に分離できるかどうかについてはさらに検討が必要である．

TOMがTPJと関わるという一連の研究と，内側前頭前野（やACC）が関わるという研究のいずれが正しいのか，さらに洗練された実験課題が工夫されれば明らかになるであろう．WMとの関わりでは実行系機能や抑制機能がTOMとどのような関わりをもつのか，たとえば実行系機能があってTOMが可能となるのかあるいは，その逆なのかについては今後の検討課題として残されており，これからのイメージング研究がこれらの問題を明らかにするであろう．イメージング研究がWMとTOMの接点を検討する強力な方法となり，将来TOMの脳内メカニズムとリカーシブな意識や社会意識がどのように関わるのかが明らかにされることを期待したい．

引用文献

Amodio, D. M., & Frith, C. D. (2006). Meeting of minds: The median frontal cortex and social cognition. *Nature Reviews Neuroscience, 7*, 268–177.

Arbib, M. A. (2005). From monkey-like action recognition to human language: An evolutionary framework for neurolinguistics. *Behavioral and Brain Sciences, 28*, 105–167.

Baddeley, A. (2000). The episodic buffer: A new component of working memory? *Trends in Cognitive Sciences, 4*, 417–423.

Baddeley, A. (2003). Working memory: Looking back and looking forward. *Nature Reviews Neuroscience, 4*, 829–839.

Baddeley, A., & Hitch, G. (2007). Working memory: Past, present. ... and future. In N. Osaka, R.

Logie, & M. D'Esposito (Eds.), *The cognitive neuroscience of working memory*. Oxford: Oxford University Press.

Baron-Cohen, S. (1995). *Mindblindness: An essay on autism and theory of mind*. Cambridge, MA: MIT Press. 長野　敬・長畑正道・今野義孝（訳）（1997）自閉症とマインド・ブラインドネス　青土社 .

Baron-Cohen, S., Ring, H., Moriarty, J., Schmitz, B., Costa, D., & Ell, P. (1994). The brain basis of theory of mind: The role of the orbitofrontal region. *British Journal of Psychiatry, 165*, 640−649.

Baron-Cohen, S., & Swettenham, J. (1996). The relationship between SAM and ToMM: Two hypothesis. In P. Carruthers & P. K. Smith (Eds.), *Theories of theories of mind* (pp.158−168). Cambridge, UK: Cambridge University Press.

Baron-Cohen, S., Tager-Flusberg, H., & Cohen, D. J. (Eds.). (1993). *Understanding other minds: Perspectives from autism*. Oxford: Oxford University Press. 田原俊司（監訳）（1997）心の理論 ── 自閉症の視点から ──　上・下　八千代出版 .

Bush, G., Luu, P., & Posner, M. I. (2000). Cognitive and emotional influences in anterior cingulate cortex. *Trends in Cognitive Sciences, 4*, 215−222.

Cabeza, R., & Nyberg, L. (1997). Imaging cognition: An empirical review of PET studies with normal subjects. *Journal of Cognitive Neuroscience, 9*, 1−26.

Cacioppo, J. T., Berntson, G., Adolphs, R., Carter, C., Davidson, R., McClintock, M., McEwan, N. B., Meaney, M., Schacter, D., Sternberg, E., Suomi, S., & Taylor, S. (2002). *Foundations of social neuroscience*. Cambridge, MA: MIT Press.

Cacioppo, J. T., Visser, P. S., & Pickett, C. L. (Eds.). (2006). *Social neuroscience: People thinking about thinking people*. Cambridge, MA: MIT Press.

Carruthers, P., & Smith, P. K. (Eds.). (1996). *Theories of theories of mind*. Cambridge, UK: Cambridge University Press.

Castelli, F., Happé, F., Frith, U., & Frith, C. (2000). Movement and mind: A functional imaging study of perception and interpretation of complex intentional movement patterns. *NeuroImage, 12*, 314−325.

Craik, F. I. M., Moroz, T. M., Moscovitch, M., Stuss, D. T., Winocur, G., Tulving, E., & Kapur, S. (1999). In search of the self: A positron emission tomographic study. *Psychological Science, 10*, 26−34.

Fletcher, P., Happé, F., Frith, U., Baker, S., Dolan, R., Frackowiak, R., & Frith, C. (1995). Other minds in the brain: A functional imaging study of "theory of mind" in story comprehension. *Cognition, 57*, 109−128.

Frith, C., & Wolpert, D. (Eds.). (2003). *The neuroscience of social interaction*. Oxford: Oxford University Press.

Frith, U. (1989). A new look at language and communication in autism. *British Journal of Disorder of Communication, 24*, 123−150.

Frith, U., & Frith, C. (2001). The biological basis of social interaction. *Current Directions in Psychological Science, 10*, 151–155.

Gallagher, H., & Frith, C. (2003). Functional imaging of 'theory of mind.' *Trends in Cognitive Sciences, 7*, 77–83.

Gallagher, H., Happé, F., Brunswick, N., Fletcher, P., Frith, U., & Frith C. (2000). Reading the mind in cartoons and stories: An fMRI study of 'theory of mind' in verbal and nonverbal tasks. *Neuropsychologia, 38*, 11–21.

Gazzaniga, M. S. (1985). *The social brain*. New York: Basic Books. 杉下守弘・関　啓子（訳）(1987) 社会的脳　青土社.

Goel, V., Grafman, J., Sadato, N., & Hallet, M. (1995). Modelling other minds. *Neuroreport, 6*, 1741–1746.

Gopnik, A. (1993). How we know our minds: The illusions of first-person knowledge of intentionality. *Behavioral and Brain Sciences, 16*, 1–14.

Gordon, R. M. (1986). Folk psychology as simulation. *Mind & Language, 1*, 158–171.

Grèzes, J., Costes, N., & Decety, J. (1999). The effects of learning and intention on the neural network involved in the perception of meaningless actions. *Brain, 122*, 1875–1887.

Grady, C. L., McIntosh, A. R., Rajah, M. N., & Craik, F. I. M. (1998). Neural correlates of the episodic encoding of pictures and words. *Proceedings of the National Acamemy of Sciences of the USA. 95*, 2703–2708.

Happé, F., Rhlers, S., Fletcher, P., Frith, U., Johansson, M., Gillberg, C., Dolan, R., Frackowiak, R., & Frith, C. (1996). "Theory of mind" in the brain: Evidence from a PET scan study of Asperger syndrome. *Neuroreport, 8*, 197–201.

Harris, P. L. (1989). *Children and emotion: The development of psychological understanding*. Oxford: Basil Blackwell.

Heal, J. (1986). Replication and functionalism. In J. ButteRField (Ed.), *Language, mind, and logic*. Cambridge, UK: Cambridge University Press.

Heatherton, T. F., Wyland, C. L., Macrae, C. N., Demon, K. E., Denny, B. T., & Kelly, W. M. (2006). Medial prefrontal activity diffentiates self from close others. *Social Cognitive and Affective Neuroscience, 1*, 18–25.

Heider, F., & Simmel, M. L. (1944). An experimental study of apparent behavior. *American Journal of Psychology, 57*, 243–249.

Hirose, N., Kihara, K., Tsubomi, H., Mima, T., Ueki, Y., Fukuyama, H., & Osaka, N. (2005). Involvement of V5/MT+ in object substitution masking: Evidence from repetitive transcranial magnetic stimulation. *Neuroreport, 16*, 491–494.

Iacoboni, M., Woods, R., Brass, M., Bekkering, H., Mazziotta, J., & Rizzolatti, G. (1999). Cortical mechanisms of human imitation. *Science, 286*, 2526–2528.

Ikeda, T., & Osaka, N. (2007). How colors are memorized in working memory? An fMRI study.

Neuroreport., 18, 11-114.

Johnson, M. K., Raye, C. L., Mitchell, K. J., Touryan, S. R., Greene, F. J., & Nolen-Hoeksema, S. (2006). Dissociating medial frontal and posterior cingulated activity during self-reflection. *Social Cognitive and Affective Neuroscience, 1*, 56-64.

Jonides, J., Smith, E. E., Koeppe, R. A., Awh, E., Minoshima, S., & Mintun, M. A. (1993). Spatial working memory in humans as revealed by PET. *Nature, 363*, 623-625.

Kain, W., & Perner, J. (2005). What fMRI can tell us about the TOM-EF connection: False beliefs, working memory, and inhibition. In W. Schneider, R. Schumann-Hengsteler, & B. Sodian (Eds.), *Young children's cognitive development: Interrelationships among executive functioning, working memory, verbal ability, and theory of mind* (pp.189-217). Mahwah, NJ: Lawrence Erlbaum Associates.

金田みずき・苧阪直行（2004）長期記憶情報の利用における中央実行系の役割．基礎心理学研究，*23*, 20-29.

金田みずき・苧阪直行（2007）言語性ワーキングメモリと長期記憶情報とのかかわりにおける実行機能の役割．心理学研究．*78*, 235-243.

Keenan, J. P., Wheeler, M. A., Gallup, G. G., Jr., & Pascual-Leone, A. (2000). Self-recognition and the right prefrontal cortex. *Trends in Cognitive Sciences, 4*, 338-344.

木下孝司（1996）心の理論研究の展望：心の理解をめぐる諸説の概要　心理学研究，*68*, 51-67.

Kondo, H., Morishita, M., Osaka, N., Osaka, M., Fukuyama, H., & Shibasaki, H. (2004). Functional roles of cingulo-frontal network in performance on working memory. *NeuroImage, 21*, 2-14.

Kondo, H., Osaka, N., & Osaka, M. (2004) Cooperation of the anterior cingulate cortex and dorsolateral prefrontal cortex for attention shifting. *NeuroImage, 23*, 670-679.

越野英哉（2005）自閉症のワーキングメモリ　心理学評論．*48*, 498-517.

Leslie, A. M. (1987). Pretense and representation: The origins of "theory of mind." *Psychological Review, 94*, 412-426.

Lieberman, M. D. (2006). Editorial: Social cognitive and affective neuroscience: When opposites attract. *Social Cognitive and Affective Neuroscience, 1*, 1-2.

Luria, A. R. (1973). *The working brain*. New York: Basic Books.

McCabe, K., Houser, D., Ryan, L., Smith, V., & Trouard, T. (2001). A functional imaging study of cooperation in two-person reciprocal exchange. *Proceedings of the National Academy of Sciences of the USA, 98*, 11832-11835.

松村暢隆（1994）幼児の〈心の理論〉と理論説 ── 模擬説との議論について ──　心理学評論，*37*, 92-107.

Nieuwenhuys, R., Voogd, J., & van Huijzen, C. (1991). *Das Zentralnervnsystem des Menschen*. Berlin: Springer-Verlag.

Oenguer, D., & Price, J. L. (2000). The organization of networks within the orbital and medial prefrontal cortex of rats, monkeys, and humans. *Cerebral Cortex, 10*, 206-219.

苧阪直行（1996）意識とは何か ── 科学の新たな挑戦 ──　岩波書店．

苧阪直行 (1998) リカーシブな意識とワーキングメモリ——"意識とワーキングメモリ"特集へのまえがきにかえて—— 心理学評論, 41, 87-95.
苧阪直行 (2000) ワーキングメモリと意識 苧阪直行 (編著) 脳とワーキングメモリ (pp. 1-18) 京都大学学術出版会.
苧阪直行 (2002) 中央実行系の脳内表現—— ワーキングメモリにおける前頭前野と前部帯状回のかかわり—— 心理学評論, 45, 227-240.
Osaka, N. (Ed.). (2003). *Neural basis of consciousness*. Amsterdam: John Benjamins.
苧阪直行 (2004) デカルト的意識の脳内表現—— 心の理論からのアプローチ—— 哲学研究, 758 号, 103-120
苧阪直行 (2005a) ワーキングメモリと前部帯状回皮質, *Clinical Neuroscience*, 23, 1241-1244.
苧阪直行 (2005b) ワーキングメモリと実行系の個人差, *Cognition & Dementia*, 4, 95-100.
苧阪直行 (2005c) ワーキングメモリと前頭葉機能, 認知神経科学, 7, 250-255.
苧阪直行 (2006) 心の理論の脳内表現-ワーキングメモリからのアプローチ- 心理学評論, 49, 358-374.
苧阪直行 (2006) リカーシブな意識の脳内表現—— ワーキングメモリを通して自己と他者を知る—— 科学, 76, 280-283.
苧阪直行 (2007a) 意識と前頭葉—— ワーキングメモリからのアプローチ—— 心理学研究, 77, 553-566.
苧阪直行 (2007b) 志向する意識の脳内表現—自己から他者へ—. 紀平英作編「グローバル化時代の人文学:対話と寛容の知を求めて」(京都大学文学部創立百周年記念論集下巻), Pp.41-65.
苧阪直行 (2007c) メタ認知と前頭葉-ワーキングメモリと認知神経科学からのアプローチ- 心理学評論, 50, 216-226.
Osaka, N., Ikeda, T., & Osaka, M. (2006) Cortical network for intention-based mentalization in the perception of animated patterns: An event-related fMRI study. *Perception*, 35, s106-107.
Osaka, N., Logie, R., & D'Esposito, M. (Eds.). (2007). The cognitive neuroscience of working memory. Oxford: Oxford University Press.
Osaka, N., & Osaka, M. (2005). Striatal reward areas activated by implicit laughter induced by mimic word in humans. *Neuroreport, 16*, 1621-1624.
Osaka, N., Osaka, M., Kondo, H., Morishita, M., Fukuyama, H., & Shibasaki, H. (2003). An emotion-based facial expression word activates laughter module in the human brain: An fMRI study. *Neuroscience Letters, 340*, 127-130.
Osaka, N., Osaka, M., Kondo, H., Morishita, M., Fukuyama, H., & Shibasaki, H. (2004a). The neural basis of executive function in working memory: An fMRI study based on individual differences. *NeuroImage, 21*, 623-631.
Osaka, N., Osaka, M., Kondo, H., Morishita, M., Fukuyama, H., & Shibasaki, H. (2004b). Word expressing pain activates Anterior cingulate cortex in the human brain: An fMRI study.

Behavioral Brain Research, 153, 123-127.

Osaka, N., Otsuka, Y., Ikeda, T., & Osaka, M. (2004). Individual differences in working memory under "theory of mind" task: An event related fMRI study. *Proceedings of the 2nd International Conference on Working Memory,* p.5.

Osaka, N., Otsuka, Y., Hirose, N., Ikeda, T., Mima, T., Fukuyama, H., & Osaka, M. (2007). Transcranial magnetic stimulation (TMS) of left dorsolateral prefrontal cortex disrupts verbal working memory peRFormance in human. *Neuroscience Letters,* 418, 232-235.

Ozonoff, S., Pennington, B., & Rogers, S. (1991). Executive function deficits in high-functioning autistic individuals: Relationship to theory of mind. *Journal of Child Psychology and Psychiatry. 32,* 1081-1105.

Paulesu, E., Frith, C. D., & Frackowiak, R. S. (1993). The neural correlates of the verbal component of working memory. *Nature, 362,* 342-345.

Perner, J., & Lang, B. (1999). Development of theory of mind and cognitive control. *Trends in Cognitive Sciences, 3,* 337-344.

Premack, D., & Woodruff, G. (1978). Does the chimpanzee have a theory of mind? *Behavioral and Brain Sciences, 1,* 515-526.

Rainville, P., Duncan, G. H., Price, D. D., Carrier, B., & Bushnell, M. C. (1997). Pain affect encoded in human Anterior cingulate but not somatosensory cortex. *Science, 277,* 968-971.

Rizzolatti, G., & Arbib, M. (1998). Language within our grasp. *Trends in Neurosciences, 27,* 188-194.

Rizzolatti, G., & Draighero, L. (2004). The mirror-neuron system. *Annual Review of Neuroscience, 27,* 169-192.

Rogers, T. B., Kuiper, N. A., & Kirker, W. S. (1977). Self-reference and the encoding of personal information. *Journal of Personality and Social Psychology, 35,* 677-688.

Ruby, P., & Decety, J. (2004). How would you feel versus how do you think she would feel? A neuroimaging study of perspective-taking with social emotions. *Journal of Cognitive Neuroscience, 16,* 988-999.

Sanfey, A. G., Rilling, J. K., Aronson, J. A., Nystrom, L. E., & Cohen, J. D. (2003). The neural basis of economic decision-making in the Ultimatum Game. *Science, 300,* 1755-1758.

Saxe, R. (2006). Four brain regions for one theory of mind? In J. T. Cacioppo, P. S. Visser, & C. L. Pickett (Eds.). (2006). *Social neuroscience: People thinking about thinking people* (pp. 83-102). Cambridge, MA: MIT Press.

Saxe, R. (2006). Why and how to study theory of mind with fMRI. *Brain Research, 1079,* 57-65.

Saxe, R., Carey, S., & Kanwisher, N. (2004). Understanding other minds: Linking developmental psychology and functional neuroimaging. *Annual Review of Psychology, 55,* 87-124.

Saxe, R., & Kanwisher, N. (2003). People thinking about thinking people: fMRI investigations of theory of mind. *NeuroImage, 9,* 1835-1842.

Saxe, R., & Wexler, A. (2005). Making sense of another mind: The role of the right temporo-parietal junction. *Neuropsychologia. 43,* 1391-1399.

Saxe, R., Xiao, D., Kovacs, G., Perrett, D. L., & Kanwisher, N. (2004). A region of right posterior superior temporal sulcus responds to observed intentional actions. *Neuropsychologia, 42,* 1435-1446.

Schmitz, T. W., & Johnson, S. C. (2006). Self-appraisal decisions evoke dissociated dorsal-ventral aMPFC networks. *NeuroImage, 30,* 1050-1058.

Schneider, W., Schumann-Hengsteler, R., & Sodian, B. (Eds.). (2005). *Young children's cognitive development: Interrelationships among executive functioning, working memory, verbal ability, and theory of mind.* Mahwah, NJ: Lawrence Erlbaum Associates.

Stamenov, M. I., & Gallese, V. (2002). *Mirror neurons and the evolution of brain and language.* Amsterdam: John Benjamins.

Stone, T., & Davies, M. (1996). The mental simulation debate: A progress report. In P. Carruthers & P. K. Smith (Eds.), *Theories of theories of mind* (pp.119-137). Cambridge, UK: Cambridge University Press.

Stuss, D. T. (1991). Self awareness and the frontal lobes: A neuropsychological perspective. In J. Strauss & G. R. Goethals (Eds.), *The self: Interdisciplinary approaches* (pp. 255-278). New York: Springer-Verlag.

Stuss, D., Gallup, G., & Alexander, M. (2001). The frontal lobes are necessary for "theory of mind." *Brain, 124,* 279-286.

Tulving, E., Kapur, S., Craik, F. I. M., Moscovitch, M., & Houle, S. (1994). Hemispheric encoding/retrieval asymmetry in episodic memory: Positron emission tomography findings. *Proceedings of the National Academy of Sciences of the USA,* 91, 2016-2020.

Uddin, L. Q., Molnar-Szakacs, I., Zaidel, E., & Iacoboni, M. (2006). rTMS to the right inferior parietal lobule disrupts self-other discrimination. *Social Cognitive and Affective Neuroscience, 1,* 65-71.

Vogeley, K., Bussfeld, P., Newen, A., Herrmann, S., Happé, F., Falkai, P., Maier, W., Shah, N., Fink, G., & Zilles, K. (2001). Mind reading: Neural mechanisms of theory of mind and self-perspective. *NeuroImage, 14,* 170-181.

Vogeley, K., Kurthen, M., Falkai, P., & Maier, W. (1999). Essential functions of the human self model are implemented in the prefrontal cortex. *Consciousness and Cognition, 8,* 343-363.

Wellman, H. (1990). *The child's theory of mind.* Cambridge, MA: MIT Press.

Wheeler, M. A., Stuss, D. T., & Tulving, E. (1997). Toward a theory of episodic memory: The frontal lobes and automatic consciousness. *Psychological Bulletin, 121,* 331-354.

Zelazo, P. D., Qu, L., & Mueller, U. (2005). Hot and cool aspects of executive function: Relations in early development. In W. Schneider, R. Schumann-Hengsteler, & B. Sodian (Eds.), *Young children's cognitive development: Interrelationships among executive functioning, working memory, verbal ability, and theory of mind* (pp. 71-93). Mahwah, NJ: Lawrence Erlbaum Associates.

V ── TMSとワーキングメモリ

田中悟志 *Satoshi Tanaka*

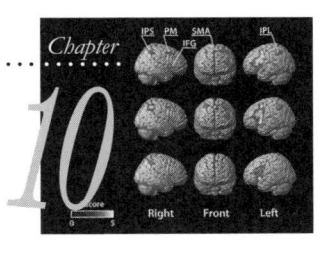

経頭蓋磁気刺激法を用いた
ワーキングメモリ研究

1 はじめに

すでに前章でも言及されたとおり，ワーキングメモリ（WM）とは，「目標志向的な課題や作業の遂行に関わるアクティブな記憶」である（苧阪，2000）．WM は，言語理解，暗算，問題解決などの心的機能を支える重要な機能であり，新聞を読む，お金の計算をする，今取り掛かっている仕事の解決方法を考える，など私たちの日常における複雑な心的活動に必須の役割を果たしているといえる．WM に関する研究は，Baddeley and Hitch（1974）の WM モデルが提唱されて以来，ヒトの行動計測を主とした実験心理学的研究とその結果に基づいた理論モデルの研究が主流であったが，動物のニューロン活動を計測する微小電極法やヒトを対象とした非侵襲脳機能計測の進歩により，その神経基盤を明らかにする試みも数多くなされるようになってきた．特に，ヒトを対象とした非侵襲脳機能計測の進歩はめざましく，脳内の電気活動を計測し波形や分布を画像化する従来の脳波（electroencephalogram: EEG）に加えて，脳内の磁場変化を画像化する脳磁図計測法（magnetoencephalography: MEG），さらには，神経活動に伴う代謝循環動態の変化を外因トレーサによって画像化するポジトロン断層法（positron emission tomography: PET）や内因トレーサによって画像化する機能的磁気共鳴画像法

(functional magnetic resonance imaging: fMRI) などのニューロイメージングの手法が90年代初頭から次々と基礎科学にも応用されるようになり，WMの神経基盤も早くからそれらの装置を用いて検討されている (Jonides et al., 1993; Paulesu, Frith, & Frackowiak, 1993)．本邦でも9年前の1998年に『心理学評論』Vol.41，No.2のWMの特集号が組まれているが，その寄稿論文の実に半分以上が非侵襲脳機能計測の知見を扱っていることを考えてみても，WMの神経基盤に対する脳機能画像法を用いた研究への関心が，国内でも早い時期から高いものであったことを示している．この特集号が組まれてから現在に至る間にも，非侵襲脳機能計測を用いたWMの神経機構に関する論文の数は増え続けており，WMの個人差の神経基盤を検討する機能的磁気共鳴画像研究などいくつかの重要な知見も報告されている（たとえば，Kondo, Osaka, & Osaka, 2004; Osaka et al., 2003; Osaka et al., 2004）．

　WMの非侵襲脳機能計測を用いた神経機構に関する研究において，この9年間における注目すべき変化の一つは，近年非侵襲脳機能計測として認知神経科学の分野で用いられるようになった経頭蓋磁気刺激法 (transcranial magnetic stimulation: TMS) による研究が新たに報告されるようになったことではないだろうか．TMSは頭上においた刺激用コイルに瞬間的に電流を流し，周囲に変動磁場を発生させる．これにより生じた渦電流によって人工的に神経細胞を発火させ，行動への影響を観察する方法である (Hallett, 2000; Pascual-Leone, Walsh, & Rothwell, 2000; Walsh & Rushworth, 1999)．従来の非侵襲脳機能計測であるPETやfMRIでは，課題遂行に伴って活動する脳領域を明らかにすることができるが，それはあくまで特定の心的機能と脳活動領域の相関関係を示したことであり，その脳活動が本当にその機能に必須なものであるかどうか，すなわちその機能的有意性は検討することができない．それに対し，TMSは脳領域を刺激し行動への影響を観察することにより，特定の機能と脳領域の因果関係を直接実験的に検討することができる．従来，特定の機能と脳領域の因果関係は脳損傷患者を対象とした神経心理学研究のみに頼っていたが，損傷部位が局在された症例が少ないこと，他の脳領域による機能代償の可能性など，いくつかの結果の解釈を困難にする要因を含んでいた．TMSは健常者を対象として，PETやfMRIを用いた実験と被験者数において同規模の

実験を行うことができ，また比較的空間的に局在した領域に磁気刺激を行うことが可能である．さらにその効果は可逆的で短期間なので同一の被験者で繰り返し実験が可能である．このように，TMSは従来の非侵襲脳機能計測実験や神経心理実験にはないユニークな利点をもっており，ここ数年間で認知神経科学分野へのTMSを用いた研究は飛躍的に増加した．

そこで本章では，まずTMSのメカニズムと実験パラダイムを踏まえた上で，TMSを用いたWM研究の現状について整理を行った．ニューロイメージング研究から物体や空間位置の記憶に関わる視空間WMと単語など言語素材の記憶に関わる言語性WMがそれぞれ独立の神経基盤をもつことが示唆されている（Smith & Jonides, 1997, 1999）．よって，本章では視空間性WMと言語性WMの二つの項目に分けてTMSの研究の整理を行い，ニューロイメージング研究や神経生理学研究の知見との整合性について議論を行った．

2 経頭蓋磁気刺激法のメカニズムと実験パラダイム

TMSはFaradayの電磁誘導の法則に基づいている．一次回路内に電流を流すと電流とは垂直方向に磁場が発生するが，その磁場が時間的に変化した場合，一次回路内の電流とは反対向きの電流が二次回路内に流れる．TMSでは刺激コイルが一次回路，生体組織が二次回路に相当する．頭上に置かれた刺激コイル内を流れた電流により瞬間的に磁場が発生し，頭髪，皮膚，頭蓋骨などの組織を通り抜けて大脳皮質に達し，誘導電場が発生する（図10-1）．この誘導電場によりコイルに流れた電流とは逆向き方向の渦電流が大脳皮質に発生し，人工的に神経細胞に活動電位を発生させる．このようにTMSとは磁気による刺激ではなく，誘導電場によって発生した渦電流による電気刺激なのである．

TMSは1985年にBarkerらによりはじめて運動野へ適用され，すぐに中枢性運動神経伝道検査など臨床神経生理分野への応用が始まった（Barker, Freeston, Jabinous, & Jarratt, 1986, 1987; Barker, Jalinous, & Freeston, 1985）．しかしながら，初期

TMS とワーキングメモリ

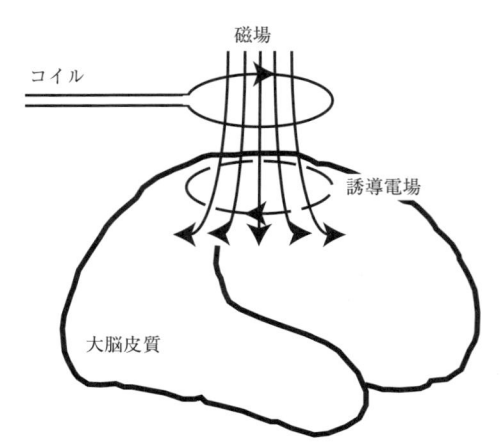

図 10-1　TMS による大脳皮質刺激

から使われている円形コイルは脳の広範囲を刺激してしまい局所の刺激には不向きであることや，装置がすぐに熱をもち刺激を多く行うことができないなどハードウエアの問題，さらには刺激強度や頻度によっては痙攣を引き起こす可能性があるなど安全性の問題から，すぐには健常者の脳機能局在を探る基礎科学への応用はなされなかった．しかし，のちに開発された円形コイルを同平面上で二つ並べ 8 の字にした 8 の字コイルは，8 の字の交点直下で誘導伝道密度が最大になり，脳の局所を刺激することが可能になった．さらに TMS の刺激パラメータの安全性に関する国際的なガイドラインが発行されたこともあり，TMS は次第に認知神経科学分野に応用されるようになってきたのである（Wassermann, 1998）．

　TMS を用いた実験パラダイムは大きく分けて二つ存在する（図 10-2）．被験者が課題を遂行している最中に磁気刺激を行うオンライン法と，被験者が課題を遂行する前に磁気刺激を行うオフライン法である（Robertson, Theoret, & Pascual-Leone, 2003）．オンライン法では，被験者が課題を遂行している最中に磁気刺激を特定の時間タイミングで与え，正答率や反応時間などの変化を観察する方法である．もし磁気刺激される脳領域がその課題遂行に特定の時間において重要な役割を果たしているのなら，その特定の時間に磁気刺激を与えた場合のみ正答率や反応時

第10章 経頭蓋磁気刺激法を用いたワーキングメモリ研究

```
On-line    統制条件 → 実験条件(rTMS)

Off-line   統制条件 → rTMS → 実験条件
```

図10-2　TMSによる二つの実験パラダイム.
Robertson et al.（2003）より改変.

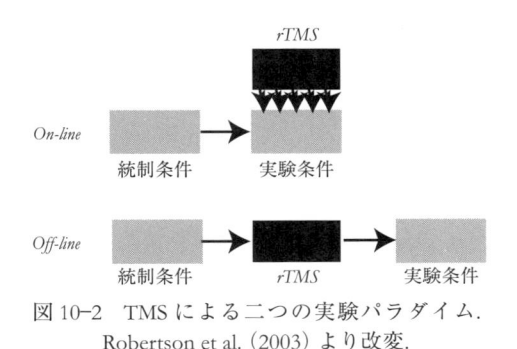

間などに変化が生じるはずである．これにより磁気刺激を受けた脳領域の機能的有意性が検証されるとともに，その情報処理がどのような時間過程に行われているのかも推定することができる．オンライン法の中でも単発刺激，二連発刺激，高頻度連続刺激など刺激頻度によりそれぞれ行動指標への影響が異なり，一般的に高頻度連続刺激のほうが行動指標への影響が生じやすいが安全性についてはまだ確立されていない．オンライン法は時間解像度に優れた手法であるが，磁気刺激時の騒音や，前頭部や側頭部など刺激部位によっては筋を刺激されたことによる運動や微弱な痛みなどが生じる場合があり，それが行動指標に深刻な影響を与える可能性がある．たとえば，アルファベットを用いた遅延見本合わせ課題において，TMSによる被験者の主観的な不快感と課題の誤反応率が有意に相関していることが報告されている（Abler et al., 2005）．Abler et al.（2005）の実験は，TMSによる不快感や騒音が混交要因として実験デザインに混入する可能性があることを明確に示しているといえよう．一方，オフライン法の実験デザインでは，磁気刺激する時間と課題遂行を行う時間が明確に分けられているため，TMSによる痛みや騒音による不快感が直接に混交効果として実験に混入することはない．オフライン法では，被験者が課題を行う直前の安静状態において，10分ほど1Hzの低頻度連続刺激をターゲットとなる脳部位に対して行う．この低頻度連続刺激によりターゲットとなる皮質の興奮性が数分ほど一過性に下がることが報告されており（Chen et al., 1997; Maeda, Keenan, Tormos, Topka, & Pascual-Leone, 2000），もし

ターゲットの脳領域が課題を遂行する機能と関係する場合，課題の正答率や反応時間などの行動指標の低下が一過性に認められるのである．オフライン法は痛みや騒音などの副次的効果が直接行動指標に影響しないという点に加え，被験者は装置による身体的拘束を磁気刺激後に一切受けないため，通常の心理行動実験と同様の実験環境で実験を行うことができるという大きな利点もある．欠点としては，磁気刺激の効果が刺激後数分しか持続しないため，その短期間の間に行動指標の変化をうまく検出できるような課題デザインの工夫が要求されること，さらにターゲットとなる皮質の活動を数分間抑制してしまうため時間解像度が皆無であることであろう．磁気刺激効果の持続性に関しては，効果が比較的長い時間持続するような刺激パラメータがいくつか開発されているが，現在のところ一次運動野へのみ適応されており WM など高次認知機能研究への応用には至っていない (Huang, Edwards, Rounis, Bhatia, & Rothwell, 2005; Iyer, Schleper, & Wassermann, 2003)．オンライン法とオフライン法にはいずれも利点と欠点があり，どちらの方法を採用するかは実験の目的により決定されるべきである．

3 経頭蓋磁気刺激法を用いた視空間性ワーキングメモリ研究

経頭蓋磁気刺激研究に用いられている WM 課題のほとんどは，課題遂行のために情報の短期保持が必須である課題（遅延反応課題や遅延見本合わせ課題）や情報の短期保持と処理の両方が要求される課題（n-back 課題，表象操作課題）である．よって，経頭蓋磁気刺激研究で現在のところ扱われている WM は，情報の短期保持と処理の側面を強調したものであるといえる．磁気刺激を用いて視空間 WM 課題への影響を検討した研究は，おそらく Beckers and Homberg (1991) の研究が最初である．Beckers and Homberg (1991) は複数の有名人の顔刺激を短期間記憶し，顔刺激を用いた遅延見本合わせ課題への後頭葉視覚野の単発磁気刺激の影響を検討している．その結果，記憶した顔の検索および比較にかかる時間が後頭葉の単発磁気刺激により遅延したことを報告している．顔の WM に関わる脳活動

をPETにより検討したHaxby, Ungerleider, Horwitz, Rapoport, and Grady（1995）らも後頭葉視覚野の脳活動を報告しており，イメージング研究の結果とも一致している．またHufnagel, Claus, Brunhoelzl, and Sudhop（1993）は立体の位置を憶えるCorsi-block testにおける後後頭頂皮質への磁気刺激の効果を高頻度連続磁気刺激を用いて検討しているが，磁気刺激の効果はなかったと報告している．

　動物を対象とした電気生理学的研究（Funahashi, Bruce, & Goldman-Rakic, 1989; Fuster & Alexander, 1971; Kubota, Iwamoto, & Suzuki, 1974）やヒトを対象とした脳機能画像研究（Fiez et al., 1996; Jonides et al., 1993; Smith & Jonides, 1999）は，視空間WMと前頭前野の関係を繰り返し示してきた．したがって，Beckers and Homberg（1991）やHufnagel et al.（1993）の研究以後，TMSを用いた視空間WMの脳内機構に関する検討は主に前頭前野を中心として行われるようになってきた．Pascual-Leone and Hallett（1994）は，刺激の空間位置を短期間記憶させる遅延反応課題において，5秒間の遅延期間中に左右大脳半球の前頭前野背外側領域（dorsolateral prefrontal cortex: DLPFC）をそれぞれ高頻度連続磁気刺激する実験を行った．その結果，前頭前野背外側領域への磁気刺激は左右半球の違いによらず誤反応率の増加を引き起こすことを報告している．Pascual-Leone and Hallett（1994）の研究は前頭前野への磁気刺激がWM課題の成績を干渉することをはじめて報告したものであり意義深い．しかしながら高頻度連続磁気刺激の場合，磁気刺激されている領域がかなりの空間的広がりをもちターゲットの背外側前頭前野以外の領域も刺激されている可能性を否定できない．

　視空間WMの中でも，刺激のモダリティの違いにより位置情報の記憶に関連する空間WMと，顔や物体，色などの物体情報の記憶に関連する物体WMが前頭前野の異なった領域でそれぞれ独立に機能していることが電気生理学実験（Wilson, Scalaidhe, & Goldman-Rakic, 1993），脳損傷研究（Carlesimo, Perri, Turriziani, Tomaiuolo, & Caltagirone, 2001）およびイメージング研究から示唆されている（Courtney, Ungerleider, Keil, & Haxby, 1996; Ungerleider, Courtney, & Haxby, 1998）．このことは，視覚情報処理機構において提唱されている物体視と空間視の腹側・背側経路の違いが前頭前野まで拡張されることを示唆している（Ungerleider & Mishkin,

1982). Pascual-Leone and Hallett (1994) の研究は，空間 WM 課題しか検討されていないため，そのような前頭前野内のサブ領域における領域固有性に関する問題についても明らかではない．そこで Mottaghy, Gangitano, Sparing, Krause, and Pascual-Leone (2002) は，前頭前野内のサブ領域における視空間 WM の領域固有性をオフライン法の低頻度連続刺激によって検討している．右半球の前頭前野背外側領域，前頭前野腹外側領域 (ventrolateral prefrontal cortex: VLPFC)，背内側前頭前野 (dorsomedial prefrontal cortex: DMPFC) への10分間の低頻度連続磁気刺激の前後に，被験者は三つのドットの位置を短期間記憶する空間位置の遅延見本合わせ課題と三つの顔を短期間保持する顔の遅延見本合わせ課題を行った．その結果，前頭前野腹外側領域への磁気刺激直後では，顔の遅延見本合わせ課題の正答率が，一方背内側前頭前野への磁気刺激では空間位置の遅延見本合わせ課題の正答率が低下した．さらに前頭前野背外側領域への磁気刺激では両課題の正答率が低下することを報告している．このことは，物体 WM と空間 WM が少なくとも右半球の前頭前野の腹外側部と背内側部においてそれぞれ領域特異的に処理されており，一方，背外側部は保持する内容には左右されない非領域特異的な WM 機能を担っていることを示唆している．

　物体 WM と空間 WM が独立した神経基盤をもつ可能性については，前頭前野以外の脳領域においても TMS を用いて検討されている．Oliveri et al. (2001) は，ニューロイメージング研究で使用頻度の高い WM 課題である n-back 課題を用いて，単発磁気刺激の効果を様々な領域で検討している．N-back 課題は情報の保持とともに情報の更新が要求される課題であり，被験者には連続提示される刺激の中で今提示されている刺激が2個前 (2-back 課題) もしくは3個前 (3-back 課題) に提示された刺激と同一か否かの判断が要求される．位置情報を記憶する空間 2-back 課題と抽象的な物体パタンを記憶する物体 2-back 課題において，2台の磁気刺激装置を用いた単発刺激により後頭頂皮質 (PPC)，側頭葉，上前頭回，前頭前野背外側領域のそれぞれ両半球相同部位が刺激され行動指標への影響が検討された．その結果，後頭頂皮質と上前頭回への磁気刺激では空間 2-back 課題の反応時間が，一方，側頭葉への磁気刺激では物体 2-back 課題の反応時間がそれぞ

れ選択的に遅延するという二重乖離を報告している．また前頭前野背外側領域への磁気刺激は両課題の反応時間の遅延と誤反応の増加を引き起こした．この実験では両半球が同時に刺激されているため，磁気刺激の効果が左右どちらの半球に影響を与えたかについては明確ではないが，物体WMと空間WMが前頭前野以外の領域，すなわち側頭葉と後頭頂皮質にそれぞれ独立した神経基盤をもつ可能性が示された．さらに上前頭回付近への磁気刺激が空間WM課題の成績を選択的に干渉し，前頭前野背外側領域への磁気刺激が空間WM課題と物体WM課題の両方の課題成績を干渉するという知見は先のMottaghy, Gangitano, et al. (2002) の研究とも一致する．

　Oliveri et al. (2001) による経頭蓋磁気刺激研究や従来のニューロイメージング実験は，前頭前野のみならず，脳の広範囲の領域が遅延反応課題を始めとするWM課題において活動していることを報告している (Cohen et al., 1997; Courtney, Petit, Haxby, & Ungerleider, 1998; Desmond, Gabrieli, Wagner, Ginier, & Glover, 1997; Smith & Jonides, 1997, 1999)．しかしながら，脳機能局在とその機能的有意性の検討だけでは，個々の脳領域がそれぞれの課題の中でどのような機能的役割を果たしているのかという疑問に答えることはできない．TMSはある脳領域の機能的有意性を検討できるとともに，ミリ秒単位の優れた時間解像度をもつことも利点の一つである．もし脳の異なる領域が異なる時間帯で磁気刺激の干渉効果を受けたとすれば，それぞれの脳領域はある機能において別々の情報処理過程に関与していることになる．Muri, Vermersch, Rivaud, Gaymard, and Pierrot-Deseilligny (1996) は，眼球運動を用いた遅延反応課題中の前頭前野と後頭頂皮質の機能的役割の違いを，遅延期間中の様々なタイミングで単発磁気刺激を行うことにより検討している．課題は周辺視野に提示されたターゲットの位置を2秒保持し，その後にターゲットのあった位置に眼球運動を行うことであった．遅延期間中に様々なタイミングで後頭頂皮質と前頭前野に磁気刺激を与えた結果，視覚刺激提示から260ミリ秒後の後頭頂皮質への磁気刺激，および視覚刺激提示から700ミリ秒後および1.5秒後の前頭前野への磁気刺激によりそれぞれ眼球運動の誤差と定位のエラーが増加した．遅延期間の前半と後半で後頭頂皮質と前頭前野にそれぞれ

異なった磁気刺激の効果が認められたことから，後頭頂皮質は眼球運動の準備活動などの感覚運動処理に，前頭前野は位置情報の保持に関する WM に関与すると考察している．一方，眼球運動を使った遅延反応課題においてターゲットの位置を 30 秒間という比較的長い時間保持しなければならない条件では，遅延時間の後半（視覚刺激提示から 28 秒後）に前頭前野に 2 連発磁気刺激を行っても眼球運動の誤差や定位に影響がないことが報告されている（Nyffeler et al., 2002; Nyffeler et al., 2004）．したがって，眼球運動を使った遅延反応課題における前頭前野の役割は遅延期間が短い場合のみであり，比較的遅延期間が長い場合は情報の保持は側頭葉などの領域が担当すると考えられる（Pierrot-Deseilligny, Muri, Rivaud-Pechoux, Gaymard, & Ploner, 2002; Ploner et al., 1999）．

　Koch et al.（2005）は，六つの四角の空間的配置を記憶する遅延見本合わせ課題において，位置情報を短期間記憶する遅延期間と記憶した情報と手がかり刺激との同異判断をする比較期間のそれぞれにおいて，右半球の後頭頂皮質，上前頭回，前頭前野背外側領域の役割をオンライン法による 25Hz 高頻度連続磁気刺激により検討している．遅延期間においては，後頭頂皮質と前頭前野背外側領域への磁気刺激により反応時間の遅延が認められたが上前頭回への磁気刺激は影響がなかった．一方，比較期間においては，前頭前野背外側領域への磁気刺激のみ反応時間を遅延した．比較期間における前頭前野背外側領域への磁気刺激の干渉効果は，遅延反応課題における反応選択のプロセスに特に前頭前野背外側領域が関わるというニューロイメージングの結果を支持する（Rowe, Toni, Josephs, Frackowiak, & Passingham, 2000）．さらに遅延期間における後頭頂皮質と前頭前野背外側領域への干渉効果は，遅延期間において前頭前野背外側領域が後頭頂皮質など他の脳領域を含んだ広い回路として働いていることを示唆している．このことは，遅延期間において前頭前野背外側領域からのトップダウンシグナルが他の脳領域の活動に修飾を加え協調的に活動することにより適切な行動が可能になることを示したニューロイメージングの知見とも矛盾しない（Sakai, Rowe, & Passingham, 2002）．前頭前野背外側領域はその他の領域との結びつきを切り替えつつ遅延期間と比較期間でそれぞれ異なった機能を果たしているのかもしれない．

TMSによる研究がサルを用いた電気生理学実験やヒトのニューロイメージング研究の成果を概ねサポートする一方で，TMSを用いた研究間で報告される結果が異なる場合があることも付け加えておきたい．たとえば，上述のOliveri et al. (2001) の研究では，物体および空間WM課題中に側頭葉と後頭頂皮質の両大脳半球同時刺激に加え，それぞれの片側大脳半球のみを磁気刺激した条件も行っているが，片側半球のみの磁気刺激では課題の成績に影響がないことを報告している．片側半球の後頭頂皮質および側頭葉への磁気刺激のネガティブな結果はHufnagel et al. (1993) でも報告されている一方で，Kessels, d'Alfonso, Postma, and de Haan (2000) は三つのドットの空間的位置を記憶する遅延見本合わせ課題において右後頭頂皮質への高頻度磁気刺激の干渉効果を報告しており，またHong, Lee, Kim, Kim, and Nam (2000) も4種類の幾何学模様の視覚図形を2秒間憶える遅延標本合わせ課題において右半球の下前頭回に加えて，下側頭葉，後頭頂皮質への磁気刺激で誤反応数が増加したことを報告しており，結果は一致していない．また，Oliveri et al. (2001) と Koch et al. (2005) は同じ研究グループからの報告であるが，遅延期間中に前者は上前頭回への磁気刺激による空間WM課題への干渉効果を報告しているのに対し，後者は干渉効果を認めていない．

　このような研究間における磁気刺激の効果の違いは，課題デザインの違いに加え，TMSに固有のパラメータである刺激頻度や強度の違いなどに由来することが考えられる．また，刺激部位の同定方法も結果のばらつきに影響を与えていると考えられる．多くの経頭蓋磁気刺激研究は刺激部位の同定方法にEEGに用いられる国際10-20 systemか，手の一次運動野からの距離を基準として決定している．たとえば，国際10-20 systemによれば前頭前野背外側領域はF3（右半球はF4）付近と考えられ，また手の一次運動野を基準とすれば5cm前方としている（Pascual-Leone & Hallett, 1994）．しかしながら，このような同定方法では被験者間の脳の形態的な個人差をカバーしきれておらずターゲットとした脳領域を正確に刺激できているという保証はない．このような刺激部位同定方法の困難さにより，ターゲットとした脳領域に磁気刺激が当たらず行動指標に影響が生じないという可能性がある．近年，TMSに応用されるようになったニューロナビゲーショ

TMS とワーキングメモリ

ンシステムは，そのような刺激部位の不明瞭さの軽減に役立つ有効なツールであろうと考えられる（Paus et al., 1997）．ニューロナビゲーションシステムでは，被験者の頭部に取り付けたヘッドプローブと磁気刺激コイルに取り付けたコイルプローブの位置関係を赤外線カメラによりモニターして，磁気が一番強いコイル中心の直下が頭部に対してどの位置にあるかを推定している（図10-3A　巻頭口絵にカラーで掲載）．そして，あらかじめ磁気共鳴画像法で撮像しておいた被験者の脳解剖画像と被験者の頭部の位置情報を共有させることにより，ターゲットとした任意の脳領域の直上に磁気刺激コイルの中心をもっていくことが可能になるのである．このようなニューロナビゲーションシステムは，従来の刺激部位同定方法よりも正確な刺激が可能なことが報告されており（Gugino et al., 2001），既に知覚や認知機能への研究に応用されている（Devlin, Matthews, & Rushworth, 2003; Hirose et al., 2005; Rushworth, Hadland, Paus, & Sipila, 2002; Sack & Linden, 2003）．

ニューロナビゲーションシステムを用いた WM 研究の一例として，視空間 WM と言語性 WM の運動前野内のサブ領域における機能局在を検討した Tanaka, Honda, and Sadato（2005）の研究を紹介する．運動前野内という比較的空間的に狭い領域の中での TMS による機能マッピングには，正確な刺激部位の同定は必須であり特にニューロナビゲーションシステムの導入が重要と考えられる．近年，運動前野は高次運動機能のみならず，運動を伴わない高次認知機能にも関連することが示唆されており（Picard & Strick, 1996, 2001; Schubotz & von Cramon, 2003），WM 課題でも活動を示すことが報告されているがその機能的有意性については不明である（Courtney, Petit, Maisog, Ungerleider, & Haxby, 1998; Lamm, Windischberger, Leodolter, Moser, & Bauer, 2001; Mellet et al., 1996; Smith & Jonides, 1999）．被験者は視空間情報および言語情報の保持と逐次操作がそれぞれ要求される表象操作課題（Hanakawa, Honda, Okada, Fukuyama, & Shibasaki, 2003; Hanakawa et al., 2002）をまず機能的磁気共鳴画像法実験で行った（図10-3B　巻頭口絵に掲載）．その結果，言語表象操作課題では内側運動前野が，視空間表象操作課題では左右両大脳半球の背外側運動前野がそれぞれ選択的な活動を示した（図10-3C　巻頭口絵にカラーで掲載）．次に，機能的磁気共鳴画像実験によって活動が認められた両大脳半球の背

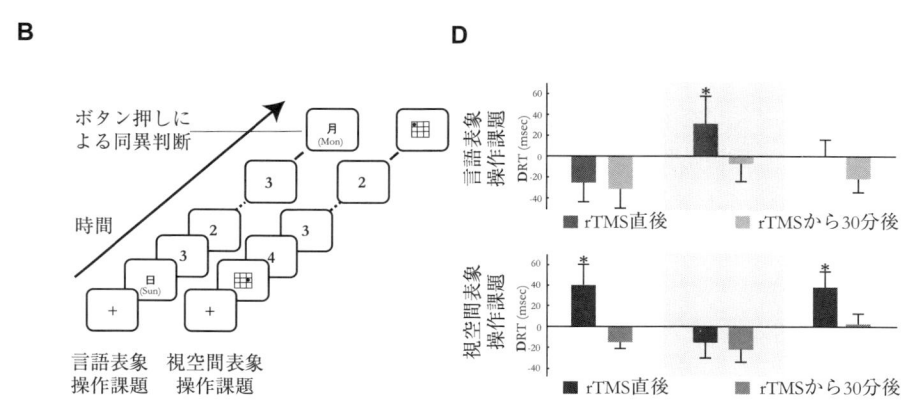

図10-3 ニューロナビゲーションを用いた運動前野への経頭蓋磁気刺激実験 (Tanaka et al., 2005)

(B) 表象操作課題. 言語表象操作課題ではまず曜日刺激が提示される. 続いて数字刺激が次々と提示されるので被験者は数字の分だけ曜日を心の中で進めていかなくてはならない. 最後に再び曜日刺激が提示されるので, 被験者は心の中にある曜日と提示された曜日とが同じであるかどうかの判断をボタン押しで行った. 視空間表象操作課題は, 3×3の桝目の中にある丸を, 数字の分だけ時計回りに次々と進めていくという課題であった.
(D) 経頭蓋磁気刺激実験の結果. 両大脳半球の背外側運動前野の刺激によって視空間表象操作課題の成績が, 内側運動前野の刺激により言語表象操作課題の反応時間がそれぞれ選択的に干渉効果を受けた. 刺激から30分後には反応時間は刺激前のベースラインに戻っていた. (図10-3AとCは巻頭口絵参照)

外側運動前野と内側運動前野をニューロナビゲーションシステムにより被験者ごとに同定し, オフライン法を用いた0.9Hzの低頻度連続磁気刺激により刺激を行い, 刺激前後の課題成績を比較した. その結果, 両大脳半球の背外側運動前野の刺激によって視空間表象操作課題の成績が, 内側運動前野の刺激により言語表象操作課題の反応時間がそれぞれ選択的に干渉効果を受けることが明らかになった (図10-3D 巻頭口絵に掲載). 視空間WMにおける右半球背外側運動前野の機能的有意性に関しては, Oliveri et al. (2001) とKoch et al. (2005) が手の一次運動野よりも2cm前方を刺激しているため, ほぼTanaka et al. (2005) と同じ部位をターゲットにしていると考えられるが, Koch et al. (2005) は刺激による干渉効果を認めていなかった. Tanaka et al. (2005) の研究は, 視空間および言語性WMの運動前野内のサブ領域における領域特異性が, 同一の被験者を用いた機能的磁気共鳴画像

法実験と経頭蓋磁気刺激実験の両方で示されている．また各脳領域における磁気刺激の効果は課題および時間選択的であり，磁気刺激による不快感など副次的な効果によって結果を説明することはできない．ニューロナビゲーションシステムにより正確な刺激部位を同定することで，運動前野という比較的狭い領域内においてWMのモダリティにより異なったサブ領域が関与することが示唆された．

4 経頭蓋磁気刺激法を用いた言語性ワーキングメモリ研究

言語性WM課題への磁気刺激の効果を最初に検討したのはFerbert, Mussmann, Menne, Buchner, and Hartje (1991) である．Ferbert et al. (1991) は，無意味単語の再生課題において一次運動野への磁気刺激の効果を検討しているが，成績への影響はなかったと報告している．またHufnagel et al. (1993) はdigit span testにおける後頭頂葉への磁気刺激の効果を高頻度連続磁気刺激を用いて検討しているが，同様に磁気刺激の干渉効果がないことを報告している．これらの研究以後，言語性WMと前頭前野との関連を示したニューロイメージング研究の成果を受けて (Fiez et al., 1996; Paulesu et al., 1993; Smith & Jonides, 1997, 1999; Smith, Jonides, & Koeppe, 1996)，TMSを用いた研究の多くは前頭前野をターゲットとしている．Grafman et al. (1994) は，単語リストを見た後でリスト上の単語を自由再生する課題の成績が，左半球側頭葉と両半球の前頭前野へのオンライン高頻度磁気刺激で阻害されることを報告している．一方，Mull and Seyal (2001) は前頭前野における言語性WMの大脳半球差を報告している．アルファベットを用いた3-back課題で遅延期間に単発磁気刺激を行ったところ，左半球の前頭前野腹外側領域への磁気刺激は有意に誤反応を増加させたが，右半球の前頭前野腹外側領域への磁気刺激は影響を与えなかった．

アルファベットを用いた2-back課題における前頭前野とその他の領域との磁気刺激の効果の違いを検討した報告もある (Mottaghy, Doring, Muller-Gartner, Topper, & Krause, 2002; Mottaghy, Gangitano, Krause, & Pascual-Leone, 2003)．Mottaghy, Doring, et al. (2002) は 2-back 課題中に 30 秒間，4Hz の連続磁気刺激を前頭前野背外側領域，後頭頂皮質，角回に行った．その結果，両側の前頭前野背外側領域と後頭頂皮質への磁気刺激で正答率が有意に低下するが，両側の角回への刺激は成績に影響を与えないことを報告している．Mottaghy et al. (2003) は Mottaghy, Doring, et al. (2002) において機能的有意性が認められた前頭前野背外側領域と後頭頂皮質を様々なタイミングで単発磁気刺激し，2-back 課題遂行における各脳領域の時間的関与を詳細に検討している．その結果，まずアルファベット刺激のオフセットから 180 ミリ秒のタイミングの右後頭頂皮質への磁気刺激により正答率の低下が認められ，次に左後頭頂皮質，右背外側前頭前野，そして最後に左背外側前頭前野の順で同様の干渉効果が認められた．このような複数の脳領域への時間的に異なった磁気刺激の影響を解釈することは難しいが，アルファベットを用いた n-back 課題において後頭頂皮質から前頭前野背外側領域へ，さらに右半球から左半球への一連の情報処理の流れが存在することを示唆しているといえる．後頭頂皮質は情報の保持そのものに，また前頭前野背外側領域は保持した情報の変換に関与するのかもしれない．また半球差に関しては，最終的な行動アウトプットであるボタン押しが右手で行われていることが影響している可能性がある．

　アルファベットを用いた遅延標本合わせ課題による経頭蓋磁気刺激研究では，前頭前野以外の領域の重要性を報告している．Herwig et al. (2003) は，まず fMRI で課題遂行中の左半球の前頭前野背外側領域と腹外側運動前野，後頭頂皮質の脳活動部位を被験者ごとに同定した上で，ニューロナビゲーションシステムを用いて各領域を遅延期間中に磁気刺激する実験を行った．その結果，腹外側運動前野のみ誤反応率が増加し，前頭前野背外側領域や後頭頂皮質への磁気刺激は行動指標に影響を与えなかったことを報告している．この領域は Tanaka et al. (2005) が視空間表象操作課題で干渉効果を報告した領域よりも明らかに腹側に位置するので，少なくとも左半球の外側運動前野では背側部と腹側部で視空間 WM と言語性 WM の機能分担がなされているようである．一方，左後頭頂皮質への磁気刺激がネガティブである結果は，digit span 課題で TMS の効果を検討した研究と一致するが (Hufnagel et al., 1993)，Mottaghy らによる n-back 課題を用いた研究は

いずれも干渉効果を報告しており一致しない（Mottaghy, Doring, et al., 2002; Mottaghy et al., 2003）．また左背外側前頭前野に関しても言語性 WM 課題への干渉効果を報告する研究のほうが多い（Mottaghy, Doring et al., 2002; Mottaghy et al., 2003; Mottaghy et al., 2000）．

　一方，アルファベットを用いた遅延標本合わせ課題を用いて，右小脳への単発磁気刺激の効果を検討した研究も行われている（Desmond, Chen, & Shieh, 2005）．近年小脳に関しては，運動機能のみならず高次認知機能への関与が主にニューロイメージング研究から指摘されている（Imamizu et al., 2000; Ito, 1993; Leiner, Leiner, & Dow, 1993）．WM に関しては，右小脳損傷により言語性 WM の障害が報告され（Silveri, Di Betta, Filippini, Leggio, & Molinari, 1998），fMRI を用いた研究でも遅延標本合わせ課題においてアルファベット刺激の符号化時に右小脳の脳活動が報告されている（Chen & Desmond, 2005a, 2005b; Desmond et al., 1997）．Desmond et al.（2005）はまず fMRI で遅延標本合わせ課題における右小脳の活動を個人ごとに同定した上で，ニューロナビゲーションシステムを用いてアルファベット刺激のオフセットから 1.5 秒後に右小脳に単発の磁気刺激を行った．その結果，遅延標本合わせ課題における反応時間が有意に遅延することを報告している．Desmond et al.（2005）の研究は小脳における認知機能の存在を TMS によりはじめて検討したものであり意義があるといえよう．

　言語性 WM 研究に関しては，PET により WM 課題中の磁気刺激の脳活動への影響を報告した研究が存在する．アルファベットを用いた 2-back 課題中の前頭前野背外側領域への磁気刺激の脳活動への影響を PET による計測で検討した研究によれば，前頭前野背外側領域の刺激時に刺激部位の活動の低下が認められるが，左右半球でその効果が異なり，右背外側前頭前野への刺激のみさらに両半球への頭頂葉の活動も低下するという（Mottaghy et al., 2000）．また磁気刺激を行わない条件では左前頭前野の活動が低い被験者ほど成績がよいという相関関係が認められたが，右半球背外側前頭前野への磁気刺激はそのような相関関係を消失させるという（Mottaghy et al., 2003）．PET と TMS を組み合わせた研究は，右半球背外側前頭前野が頭頂葉や左背外側前頭前野などの脳領域の活動に修飾を加えている

ことを示唆している．WM課題中に右背外側前頭前野と頭頂葉の連結が密になることは，モダリティは異なるが視空間WMにおける経頭蓋磁気刺激研究（Koch et al., 2005）やニューロイメージングの知見とも一致する（Sakai et al., 2002）．

5 経頭蓋磁気刺激法によるワーキングメモリ研究のまとめ

TMSによるWM研究の成果を図10-4にまとめた．前頭前野背外側領域に関しては，物体，空間および言語など刺激材料のモダリティに関わらず磁気刺激が行動に影響を与えているのが分かる．また右半球の検討を行う研究が若干多いため偏りはあるが，そのような前頭前野背外側領域への磁気刺激のスープラモダリティな効果は，大脳半球差には影響されないようである．一方，前頭前野内のその他の領域への磁気刺激は，比較的モダリティ選択的な効果を及ぼしているといえよう．上前頭回に関しては脳の左右差に関わらず空間WM課題のみに干渉効果を示している．また，前頭前野腹外側領域に関しては，左半球は言語性WM課題にのみ干渉効果を示しているのに対し，右半球では言語性WMに加えて物体WM課題で2例干渉効果を報告している．そもそも空間WM課題で前頭前野腹外側領域への磁気刺激の効果を検討した研究数が少ないので今後の研究成果を待つしかないが，前頭前野腹外側領域もモダリティ選択的な領域である可能性はあるといえよう．一方，前頭前野以外では後頭頂皮質での検討例が多い．右半球では空間WM課題への干渉効果を示す報告が多いが，物体，言語WM課題への干渉報告もある．左半球後頭頂皮質は磁気刺激の効果が報告されない例が目立つ．Oliveri et al.（2001），Mottaghy, Doring, et al.（2002），およびMottaghy et al.（2003）で空間および言語WM課題での干渉効果を報告しているが，Oliveri et al.（2001）の場合は両大脳半球同時に刺激した場合のみであり，左半球片側刺激では干渉効果は生じない．よって左半球後頭頂皮質での干渉効果を確認しているのはMottaghy, Doring, et al.（2002）とMottaghy et al.（2003）の二つの研究のみとなる．WM課題おける左半球後頭頂皮質の活動は繰り返しニューロイメージング

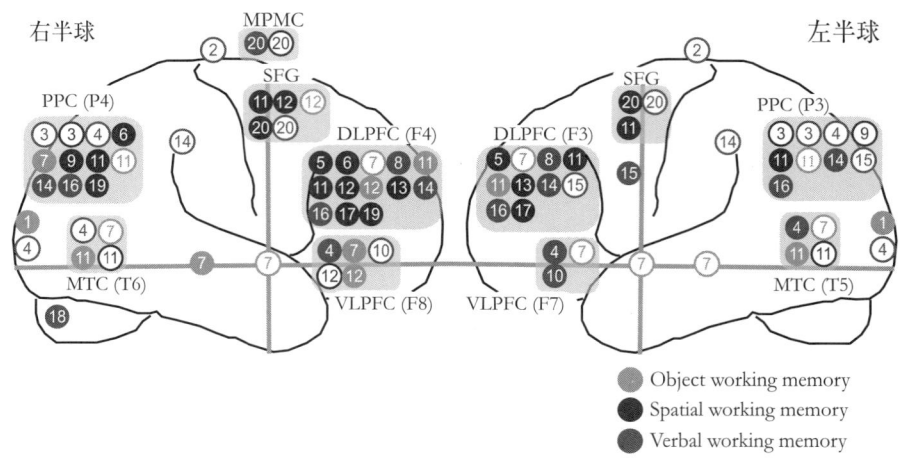

図10-4 WM課題へのTMSの効果

TMSを用いたWM研究の20研究についてその磁気刺激の効果をTalairach標準脳上にマップした（Talairach & Tournoux, 1988）．あくまで磁気刺激部位を模式的に示したものでありTalairachの座標とは正確には対応していない．水平線は前交連と後交連を結ぶ線，垂直線は前交連から垂直に伸ばした線である．図中の丸の塗りつぶしは干渉効果を，白抜きは干渉効果が生じなかったことを示している．丸の番号は研究番号を示している．研究番号は以下のとおりである．① Beckers & Homberg (1991)；② Ferbert et al. (1991)；③ Hufnagel et al. (1993)；④ Grafman et al. (1994)；⑤ Pascual-Leone & Hallett (1994)；⑥ Muri et al. (1996)；⑦ Hong et al. (2000)；⑧ Mottaghy et al. (2000)；⑨ Kessels et al. (2000)；⑩ Mull & Seyal (2001)；⑪ Oliveri et al. (2001)；⑫ Mottaghy, Gangitano, et al. (2002)；⑬ Nyffeler et al. (2002)；⑭ Mottaghy, Doring, et al. (2002)；⑮ Herwig et al. (2003)；⑯ Mottaghy et al. (2003)；⑰ Nyffeler et al. (2004)；⑱ Desmond et al. (2005)；⑲ Koch et al. (2005)；⑳ Tanaka et al. (2005)．ただし，⑪および⑰に関しては両大脳半球を同時に磁気刺激した条件の結果を示してある．
DLPFC: 前頭前野背外側領域；MPMC: 内側前頭前野；MTC: 中側頭皮質；PPC: 後頭頂皮質；SFG: 上前頭回；VLPFC: 前頭前野腹外側領域；　括弧内はinternational 10-20 systemによる表記．

研究で報告されているので（Jonides et al., 1998; Smith & Jonides, 1997, 1999），左後頭頂皮質に関してはニューロイメージング研究とTMSの研究成果が一致していない．後頭頂領域は空間的に広がりがあるので，WMの機能を果たす領域にそもそも磁気刺激が正確に当たっていないのか，もしくはニューロイメージングで報告される左半球後頭頂領域の活動は実はその他の領域からの信号を受け取るだけで実際には機能的に何も役割を果たしていない可能性が考えられる．しかし後者に関しては，左半球頭頂葉の損傷で言語性WMの障害が報告されているから可能性は低いのではないだろうか（Vallar, Di Betta, & Silveri, 1997）．磁気刺激により

干渉された左半球後頭頂領域の機能を右半球が一時的に代償している可能性もある．今後のさらなる検討が必要であろう．

　以上をまとめると，両側背外側前頭前野と右半球後頭頂が刺激のモダリティに関わらないスープラモーダルな情報の保持機能に関わるのに対して，上前頭回と前頭前野腹外側領域はそれぞれモダリティに関連した情報の保持に関わる，というのが現在のところTMSによるWM研究から示唆される結論ではないだろうか．今回整理した経頭蓋磁気刺激実験の9割近くは刺激部位同定に国際10-20 systemを使っているため空間解像度は低く，また前述したとおり経頭蓋磁気刺激実験は様々な混交要因が実験に混入する恐れがあり，全ての実験結果をそっくりそのまま受け入れるのは危険であるといえよう．十分な検討が必要になる．その際，磁気刺激の効果が (1) 課題選択的であるか，(2) 脳領域選択的であるか，そして (3) 時間選択的であるか，という三つの基準は実験結果の信頼性を判断する上での有効な基準になるといえる．この三つの基準を満たしていれば，磁気刺激による不快感や音刺激などの混交要因による実験結果の説明をほぼ否定できるからである．

　経頭蓋磁気刺激研究は，一回の検査で一つの領域しか磁気刺激のターゲットにできないため，一回の検査で全脳を計測対象にできる従来のニューロイメージングに比べ実験に手間がかかる．そして手間がかかる割には，ニューロイメージングや脳損傷研究で関連が示された脳活動の機能的有意性を一つ一つ検討していくという比較的地味な印象の研究が多い．しかしながら，今や膨大な数にのぼるニューロイメージング研究によるありとあらゆる「WM関連脳領域」の全てが本当にWMと関係するかは甚だ疑わしい．よって，経頭蓋磁気刺激研究による脳と行動の因果関係の検討という一見地味な作業は，膨大に膨れ上がったニューロイメージングデータの再検討という意味で非常に重要であるといえよう．さらに機能的有意性の検討のみならず，行動や知覚に直接修飾を与えることができ，またその優れた時間解像度という利点を最大限に利用すれば，従来のニューロイメージングではみつけることのできなかった新たな発見をもたらす可能性は十分にある．TMSはWMを始めとするヒト脳高次機能の非侵襲脳機能研究に今や必

須のツールとなり，今後もその重要性はますます増加すると考えられる．

引用文献

Abler, B., Walter, H., Wunderlich, A., Grothe, J., Schonfeldt-Lecuona, C., Spitzer, M., & Herwig, U. (2005). Side effects of transcranial magnetic stimulation biased task peRFormance in a cognitive neuroscience study. *Brain Topography, 17*, 193–196.

Baddeley, A., & Hitch, G. (1974). Working memory. In G. H. Bower (Ed.), *The psychology of learning and motivation: Vol. 8* (pp.47–89). New York: Academic Press.

Barker, A. T., Freeston, I. L., Jabinous, R., & Jarratt, J. A. (1986). Clinical evaluation of conduction time measurements in central motor pathways using magnetic stimulation of human brain. *Lancet, 1*, 1325–1326.

Barker, A. T., Freeston, I. L., Jalinous, R., & Jarratt, J. A. (1987). Magnetic stimulation of the human brain and peripheral nervous system: An introduction and the results of an initial clinical evaluation. *Neurosurgery, 20*, 100–109.

Barker, A. T., Jalinous, R., & Freeston, I. L. (1985). Non-invasive magnetic stimulation of human motor cortex. *Lancet, 1*, 1106–1107.

Beckers, G., & Homberg, V. (1991). Impairment of visual perception and visual short term memory scanning by transcranial magnetic stimulation of occipital cortex. *Experimental Brain Research, 87*, 421–432.

Carlesimo, G. A., Perri, R., Turriziani, P., Tomaiuolo, F., & Caltagirone, C. (2001). Remembering what but not where: Independence of spatial and visual working memory in the human brain. *Cortex, 37*, 519–534.

Chen, R., Classen, J., Gerloff, C., Celnik, P., Wassermann, E. M., Hallett, M., & Cohen, L. G. (1997). Depression of motor cortex excitability by low-frequency transcranial magnetic stimulation. *Neurology, 48*, 1398–1403.

Chen, S. H., & Desmond, J. E. (2005a). Cerebrocerebellar networks during articulatory rehearsal and verbal working memory tasks. *Neuroimage, 24*, 332–338.

Chen, S. H., & Desmond, J. E. (2005b). Temporal dynamics of cerebro-cerebellar network recruitment during a cognitive task. *Neuropsychologia, 43*, 1227–1237.

Cohen, J. D., Perlstein, W. M., Braver, T. S., Nystrom, L. E., Noll, D. C., Jonides, J., & Smith, E. E. (1997). Temporal dynamics of brain activation during a working memory task. *Nature, 386*, 604–608.

Courtney, S. M., Petit, L., Haxby, J. V., & Ungerleider, L. G. (1998). The role of prefrontal cortex in working memory: examining the contents of consciousness. *Philosophical Transactions of the Royal Society of London, B: Biological Sciences, 353*, 1819–1828.

Courtney, S. M., Petit, L., Maisog, J. M., Ungerleider, L. G., & Haxby, J. V. (1998). An area specialized for spatial working memory in human frontal cortex. *Science, 279*, 1347–1351.

Courtney, S. M., Ungerleider, L. G., Keil, K., & Haxby, J. V. (1996). Object and spatial visual working memory activate separate neural systems in human cortex. *Cerebral Cortex, 6*, 39–49.

Desmond, J. E., Chen, S. H., & Shieh, P. B. (2005). Cerebellar transcranial magnetic stimulation impairs verbal working memory. *Annals of Neurology, 58*, 553–560.

Desmond, J. E., Gabrieli, J. D., Wagner, A. D., Ginier, B. L., & Glover, G. H. (1997). Lobular patterns of cerebellar activation in verbal working-memory and finger-tapping tasks as revealed by functional MRI. *The Journal of Neuroscience, 17*, 9675–9685.

Devlin, J. T., Matthews, P. M., & Rushworth, M. F. (2003). Semantic processing in the left inferior prefrontal cortex: A combined Functional Magnetic Resonance Imaging and transcranial magnetic stimulation study. *Journal of Cognitive Neuroscience, 15*, 71–84.

Ferbert, A., Mussmann, N., Menne, A., Buchner H., & Hartje, W. (1991). Short-term memory peRFormance with magnetic stimulation of the motor cortex. *European Archives of Psychiatry and Clinical Neuroscience, 241*, 135–138.

Fiez, J. A., Raife, E. A., Balota, D. A., Schwarz, J. P., Raichle, M. E., & Petersen, S. E. (1996). A positron emission tomography study of the short-term maintenance of verbal information. *The Journal of Neuroscience, 16*, 808–822.

Funahashi, S., Bruce, C. J., & Goldman-Rakic, P. S. (1989). Mnemonic coding of visual space in the monkey's dorsolateral prefrontal cortex. *Journal of Neurophysiology, 61*, 331–349.

Fuster, J. M., & Alexander, G. E. (1971). Neuron activity related to short-term memory. *Science, 173*, 652–654.

Grafman, J., Pascual-Leone, A., Always, D., Nichelli, P., Gomez-Tortosa, E., & Hallett, M. (1994). Induction of a recall deficit by rapid-rate transcranial magnetic stimulation. *Neuroreport, 5*, 1157–1160.

Gugino, L. D., Romero, J. R., Aglio, L., Titone, D., Ramirez, M., Pascual-Leone, A., Grimson, E., Weisenfeld, N., Kikinis, R., & Shenton, M. E. (2001). Transcranial magnetic stimulation coregistered with MRI: A comparison of a guided versus blind stimulation technique and its effect on evoked compound muscle action potentials. *Clinical Neurophysiology, 112*, 1781–1792.

Hallett, M. (2000). Transcranial magnetic stimulation and the human brain. *Nature, 406*, 147–150.

Hanakawa, T., Honda, M., Okada, T., Fukuyama, H., & Shibasaki, H. (2003). Neural correlates underlying mental calculation in abacus experts: A Functional Magnetic Resonance Imaging study. *Neuroimage, 19*, 296–307.

Hanakawa, T., Honda, M., Sawamoto, N., Okada, T., Yonekura, Y., Fukuyama, H., & Shibasaki, H. (2002). The role of rostral Brodmann area 6 in mental-operation tasks: An integrative neuroimaging approach. *Cerebral Cortex, 12*, 1157–1170.

Haxby, J. V., Ungerleider, L. G., Horwitz, B., Rapoport, S. L., & Grady, C. L. (1995). Hemispheric differences in neural systems for face working memory: A PET-rCBF study. *Human Brain Mapping, 3*, 68-82.

Herwig, U., Abler, B., Schonfeldt-Lecuona, C., Wunderlich, A., Grothe, J., Spitzer, M., & Walter, H. (2003). Verbal storage in a premotor-parietal network: Evidence from fMRI-guided magnetic stimulation. *Neuroimage, 20*, 1032-1041.

Hirose, N., Kihara, K., Tsubomi, H., Mima, T., Ueki, Y., Fukuyama, H., & Osaka, N. (2005). Involvement of V5/MT + in object substitution masking: evidence from repetitive transcranial magnetic stimulation. *Neuroreport, 16*, 491-494.

Hong, K. S., Lee, S. K., Kim, J. Y., Kim, K. K., & Nam, H. (2000). Visual working memory revealed by repetitive transcranial magnetic stimulation. *Journal of Neurological Science, 181*, 50-55.

Huang, Y. Z., Edwards, M. J., Rounis, E., Bhatia, K. P., & Rothwell, J. C. (2005). Theta burst stimulation of the human motor cortex. *Neuron, 45*, 201-206.

Hufnagel, A., Claus, D., Brunhoelzl, C., & Sudhop, T. (1993). Short-term memory: No evidence of effect of rapid-repetitive transcranial magnetic stimulation in healthy individuals. *Journal of Neurology, 240*, 373-376.

Imamizu, H., Miyauchi, S., Tamada, T., Sasaki, Y., Takino, R., Putz, B., Yoshioka, T., & Kawato, M. (2000). Human cerebellar activity reflecting an acquired internal model of a new tool. *Nature, 403*, 192-195.

Ito, M. (1993). Movement and thought: Identical control mechanisms by the cerebellum. *Trends in Neuroscience, 16*, 448-450.

Iyer, M. B., Schleper, N., & Wassermann, E. M. (2003). Priming stimulation enhances the depressant effect of low-frequency repetitive transcranial magnetic stimulation. *The Journal of Neuroscience, 23*, 10867-10872.

Jonides, J., Schumacher, E. H., Smith, E. E., Koeppe, R. A., Awh, E., Reuter-Lorenz, P. A., Marshuetz, C., & Willis, C. R. (1998). The role of parietal cortex in verbal working memory. *The Journal of Neuroscience, 18*, 5026-5034.

Jonides, J., Smith, E. E., Koeppe, R. A., Awh, E., Minoshima, S., & Mintun, M. A. (1993). Spatial working memory in humans as revealed by PET. *Nature, 363*, 623-625.

Kessels, R. P., d'Alfonso, A. A., Postma, A., & de Haan, E. H. (2000). Spatial working memory peRFormance after high-frequency repetitive transcranial magnetic stimulation of the left and right posterior parietal cortex in humans. *Neuroscience Letters, 287*, 68-70.

Koch, G., Oliveri, M., Torriero, S., Carlesimo, G. A., Turriziani, P., & Caltagirone, C. (2005). rTMS evidence of different delay and decision processes in a fronto-parietal neuronal network activated during spatial working memory. *Neuroimage, 24*, 34-39.

Kondo, H., Osaka, N., & Osaka, M. (2004). Cooperation of the Anterior cingulate cortex and dorsolateral prefrontal cortex for attention shifting. *Neuroimage, 23*, 670-679.

Kubota, K., Iwamoto, T., & Suzuki, H. (1974). Visuokinetic activities of primate prefrontal neurons during delayed-response peRFormance. *Journal of Neurophysiology, 37*, 1197-1212.

Lamm, C., Windischberger, C., Leodolter, U., Moser, E., & Bauer, H. (2001). Evidence for premotor cortex activity during dynamic visuospatial imagery from single-trial Functional Magnetic Resonance Imaging and event-related slow cortical potentials. *Neuroimage, 14*, 268-283.

Leiner, H. C., Leiner, A. L., & Dow, R. S. (1993). Cognitive and language functions of the human cerebellum. *Trends in Neuroscience, 16*, 444-447.

Maeda, F., Keenan, J. P., Tormos, J. M., Topka, H., & Pascual-Leone, A. (2000). Interindividual variability of the modulatory effects of repetitive transcranial magnetic stimulation on cortical excitability. *Experimental Brain Research, 133*, 425-430.

Mellet, E., Tzourio, N., Crivello, F., Joliot, M., Denis, M., & Mazoyer, B. (1996). Functional anatomy of spatial mental imagery generated from verbal instructions. *The Journal of Neuroscience, 16*, 6504-6512.

Mottaghy, F. M., Doring, T., Muller-Gartner, H. W., Topper, R., & Krause, B. J. (2002). Bilateral parieto-frontal network for verbal working memory: An inteRFerence approach using repetitive transcranial magnetic stimulation (rTMS). *European Journal of Neuroscience, 16*, 1627-1632.

Mottaghy, F. M., Gangitano, M., Krause, B. J., & Pascual-Leone, A. (2003). Chronometry of parietal and prefrontal activations in verbal working memory revealed by transcranial magnetic stimulation. *Neuroimage, 18*, 565-575.

Mottaghy, F. M., Gangitano, M., Sparing, R., Krause, B. J., & Pascual-Leone, A. (2002). Segregation of areas related to visual working memory in the prefrontal cortex revealed by rTMS. *Cerebral Cortex, 12*, 369-375.

Mottaghy, F. M., Krause, B. J., Kemna, L. J., Topper, R., Tellmann, L., Beu, M., Pascual-Leone, A., & Muller-Gartner, H. W. (2000). Modulation of the neuronal circuitry subserving working memory in healthy human subjects by repetitive transcranial magnetic stimulation. *Neuroscience Letters, 280*, 167-170.

Mull, B. R., & Seyal, M. (2001). Transcranial magnetic stimulation of left prefrontal cortex impairs working memory. *Clinical Neurophysiology, 112*, 1672-1675.

Muri, R. M., Vermersch, A. I., Rivaud, S., Gaymard, B., & Pierrot-Deseilligny, C. (1996). Effects of single-pulse transcranial magnetic stimulation over the prefrontal and posterior parietal cortices during memory-guided saccades in humans. *Journal of Neurophysiology, 76*, 2102-2106.

Nyffeler, T., Pierrot-Deseilligny, C., Felblinger, J., Mosimann, U. P., Hess, C. W., & Muri, R. M. (2002). Time-dependent hierarchical organization of spatial working memory: A transcranial magnetic stimulation study. *European Journal of Neuroscience, 16*, 1823-1827.

Nyffeler, T., Pierrot-Deseilligny, C., Pflugshaupt, T., von Wartburg, R., Hess, C. W., & Muri, R. M. (2004). Information processing in long delay memory-guided saccades: Further insights from TMS. *Experimental Brain Research, 154*, 109-112.

Oliveri, M., Turriziani, P., Carlesimo, G. A., Koch, G., Tomaiuolo, F., Panella, M., & Caltagirone, C.

(2001). Parieto-frontal interactions in visual-object and visual-spatial working memory: Evidence from transcranial magnetic stimulation. *Cerebral Cortex, 11*, 606-618.

Osaka, M., Osaka, N., Kondo, H., Morishita, M., Fukuyama, H., Aso, T., & Shibasaki, H. (2003). The neural basis of individual differences in working memory capacity: An fMRI study. *Neuroimage, 18*, 789-797.

苧阪直行 (2000) ワーキングメモリと意識 苧阪直行（編）脳とワーキングメモリ (pp.1-18) 京都大学学術出版会 .

Osaka, N., Osaka, M., Kondo, H., Morishita, M., Fukuyama, H., & Shibasaki, H. (2004). The neural basis of executive function in working memory: An fMRI study based on individual differences. *Neuroimage, 21*, 623-631.

Pascual-Leone, A., & Hallett, M. (1994). Induction of errors in a delayed response task by repetitive transcranial magnetic stimulation of the dorsolateral prefrontal cortex. *Neuroreport, 5*, 2517-2520.

Pascual-Leone, A., Walsh, V., & Rothwell, J. (2000). Transcranial magnetic stimulation in cognitive neuroscience-virtual lesion, chronometry, and functional connectivity. *Current Opinion in Neurobiology, 10*, 232-237.

Paulesu, E., Frith, C. D., & Frackowiak, R. S. (1993). The neural correlates of the verbal component of working memory. Nature, 362, 342-345.

Paus, T., Jech, R., Thompson, C. J., Comeau, R., Peters, T., & Evans, A. C. (1997). Transcranial magnetic stimulation during positron emission tomography: A new method for studying connectivity of the human cerebral cortex. *The Journal of Neuroscience, 17*, 3178-3184.

Picard, N., & Strick, P. L. (1996). Motor areas of the medial wall: a review of their location and functional activation. *Cerebral Cortex, 6*, 342-353.

Picard, N., & Strick, P. L. (2001). Imaging the premotor areas. *Current Opinion in Neurobiology, 11*, 663-672.

Pierrot-Deseilligny, C., Muri, R. M., Rivaud-Pechoux, S., Gaymard, B., & Ploner, C. J. (2002). Cortical control of spatial memory in humans: The visuooculomotor model. *Annals of Neurology, 52*, 10-19.

Ploner, C. J., Gaymard, B. M., Ehrle, N., Rivaud-Pechoux, S., Baulac, M., Brandt, S. A., Clemenceau, S., Samson, S., & Pierrot-Deseilligny, C. (1999). Spatial memory deficits in patients with lesions affecting the medial temporal neocortex. *Annals of Neurology, 45*, 312-319.

Robertson, E. M., Theoret, H., & Pascual-Leone, A. (2003). Studies in cognition: The problems solved and created by transcranial magnetic stimulation. *Journal of Cognitive Neuroscience, 15*, 948-960.

Rowe, J. B., Toni, I., Josephs, O., Frackowiak, R. S., & Passingham, R. E. (2000). The prefrontal cortex: Response selection or maintenance within working memory? *Science, 288*, 1656-1660.

Rushworth, M. F., Hadland, K. A., Paus, T., & Sipila, P. K. (2002). Role of the human medial frontal cortex in task switching: A combined fMRI and TMS study. *Journal of Neurophysiology, 87*, 2577–2592.

Sack, A. T., & Linden, D. E. (2003). Combining transcranial magnetic stimulation and functional imaging in cognitive brain research: Possibilities and limitations. *Brain Research Review, 43*, 41–56.

Sakai, K., Rowe, J. B., & Passingham, R. E. (2002). Active maintenance in prefrontal area 46 creates distractor-resistant memory. *Nature Neuroscience, 5*, 479–484.

Schubotz, R. I., & von Cramon, D. Y. (2003). Functional-anatomical concepts of human premotor cortex: Evidence from fMRI and PET studies. *Neuroimage, 20* (Suppl. 1), S120–131.

Silveri, M. C., Di Betta, A. M., Filippini, V., Leggio, M. G., & Molinari, M. (1998). Verbal short-term store-rehearsal system and the cerebellum: Evidence from a patient with a right cerebellar lesion. *Brain, 121*, 2175–2187.

Smith, E. E., & Jonides, J. (1997). Working memory: A view from neuroimaging. *Cognitive Psychology, 33*, 5–42.

Smith, E. E., & Jonides, J. (1999). Storage and executive processes in the frontal lobes. *Science, 283*, 1657–1661.

Smith, E. E., Jonides, J., & Koeppe, R. A. (1996). Dissociating verbal and spatial working memory using PET. *Cerebral Cortex, 6*, 11–20.

Talairach, J., & Tournoux, P. (1988). *Co-planar stereotaxic atlas of the human brain: 3-dimensional proportional system: an approach to cerebral imaging*. New York: Thieme.

Tanaka, S., Honda, M., & Sadato, N. (2005). Modality-specific cognitive function of medial and lateral human Brodmann area 6. *The Journal of Neuroscience, 25*, 496–501.

Ungerleider, L. G., Courtney, S. M., & Haxby, J. V. (1998). A neural system for human visual working memory. *Proceedings of the National Academy of Sciences of the USA, 95*, 883–890.

Ungerleider, L., & Mishkin, M. (1982). Two cortical visual systems. In D. Ingle, M. Goodale, & R. Mansfield (Eds.), *Analysis of visual behavior* (pp.549–586). Cambridge, MA: MIT Press.

Vallar, G., Di Betta, A. M., & Silveri, M. C. (1997). The phonological short-term store-rehearsal system: Patterns of impairment and neural correlates. *Neuropsychologia, 35*, 795–812.

Walsh, V., & Rushworth, M. (1999). A primer of magnetic stimulation as a tool for neuropsychology. *Neuropsychologia, 37*, 125–135.

Wassermann, E. M. (1998). Risk and safety of repetitive transcranial magnetic stimulation: Report and suggested guidelines from the International Workshop on the Safety of Repetitive Transcranial Magnetic Stimulation, June 5–7, 1996. *Electroencephalography and Clinical Neurophysiology, 108*, 1–16.

Wilson, F. A., Scalaidhe, S. P., & Goldman-Rakic, P. S. (1993). Dissociation of object and spatial processing domains in primate prefrontal cortex. *Science, 260*, 1955–1958.

苧阪直行 *Naoyuki Osaka*

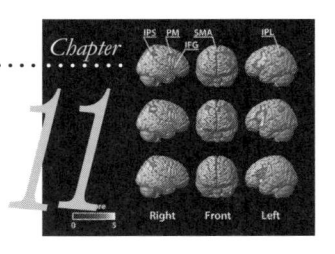

経頭蓋磁気刺激法とワーキングメモリ

1 はじめに

　ワーキングメモリ（WM）の実行系機能（executive function）の働きをその脳内機構から評価する場合，最近最もよく用いられる方法は機能的磁気共鳴画像法（functional magnetic resonance imaging: fMRI）であろう．fMRIが磁場に頭部を置くことでBOLD信号を捉え，WM課題遂行下での局所血流量を推定する方法であるのに対して，第10章でも述べたように，経頭蓋磁気刺激法（transcranial magnetic stimulation: TMS）はコイルで発生させた磁場を直接頭骨を通して（transcranial）脳表に与えるアクティブな刺激法である．TMSもfMRI同様に非浸襲的方法の一つであるが，fMRIと違って，パルス状の磁場照射を受けたとき，磁場が顔筋などを刺激し不快な状況をもたらすこともあるという意味では全く非浸襲的方法とはいえない場合もある．TMSはfMRIと異なりその適用範囲は脳表外側面に限定されるが，刺激したい脳領域を狙って磁束刺激を与えることが可能となる．空間的には磁場生成が（たとえば8の字型刺激装置の場合）比較的に狭く絞ることができる上に，時間的にはミリ秒のオーダーでコントロールできるメリットがある．

　fMRIと異なり，TMSは古い歴史をもっている．既に18世紀にイタリアのガルヴァーニがカエルの足に通電すると筋肉が反応することを示したことで，生体

が電流や磁場の影響を受けることが知られていた．フランスのルロイは1755年に盲目の女性の網膜―後頭皮質間に通電し視力回復の試みを行っている．視力は戻らなかったが，通電の瞬間にはフォスフォン（光点状の光）が観察されたという．その後も治療目的で患者にパルス状の通電を与えることが繰り返されてる．興味深いのは心理療法にも用いられたことで，電流や磁場が高次な心的過程にも影響を及ぼすと考えられていたことである．この発想は，現在でも存在する．たとえば，前頭前野背外側領域（dorsolateral prefrontal cortex: DLPFC）に tDCS（transcranial direct current stimulation: 経頭蓋直流刺激）と呼ばれる方法で微弱な電流を流し，3-back 課題を行わせると WM の遂行成績が上がることが報告されている（Fregni et al., 2005）．

　10章で触れたように，1831年には英国の Faraday が通電法ではなく，巻き型コイルではじめて磁場を誘導する方法を発見している（図11-1）．当初は Faraday 自身も磁場誘導がもつ意義をはっきり意識していなかったようであるが，やがて磁場誘導は20世紀の電磁気学に革命を起こすことになり，ひいては電気生理学でも生体刺激法として用いられるようになってきた（Pascual-Leone et al., 1999; Walsh and Pascual-Leone, 2003）．TMS は新皮質の脳表を中心とした意識や注意の実行系の研究で fMRI のアプローチを補完する位置を占める重要な研究法の一つに成長してきたといえるであろう．TMS には直接磁束パルスを当該部位に与えるオンライン刺激法や実験に先立って当該部位にあらかじめ一定の時間間隔で連続的に TMS を与えておく rTMS（repetitive TMS: 反復経頭蓋磁気刺激法）と呼ばれるオフライン刺激法がある（これについては第10章を参照）．

　このような時間的に高い分解能をもつという，特異な特徴を生かすと，筆者の最近の身近で行われた例を挙げても，オフライン刺激法を用いたオブジェクト置き換えマスキング（OSM）（廣瀬・苧阪，2005; Hirose et al., 2005, 2007）[1]や注意の

---

[1] オブジェクト置き換えマスキング（object substitution masking: OSM）とは，短時間提示された視覚ターゲット刺激がそれとは空間的に接していない後続提示されるドット状のマスク刺激によって見えなくなる現象を指す．その原因はオブジェクト表象がその表象レベルの情報の書き換え更新によってマスク刺激に吸収され，一体化したことによると推定されている．置き換えの際に観察される仮現運動が置き換えを媒介していると考えられている．観察に先立って連続的に MT＋領域（後頭側頭頭頂接合領域で運動

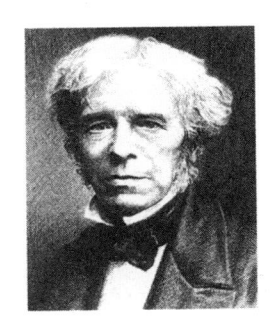

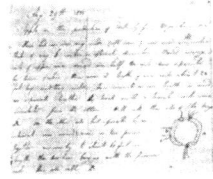

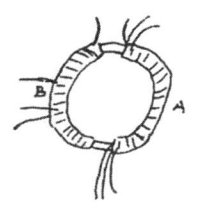

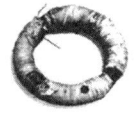

図 11-1　Farady と彼が 1831 年に実験ノートに記した誘導コイルのスケッチ（右）と製作されたコイル（左下）（Walsh & Pascual-Leone, 2003 より）.

瞬き現象（Kihara et al., 2007）[2] などの心的機構の検討を行うことができることが分かった.

視に関わる領域）に TMS を与えた後，観察者に OSM を観察させると（rTMS）OSM が減少した．
[2]　注意の瞬き現象（attentional blink: AB）とは，先行（T1）および後続視覚刺激（T2: ターゲット）間にディストラクタ刺激を挿入するとおよそ 500 ミリ秒の間は T2 が報告されにくい現象を指す．これはこの期間に注意の時間的制約が生じるためと考えられている．T1 提示後 350 ミリ秒で TMS 刺激を左右の頭頂間溝（IPS）にシングルパルスで与えると AB の効果が減衰することが分かった．

2 ワーキングメモリの機能的磁気共鳴画像法研究

TMSによるWM研究に入る前に，まず同じような研究法を用いた最近のfMRI研究を概観してみたい．Bever et al (1997) は8名の健常成人について1から3-back課題下で継時的な文字同定課題を行わせ，両側の前頭前野背外側領域に活性化を見出している．興味あるのは1から3-back課題へと，WM課題の負荷が増加するにつれて前頭前野背外側領域の活性化の増強がみられたことである．またD'Esposito et al. (1995) は6名の健常成人で意味判断と空間回転課題を同時に行わせる二重課題下で両側の前頭前野背外側領域の活性化を観察したが，意味判断や空間回転課題のみを課題として行わせる単一課題では前頭前野背外側領域に活性化は認められなかった．さらに，Rypma et al. (1999) は同様に6名の健常成人で1，3および6文字の刺激セットを記憶し5秒の遅延期間の後で，プローブ刺激を提示し，同じ文字刺激が各セットにあったかどうかの判断を行わせる同定課題によるfMRI実験を行った．その結果，最も困難な6文字セットからの検索課題で，両側の前頭前野背外側領域が賦活されるというデータを得ている．3文字セットでの検索までは賦活がなかったのは負荷が軽いためであるという．6文字の情報の保持は短期記憶の容量を超えてしまうので (Cowan, 2001)，かなり困難であったという推定である．この条件下での保持には実行系に負荷がかかる結果前頭前野背外側領域の活性化が生じるのであるが，負荷が大きくなるほど活性化領域も広がる傾向が見られた．Bunge et al. (2000) は8名の健常成人を用いて，fMRI実験を実施した．この実験では文字同定やn-back課題ではなく，リーディングスパンテスト (RST) による二重課題が用いられた．結果はやはり，両側の前頭前野背外側領域の活性化であった．この研究は，RSTもn-back課題同様に二重課題として実行系の評価を行う場合に有効であることを示唆している．以上はfMRIによる賦活実験の概要であるが，いずれの実験でも前頭前野背外側領域の関与が強く示唆されていることが分かる．

3 経頭蓋磁気刺激法を用いて何が分かってきたか

　さて，一般的に前頭葉皮質のWMの機能（特に前頭前野背外側領域）は，自己や他者の認知から環境的アウェアネスなど，様々なレベルの意識と関わることが分かってきた（苧阪，2000，2007）．さらに，前頭前野背外側領域の位置する前頭葉背外側面はWMの実行系と深く関わることも指摘されてきた．上述したような事実を時間的解像度の高い一過性の単一（複数）パルスTMSの技法を用いて確認することができれば，実行系が符号化，保持，検索などのいずれの過程で強く関与しているかが推定できそうである．ここでは，ターゲット語の保持中にダブルパルスTMSを前頭前野背外側領域にあてることで当該刺激の保持をdisruptさせ，保持成績が優位に下がるかどうかを検討した実験を報告したい．RST実施中の保持期間にあたる，短文の音読直後にダブルパルスTMSを直接被験者の左（L）前頭前野背外側領域に照射することによって検討した．読みの直後に直接TMSを与えると，ターゲット語の保持に干渉を起こすことで，保持成績の低下が生じるだろうという仮説である．

　WM課題でTMSを用いた課題は既にいくつか報告されている．用いられた課題はRSTではなく，通常の2-back課題（Monttaghy et al. 2000, 2003）や3-backであり（Mull and Seyal, 2001），課題実施中にTMSを与えるという実験法が用いられている．既に述べたようにn-back課題はWM課題として広く用いられてはいるが，文字や数字の単純同定課題，あるいは顔や風景写真の同定課題が多く，文の意味処理を伴うような高次処理は含まれていない．両者はともにWMの二重課題ではあるが，n-back課題はn個だけ過去に遡って現刺激との比較を行うまで情報を保持せねばならないが，一方RSTでは意味の理解という処理を行いながら5文全てのターゲット単語を試行が終了するまで保持しておかねばならない．N-backではnの数によって困難度を決めることができる利点があるが，処理の水準は比較的低く検出や同定というような課題になりがちである．一方，RSTでは文の理解という高次な処理の水準を要請される上に，ターゲット語の保持（n＝5まで系

列再生：nを指定するとn-back課題と一部類似した手続きとなる）を求めているという点でより高次な課題であるといえる．

さて，Mottaghy et al（2000）はrTMSの技法を用いて2-back課題で右前頭前野背外側領域を選択的に刺激し，6名の健常成人のデータで成績低下を観察している．さらに，Mull & Seyal（2001）は単一パルスTMSを用いた3-back課題下で，左の前頭前野背外側領域に与えたところ再認成績の低下が見られたと報告している．

4 リーディングスパンテストを用いた経頭蓋磁気刺激実験

RSTは既にいくつかの章（第5章，6章，7章など）でも説明があったように，個人差を考慮した言語性WMの標準的な評価法であり（Daneman and Carpenter, 1980; 苧阪・苧阪，1994; 苧阪，1998），意味の理解とターゲット単語の保持を同時的に求める本来の意味での二重課題法である．RSTでは，被験者は一連の短文を口頭で読みながら指示されたターゲット語を記憶してゆくことを求められる（苧阪，1998、2000）．RSTを用いたfMRI実験で，両側の前頭前野背外側領域が活性化を示すことは各被験者ごとに，既に確認されており（Osaka et al. 2003, 2004），各被験者が活性化をみせた前頭前野背外側領域の比較的詳細な中前頭回マップも推定されている．前頭前野背外側領域はトップダウン的な実行系の制御と関わり，その主な役割は課題に合わせて作用させる注意の保持や抑制にあると考えられている（Smith & Jonides, 1999）．

このように，RST課題下でfMRI実験を実施した被験者を再度集めて，RST実施中にTMSを与えることによってfMRIで推定された事実を再確認することができる．つまり，fMRIで関心領域（region of interest: ROI）として確認できた，実行系が関わると推定される領域（脳表に限定されるが）にTMSを与え，その時点での実行系の機能を一時的に阻害しているかどうかを吟味することが可能である．前頭前野背外側領域の活性化が確認された被験者について，そこに集中的に

TMSを与えると，保持機能を中心とする実行系機能にdisruptionが生じ，結果的にRSTパフォーマンスが下がることを想定して行った実験である．TMSで狙ったのは前頭前野の左半球の背外側領域（中前頭回（MFG）のBA9）である．

ここでは，京大医学部（高次脳機能総合研究センター）の倫理基準を満たし，実験に合意した8名の健常成人（大学学部生と院生）を被験者として用いた．被験者には個別にRSTを標準的手続きで音読させ，読みながら文中の指定された単語を記名保持するように教示した（苧阪・苧阪，1994）．音読によって理解の心的過程が駆動され，一定のWM容量が投入されるというモデルに従えば，音読で使われたWM以外の残存するWM容量を単語の保持に使わせることになる（Daneman & Merikle, 1996; Just & Carpenter, 1992）．1試行は5文を読む作業からなり，1文はおよそ20文字からなる標準版のRSTであった．5文を読み終わったら，ターゲット語を順次口頭報告してもらった．ただし，最後に読んだ文のターゲット語は最初に報告してはならないと教示した．ターゲット語はアンダーラインを引いた単語で，文頭と文末を除く文中位置にランダムに現れるように配置した．TMSはMagstim Super Rapid Magnetic Stimulator（Magstim Co.）を用い，70-mmの8の字型コイル（figure-of-eight-coil: 最大出力2.2T（テスラ））を用いた（図11-2）．実験に用いた磁束強度は予備実験で慎重に検討した結果0.47 Tに設定し，刺激時の不快感を抑えた．TMSに先立つ別のRST実験で個々の被験者の活性化部位が確認されているので，その座標データをTMS実験で利用した（活性化した前頭前野背外側領域は個人ごとに広さも細かい部位も異なる）．図11-2は実際の実験場面を示す．また，図11-3にはある被験者のfMRI実験（Osaka et al., 2003）で観察された活性化領域（左背外側前頭前野領域 LDLPFC: 図11-3　巻頭口絵にカラーで掲載）とTMS刺激を与えた領域との対応関係を示す（図11-4　巻頭口絵にカラーで掲載）．左背外側前頭前野領域としてBA9を選択した（Osaka et al., 2007）．

TMS刺激位置はBrainsight社のFrameless Stereotaxic Systemを用い，fMRIの座標データを利用して個人ごとに決めた（図11-3, 11-4）．コントロール刺激として，shamコイルによる刺激を導入した（Robertson, Theoret & Pascual-Leone, 2003）．通常のオンライン磁束刺激時には放電音（クリック音）が同時に聞こえるが，この聴覚

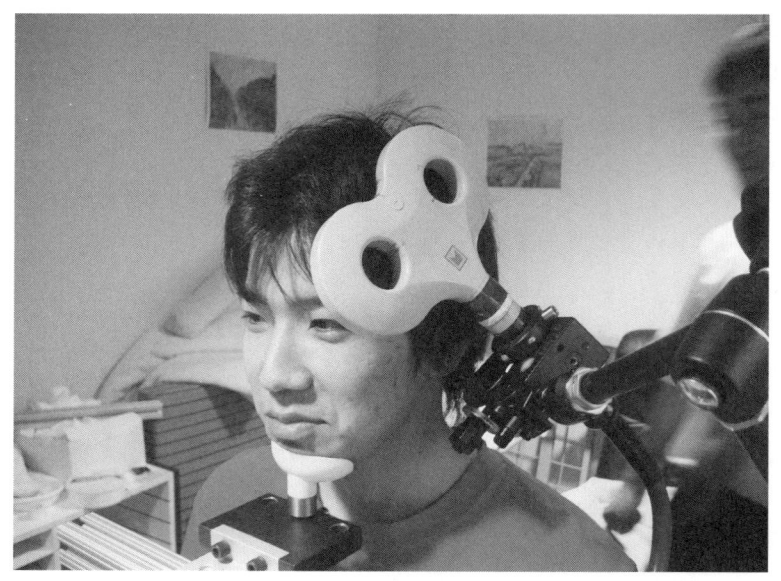

図 11-2　TMS で用いた 8 の字型磁場照射用コイル（Mgastim 社製）.

的な放電音のみが聞こえるが，実際に磁束刺激は伴わないというのがコントロール条件である．磁束パルス刺激としてはダブルパルス（100-ms の刺激間間隔を置いた2個のパルス）を用い，被験者が文を読み終わった直後に与えた．この期間はターゲット単語の保持に関わると想定されている．一方部位間のコントロール実験として左背外側前頭前野領域に対して，追加的に頭頂中央（Cz）にも刺激を与えた．頭頂中央の導入は，左背外側前頭前野領域（LDLPFC）で TMS 刺激照射時に感じる顔筋刺激による不快感の影響の有無を比較する意味がある．実際の刺激時にもコントロール刺激提示時いずれもコイルは脳表に対して tangential になる位置を保持した（図 11-2 参照）．被験者は実験に入る前に RST の練習試行を行った．二つの条件（左背外側前頭前野領域と sham および左背外側前頭前野領域と頭頂中央）で，8試行（各5文条件を含む）を行った．表 11-1 に左背外側前頭前野領域と sham 間の，表 11-2 に左背外側前頭前野領域と頭頂中央間の平均値と標準誤差を示す．左背外側前頭前野領域と sham 間では t-検定の結果有意な差が認められた．つまり，

表11-1 DLPFCとsham条件下での平均RST得点（％）と標準誤差.

	DLPFC	Sham
Mean	50.0	60.9
SE	6.4	5.7

表11-2 DLPFCとCz条件下での平均RST得点（％）と標準誤差.

	DLPFC	Cz
Mean	55.7	63.2
SE	6.2	5.1

コントロール条件と比べて左背外側前頭前野領域へのTMS照射はRST成績を下げる効果があることが判明した．また，表11-2で頭頂中央と左背外側前頭前野領域間の条件間で有意な差が見られなかったことから，不快感の影響はないことが示された．以上の結果から，左背外側前頭前野領域へのTMSがRSTの成績を下げる原因となっていること，つまりTMSが実行系機能に一時的な障害を与えていることが分かった．

RSTの音読直後に与えたTMSがターゲット語の提示位置と一定の関わりをもつのかどうかも検討してみた．RST内のターゲット語の位置をおおよそ文頭，中間および文末の位置に分けて，2要因の分散分析にかけたところ（位置×条件）位置，条件の両方で有意差が見られたが，交互作用は有意ではなかった．多重比較したところ，文頭と中間の位置でのみ差見られたがその他では差はなかった．このように，ターゲット語提示に位置と成績低下の間には特段の強い因果的関係はないことが判明したので（図11-5），たとえば文末近くにターゲット語が位置した場合，そのタイミングが近すぎたためし干渉が強く生じたとは考えにくい．以上の結果，TMSがRST実行中の保持の期間に干渉を引き起こし，ターゲット語の再生成績を低下させることが分かり，実行系の注意制御にTMSが影響を及ぼすことが判明した．fMRIを用いた先行研究が示唆している前頭前野背外側領域の注意保持機能がTMSによっても裏付けられたといってよいだろう．同様の手続きを適用すれば，さらにWM研究で重視されているBA46，音韻ループとの関わりがいわれる下前頭回のBA44などを対象として研究の幅を広げることができよう．TMSをfMRIと併用することで新たなニューロイメージング研究の展望が開けてくるのである．

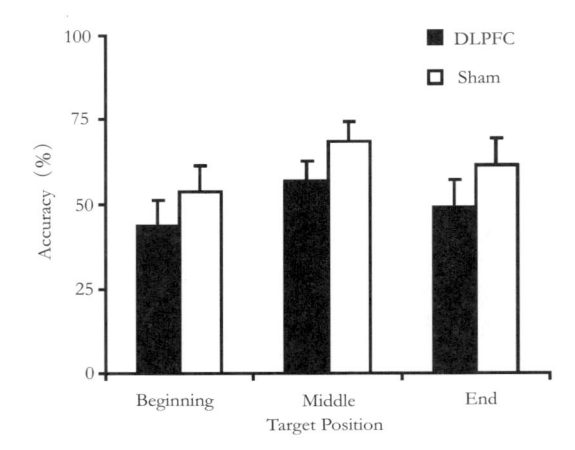

図11-5 ターゲット語の出現位置の関数としての正答率の平均値（%）。Beginning, Middle, および End はそれぞれ RST 文の文頭，中間および文末に近い位置を示す．パラメータは LDLPFC と sham（コントロール刺激）．縦のバーは標準誤差を示す．

引用文献

Braver, T. S., Cohen, J. D., Nystrom, L. E., Jonides, J., Smith, E. E., & Noll, D. C. (1997) A parametric study of prefrontal cortex involvement in human working memory. *Neuroimage*, 5, 49–62.

Bunge, S. A., Klingberg, T., Jacobsen, R. B., & Gabrieli, D. E. (2000) A resource model of the neural basis of executive working memory. *Proceedings of the National Academy of Sciences USA*, 97, 3573–3578

Cowan, N. (2001) The magical number 4 in short-term memory: A recvonsideration of mental storage capacity. *Behavioral & Brain Sciences*, 24, 87–185.

Daneman, M., & Carpenter, P. A. (1980) Individual differences in working memory and reading. *Journal of Verbal Learning & Verbal Behavior*, 19, 450–466.

Daneman, M., & Merikle, P. M. (1996) Working memory and language comprehension: A meta-analysis. *Psychonomic Bulletin & Review*, 3, 422–433.

D'Esposito, M., Detre, J. A., Alsop, D. C., Shin, R. K., Atlas, S., & Grossman, M. (1995) The neural basis of the central executive system of working memory. *Nature*, 378, 279–281.

Fregni, F., Boggio, P. S., Nitsche, M., Bermpohl, F., Antal, A., Feredoes, E., Marcolin, M. A.,

Rigonatti, S. P., Silva, M. T. A., Paulus, W., & Pasucual-Leone, A. (2005) Anodal transcranial direct current stimulation of prefrontal cortex enhances working memory. *Experimental Brain Research*, 166, 23-30

Hirose, N., Kihara, K., Tsubomi, H., Mima, T., Ueki, Y., Fukuyama, H., & Osaka, N. (2005) Involvement of V5/MT+ in object substitution masking: Evidence from rTMS. *Neuroreport*, 16, 491-494.

廣瀬信之・苧阪直行（2005）rTMS を用いたオブジェクト置き換えマスキングの脳内機構の検討．生理心理学と精神生理学，23, 29-37.

Hirosen N., Kihara, K., Mima, T., Ueki, Y., Fukuyama, H., & Osaka, N. (2007) Recovery from object substitution masking induced by transient suppression of visual motion processing: A repetitive TMS study. *Journal of Experimental Psychology: Human Perception and performance*, 33, 1495-1503.

Just, M. A., & Carpenter, P. A. (1992) A capacity theory of comprehension: Individual differences in working memory. *Psychological Review*, 99, 122-149.

Kihara, K., Hoirose, N., Mima, T., Abe, M., Fukuyama, H., & Osaka, N. (2007) The role of left and right intraparietal sulcus in the attentional blink: Transcranial magnetic stimulation study. *Experimental Brain Research*, 178, 135-140.

Monttaghy, F. M., Krause, B. J., Kemna, L. K., Troepper, R., Tellmann, L., Beu, M., A. Pascual-Leone, & Mueller-Gaertner, H. W. (2000) Modulation of the neuronal circuitry subserving working memory in healthy human subjects by repetitive transcranial magnetic stimulation. *Neuroscience Letters*, 280, 167-177.

Mottaghy, F. M., Gangitano, M., Krause, B. J., & Pascual-Leone, A. (2003) Chronometry of parietal and prefrontal activations in verbal working memory revealed by transcranial magnetic stimulation. *Neuroimage*, 18, 565-575.

Mull, B. R., & Seyal, M. (2001) Transcranial magnetic stimulation of left prefrontal cortex impairs working memory. *Clinical Neurophysiology*, 112, 1672-1675.

苧阪満里子・苧阪直行（1994）読みと WM 容量―日本語リーディングスパンテストによる検討―．心理学研究，65, 339-345.

Osaka, M., Osaka, N., Kondo, H., Morishita, M., Fukuyama, H., Aso, T., & Shibasaki, H. (2003) Neural basis of individual differences in working memory: An fMRI study. *Neuroimage*, 18, 789-797.

苧阪直行（編）（1998）読み―脳と心の情報処理―．朝倉書店．

苧阪直行（編）（2000）脳とワーキングメモリ．京都大学学術出版会．

Osaka, N., Osaka, M., Morishita, M., Kondo, H., Fukuyama, H., & Shibasaki, H. (2004) The neural basis of executive function in working memory: An fMRI study based on individual differences. *Neuroimage*, 21, 623-631.

苧阪直行（2007）意識と前頭葉―ワーキングメモリからのアプローチ―．心理学研究，77, 553-566.

Osaka, N., Otsuka, Y., Hirose, N., Ikeda, T., Mima, T., Fukuyama, H., & Osaka, M. (2007) Transcranial magnetic stimulation (TMS) applied to left dorsolateral prefrontal cortex disrupts verbal working memory performance in humans. *Neuroscience Letters*, 418, 232-235.

Pascual-Leone, A., Bartres-Faz, D., & Keenan, J. P. (1999) Transcranial magnetic stimulation: Studying the brain-behaviour relationship by induction of "virtual lesions". *Philosophical Transactions of the Royal Society of London*, B 354, 1229-1238.

Robertson, E. M., Theoret, H., & Pascual-Leone, A. (2003) Studies in cognition: The problem solved and created by transcranial magnetic stimulation. *Journal of Cognitive Neuroscience*, 15, 948-960.

Rypma, B., Prabhakaran, V., Desmond, J. E., Glover, G. H., & Gabrieli, D. E. (1999) Load-dependent roles of frontal brain regions in the maintenance of working memory. *Neuroimage*, 9, 216-226.

Smith, E. E., & Jonides, J. (1999) Storage and executive processes in the frontal lobes. *Science*, 283, 1657-1661.

Walsh, V., & Pasucual-Leone, A. (2003) *Transcranial magnetic stimulation: A neurochronometrics of mind*. Cambridge: MIT Press.

あとがき

　本書はワーキングメモリにおける前頭葉の"メモ帳"の脳内表現を広く心理学，認知脳科学や神経心理学が関わる学際的視点から捉え，その全体像を最新の研究成果から展望したものである．ワーキングメモリは広く認知心理学，認知神経科学，意識科学，認知哲学，神経心理学，認知情報学，情報工学，ロボティックスなどに関わるほか，学力や創造的思考の基礎となる心的機能である点で教育心理学や障害児教育にも深く関わる．本書は，このような分野に興味をもたれる学部生，院生や研究者を読者として想定している．

　本書の章のおよそ半数は『心理学評論』誌の特集号「ワーキングメモリと注意の脳内表現（1および2）」（『心理学評論』48-49巻（2005-6年）（苧阪直行編集））に掲載された同じ著者による論文をもとにしている．一冊の本として刊行する上で，一部追加，削除などの修正をした上で，心理学評論刊行会および著者からの許諾を得て転載した．刊行会および著者各位に御礼申し上げたい．心理学評論編集部の皆さんと，手伝ってくれた教務補佐員の金田さんと大塚さんに御礼申し上げたい．最後に，7年前の「脳とワーキングメモリ」の出版に引き続き本書刊行のお世話をいただいた京都大学学術出版会の鈴木哲也氏には編集の過程で大変お世話になった．本書が読みやすいものになっているとしたらそれは氏のおかげである．深く御礼申し上げたい．

2007年12月1日
苧阪直行

索　　引

あ　行

アイロニー　166
アウェアネス　4, 204-205
　　　自己への ──　209
　　　セルフ・ ──　204
アクティブな記憶　19
アニメーション・パタン　212
暗算　223
閾値　115
意識　19
意識と脳　194
意思決定　23
1-back　171, 173
　　　── 条件　179
一次回路　225
一次運動野　63, 233
一次課題　123
一次視覚野　31, 43, 45, 47-48, 50-51, 53, 55-56, 58
一次的記憶　4
一次［的な］表象　31, 194-195, 202
一致課題　32
意図　167, 193 → 他者の意図
　　　── 的行為　200
　　　── の推定問題　16
意味記憶　167
意味的関連　211
意味［性］判断　145, 252
入れ子　202
色　47
　　　── 知覚　31-32
　　　── のカテゴリー　33
　　　── の記憶　38
　　　── の記憶表象　40
　　　── のシフト　32
　　　── のワーキングメモリ（WM）　14, 30, 35, 38
　　　── パッチ　39
　　　カテゴリーを越える ──　34
因果関係　211
因子分析　178

確認的 ──　130
インナースクライブ　30, 39
韻律　166
ウィスコンシン・カードソーティング / 分類・テスト / 課題　117, 168, 197 → WCST
ウェクスラー知能検査　164
ウェクスラーメモリースケール　168 → WNS-III
ウェルニッケ領域　83, 171
運動眼野　58
運動前野　36-38
運動野　225
英語［版の］RST　80, 124 → RST
エグゼクティブ機能　168-169, 180-181, 183-184
　　　── 障害仮説　169
エコープラナー法　36
エピソード記憶　21, 103, 105, 167, 196, 203-204
　　　── 課題　104
エピソード情報　7
エピソード・バッファ　7, 12, 78, 168, 203
エラー　91-92, 105, 109
縁上回　21, 38, 81, 83, 196
エンドフォーカス　80
横断的研究　103-104
オブジェクトアセンブリー　164
オブジェクト置き換えマスキング　250 → OSM
オブジェクト選択性　47
オフライン［刺激］法　226-228, 230, 235, 250
オペレーションスパン課題　135, 151
オペレーションスパンテスト　80 → OST
音韻情報　38
音韻ストア　21, 29-30, 81, 162
音韻リハーサル　21, 204-205 → リハーサル
　　　── 形成　21
音韻ループ　5, 29-30, 34, 78, 81, 109, 111, 152, 161, 163, 182, 196, 203-204
音声コード　181
音読　124, 131-132, 139-140, 142, 146
オンライン高頻度磁気刺激　236
オンライン［刺激］法　226-227, 232, 250

263

か　行

外側膝状体　31, 45, 56
外的表象　195　→一次表象
ガイドライン　226
外部メモ帳　10
解剖画像　114
顔　166
　　　――の刺激　176
　　　――の情報　47
　　　――のワーキングメモリ（WM）　30, 228
角回　237
隠し絵課題　164-165, 181
学習　77
カクテルパーティ現象　151
下前頭回　36, 38-40, 81, 176
下側頭皮質　45, 59
下側頭葉皮質後部　50, 56, 58
可塑的シナプス結合　4
形の情報　47
活性化　79
　　　――領域　16
活性値　128
カテゴライゼーション　170
下頭頂小葉　36-38
下部側頭葉　167, 174, 176
下部頭頂葉　163, 174
下部有線外皮質　174, 176
加齢　103-105, 108-113, 116-117
感覚貯蔵庫　5
感覚レジスタ　5
眼窩前頭葉皮質　21, 198, 200, 208　→OFC
眼球運動　170-171, 231-232
環境中心座標　64
感情　166
関心領域（ROI）　36, 171, 174, 254
願望　203
記憶システム　4
記憶範囲課題　131, 134, 137
記憶表象　40
記憶負荷　110
記憶容量　40
記憶量　128
帰属を伴う　209
帰属を伴わない　209
機能画像　114

機能低下　105
機能的磁気共鳴画像法　13, 16, 29, 48, 106, 223, 249　→fMRI
機能的結合　199
機能的結合性　23, 171, 174, 178-179, 182
基本色名　33
共感　193
共分散構造解析法　199
共分散構造分析　62　→SEM
局所血流量　249
空間回転課題　252　→メンタルローテーション
空間周波数　47
空間スケッチパッド　34
空間スパン課題　135
空間的スパンサブテスト　168
空間的注意　63
空間表象　58
空間［性／的］ワーキングメモリ（WM）　5, 30, 168, 171, 229-230, 233
クールな実行系機能　199, 203
クローズ課題　147
グローバル　182
　　　――ローカル課題　164
経頭蓋磁気刺激　237
　　　――研究　228
　　　――法　14, 16, 59, 118, 194, 224, 239, 249, 253　→TMS
経頭蓋直流刺激　250　→tDCS
携帯電話　10
系列再生　104, 107
景色　167
血流動態反応関数　36
言語獲得　11
言語情報　152
言語性短期記憶　110
　　　――課題　111
言語性ワーキングメモリ（WM）　5, 14-15, 29, 38, 123, 125, 139-140, 148, 151, 225, 234, 236, 238-239, 254
　　　――課題　239
言語的干渉課題　34
言語理解　77, 79-80, 223
検索　109, 253
検索過程　97
健常児　167

264

ケンブリッジのストッキング課題　168
語彙流暢性課題　117
コイルプローブ　234
行為　196
　　── のし忘れ　3
（構音）音韻ループ　12 →音韻ループ
構音コントロール　29-30
構音抑制　129, 132, 135
構音リハーサル　81 →リハーサル
光源色　32
高次認知課題　107
高次のチャンクの形成　135 →チャンク
高次表象　16 →二次（n 次）表象
高次有線外皮質　56
高スパン　151 →スパン
　　── 群　148
構造方程式モデリング　117
肯定文　145-146
後頭外側複合体　55 → LOC
後頭視覚皮質　62-63, 65-66
高得点群　87, 89, 93, 95-96
高度情報化社会　10
高難易度条件　179
高頻度磁気刺激　233
高頻度連続磁気刺激　229
高頻度連続刺激　227
後部上側頭溝　200 → PSTS
後部帯状回　171, 201-202 → PCC
項目数　129
高齢者　10-11, 108-111, 113, 115, 117
国際ワーキングメモリ学会　12
黒質　21
心の理論　12, 15, 23, 104, 166, 193 → TOM
心を読む　193 →マインドリーディング
高次認知機能　65
個人差　3, 7, 10-11, 24, 79, 91, 106-108, 113, 149, 151, 161, 200, 254
　　── 研究　7
誤信念課題　193-194, 200
個性　24
語長効果　168
コンフリクト　14, 32
　　── 課題　199
コンポーネントモデル　29
　　3 ── 5

4 ── 7
マルチ ── 197, 203

さ 行

再活性化　129-130, 143
再帰的意識　23
再帰的情報構造　202
彩度　33
再認課題　147
細胞集生体　8
錯視　164
サッカード　63
座標変換　63
サブシステム　5, 8, 12, 29, 34, 40, 78, 81, 174, 176, 203
左右差　239
3-back 課題　230, 250, 252, 254
3 ステージモデル　5
視覚イメージ　36
視覚キャッシュ　30, 39
視覚システム　31
視覚情報処理　43
視覚性ワーキングメモリ（WM）　30
視覚走査　164
視覚的イメージ　174
視覚的注意　14-15, 40, 45, 57, 64-65
視覚皮質　55
視覚野　50, 213
視覚誘導サッカード　171
視覚連合野　115-116
時間解像度　227
色覚異常　31
色彩情報　31
磁気刺激　226, 229, 233, 237, 240
色相　33
色票　32
色名　30, 32
　　── 呼称　85
視空間情報　152
視空間［性］ワーキングメモリ（WM）　14, 38, 196, 225, 229, 234-235, 239
　　── 課題　228
視空間スケッチパッド / 視覚・空間的スケッチパッド　5, 29-30, 39, 78, 81, 109-111, 161-163, 174, 176, 182-183, 203-204 → VSSP

刺激コイル　225
自己意識　21, 23, 194, 196, 202
思考　77, 193
志向性　10
志向的意識　19, 193
自己帰属　203, 209-211 →セルフ
　　── (S)　209
自己認識　198
自己モニター　15, 20, 22-23
自己モニターリング　167
四次視覚野　31-32, 45, 47, 55-56, 58-59
事象関連電位　50 → ERP
視線　166 →他者の視線
　　──検出システム　24
磁束パルス　250
実験パラダイム　225-226
実行系　9-10, 15, 20, 252-254, 257
　　──機能　7, 21-22, 107, 194, 197, 199, 203, 212-213, 249, 255, 257
　　──システム　199
　　──ネットワーク　15
シナプス　43
自発的配列選択課題　105
自閉症　161, 163, 168-169, 171
　　──群　165, 169-170, 173-174, 176, 178, 180, 182
　　──児　167-168, 194
　　──者　15, 164, 166, 168, 171, 180-182, 197
　　──のワーキングメモリ（WM）　161
シミュレーション理論　195, 197, 211
社会意識　205, 213
社会神経科学　24, 194
社会認知神経科学　16
社会脳　16, 23-24, 194 →ソシアル・ブレイン
若年者　109, 113
自由再生　104
終生低下　103 →機能低下
　　──パターン　104-106
縦断的研究　103-104
スキャナー　114
受動態　146
受容野　47, 51
　　──サイズ　47-48, 50, 55
順向干渉　108, 129
情意脳　21
生涯安定　103

　　──パターン　104
障害者　11
小細胞系　31
上側頭回　167
上側頭溝　23, 202 → STS
焦点の容量　147
情動　196
　　──語　98
上頭頂小葉　93, 96-98, 115-117
情動脳　199
情動領域　200
上部頭頂葉　162
情報格差　10
情報化社会　10
情報量　134
「不要になった」情報　108
処理　8, 106, 123, 125, 131, 139, 141
　　──機能　125
　　──作業　134
　　──資源　8, 79, 174
　　──速度　103
　　──と保持　106 →保持
真偽判断　143-145, 147
信号変化率　37, 58, 62
心的帰属　202
心的状態　193, 196, 198, 203, 211
信念　167, 193, 196, 203
新皮質系　202
侵入エラー　89-90, 95, 108-109
心理学評論　45, 224
遂行エラー　22
推論　107
図形流暢性課題　117
ストップシグナル　180
　　──課題　169-170
ストループ　180
　　──課題　31, 85-86, 95, 112-113, 169, 199
スパン　137-138, 146-148 →高スパン，低スパン
　　──タスク　83, 87-88
　　──得点　91
制御　123
　　──過程　5
　　──系　5
正誤判断条件　86
世界知識　143-145

索 引

脊髄　63
舌状回　62 → GL
セルアッセンブリの理論　4
セルフ　12, 16, 21, 203, 205, 208-209, 211, 213 →自己帰属
　── (S＋)　211
0-back　171, 173
前運動野　213
　── 外側領域　176
潜在因子　117
潜在記憶　104
線条体　21
全体報告法　129
選択　130
前頭眼野　57-58, 60, 62-63, 162 → FEF
前頭極　21-22, 176
前頭前野　15, 19-20, 24, 63, 82, 84, 87, 97-98, 106-107, 111-112, 174, 195-198, 203-204, 229 → APFC, PFC
前頭前野背外側領域　15, 20, 40, 59, 82, 109-110, 113, 115, 118, 163, 171, 180, 198, 203, 208, 212, 229, 233, 250, 252-254
　左 ──　16, 212
前頭前野腹外側領域　20, 23-24, 109-110, 113, 115, 163, 180, 196, 204-205, 212, 230 → VLPFC
前頭—頭頂（の）ネットワーク　58-60, 63-66
前頭葉　10-11, 57, 63, 105
　── 仮説　105
　── 課題　105, 117
　── 機能　40
　── 損傷患者　40
線引き課題　117
前部前頭前野　198
前部帯状回　20, 32, 113, 166-167, 180, 201, 211 → ACC
線分の傾き　47
操作　163
創造的思考　11
側坐核　21
側頭極　198, 212-213
側頭葉　162 → TP
側頭頭頂接合領域　198, 201 → TPJ
ソシアル・ブレイン　194 → 社会脳
ソース　51, 53
　── メモリ　22

た　行

帯状回　180
ダイナミックな脳内表現　14
ダイポール推定　51
多義語　149
ターゲット　54, 60, 207
　── 語　80, 89, 91-92, 94, 96-97, 107-108, 124, 126, 134-135, 138, 144, 253-255, 257
　── バー　51
他者帰属　208-211, 213
　── (T)　209
　── (T＋)　211
他者認識　198
他者の意図　212 → 意図
他者の心の理解　16
他者の視線　167 → 視線
ダブルパルス TMS　253
単一細胞記録　55
　── 法　47, 50
短期記憶　4-5, 9, 104, 107, 123, 126-129, 132, 134, 168 → 言語性短期記憶, STM
　── 課題　109, 111, 130
　── コンポーネント　112
　── の貯蔵容量　134
　── モデル　5
短期性記憶　3
短期貯蔵　110
　── 庫　5
　── コンポーネント　109-111
探索的因子分析　174
段取り　3
単発刺激　227
チェッカーボード　54
遅延反応　170
　── 課題　228, 231-232
遅延標本合わせ課題　238
遅延見本合わせ課題　228, 232
知覚学習課題　164
知識　167
知情意　21, 24
知性脳　21, 199
チャンク　148 → 高次のチャンクの形成
　── 数　127
　2±1 ──　140
　3±1 ──　140

4±1 —— 128-130, 134
7±2 —— 127, 129
注意制御　10, 107, 149, 151, 257
　　　—— 機能　16, 125
　　　—— システム　84
　　　内的な ——　59
注意の実行系　3, 5
注意のシフティング　199
注意の焦点　8, 126, 128-129, 131-132, 141-142, 147, 150
　　　—— 化機能　8
　　　—— 化モデル　8
　　　—— の容量　127, 130-131, 141-142, 149-150
注意の制御　20, 22, 84, 89, 97, 150-151
　　　—— 機能　79, 81-82
注意のフォーカス　8, 78, 90-91, 93, 96-97
注意の瞬き現象　250
注意のモジュレーション　45, 55
注意のモジュレータ　23
中央実行系　5, 8, 29, 78-79, 81-84, 89, 98, 107-108, 111, 113, 116, 130, 161-162, 184, 197
注意効果　51, 53, 55
中心整合性　164
中前頭回　176, 255 → MFG
長期記憶　7, 9, 127-128, 130, 162, 168
　　　—— 情報　203
　　　—— 貯蔵庫　5
長期貯蔵庫　5
鳥距溝　62-63 → Sca
聴取　80
調整　130
貯蔵　123, 125, 131, 134-135, 141, 162
　　　—— 機能　125
　　　—— 空間　5
貯蔵容量　126, 128, 134, 139-140, 148
　　　"純粋な" ——　128, 134
ディジタルデバイド　10
ディストラクタ　34, 50, 53, 64, 207
低スパン　151 → スパン
低得点群　87, 89, 92-93, 95-96
低難易度条件　179
低頻度連続刺激　227
低頻度連続磁気刺激　235
手がかり再生　104, 168
適刺激　47

テスラ　255
デフォルトモデル　62
電磁誘導　225
島　180
　　　—— 部　40
統覚　4
動画パタン　212
動機　196
統語解析　132-133, 142-143
統語構造　145-146
動作表象　21, 196
統制群　170
頭頂間溝　36-37, 57-58, 62-63 → IPS
頭頂中央　256 → Cz
頭頂葉　57-58, 63, 178
特徴抽出　164
「どこに（where）」の経路　30
読解力　11, 107-108
トップダウン　60, 63, 65, 182-183
　　　—— シグナル　232
　　　—— 制御　14-15
ドーパミン細胞　21
ドメインスペシフィック仮説　163
トレードオフ関係　80

な　行

内側前頭前野　167, 198, 201-203, 212-213
　　　—— 皮質　16, 21, 23-24, 200 → MPFC
内的表象群　195
「何が（what）」の経路　30
難易度　183
2-back　171, 173
　　　—— 課題　40, 204, 230, 237-238, 253
二次回路　225
二次課題　124
二次視覚野　45, 47, 50, 55-56, 58
二次的記憶　4, 8
二次（的な）表象　31, 194-195
二次（n 次）表象　202 → 高次表象
二重課題　82-83, 112, 132,135, 137, 148, 198-199, 204, 212, 252
二重課題法　78, 123, 254
二重中央埋め込み文　133
認知的葛藤　85, 88
認知抑制　168-169

日本語 RST　80 → RST
ニューロイメージング　14, 19-20, 29-30, 38, 57, 65, 81, 84, 106, 109, 112-113, 118, 194, 224-225, 230-232, 236, 239, 241, 257
ニューロナビゲーションシステム　234-235, 237-238
ニューロン　43-44, 50-51
二連発刺激　227
認知機能低下　111
認知サブシステム　12
認知障害　10
認知神経科学　224
認知的柔軟性　168-169
認知領域　200
ネガティブ・プライミング　169, 180
ネットワーク　40, 59, 65, 167, 174, 176, 178, 182-183
　── 再編　15
年齢差　3, 10
ノイズ　53
脳機能局在　231
脳磁図　55
　── 計測法　223
脳磁場計測　118 → MEG
脳磁場測定法　14
脳損傷研究　229
脳と意識　10
能動態　145
脳と心　10
脳内表現　8
脳の半球非対称性　110
脳のメモ帳　3
脳波　223 → EEG
脳梁　179

は 行

背外側運動前野　57-58, 62-63 → PMdr
背外側前頭前野　238, 241
　── 領域　256 → DLPFC
背外側領域　109
背側経路　45
背側ストリーム　162
背内側前頭前野　230 → DMPFC
把持運動　63
パス　62

8の字型刺激装置　249
8の字（型）コイル　226, 255
発達障害　163
バッファ　7 → エピソード・バッファ
ハノイの塔　117, 168
　── 課題 / 問題　168, 197
パルス刺激　118
半球非対称性　111
半側空間無視患者　57
判断　23
晩年低下　103 → 機能低下
　── パターン　104
反応時間　85
反応抑制　180
反復プライミング　104
反復経頭蓋磁気刺激法　194, 250 → rTMS
非 TOM　208
被殻　21
被状核　21
非侵襲脳機能計測　223
非侵襲脳機能研究　241
非前頭葉課題　105
左半球機能障害仮説　165
否定文　146
非適刺激　47
比喩　166
ヒューマンエラー　3
表情　166
表象操作課題　228
不一致課題　31-32
フィードバック　56, 182-184
　── 情報　15
　── ループ　183
フィードフォワード　182-183
フィラー　94, 96
　── 語　97
フォーカス　80
　── 機能　15
　── 語　91-96
フォーカル色　33
フォスフォン　250
腹外側領域　109
腹側後頭側頭葉　165
腹側ストリーム　162
腹側被蓋野　21

腹側領域　82
腹内側前頭前野皮質　23 → VMPFC
符号化　109, 112, 203, 253
　　　── 過程　5
不思議な数7　127, 148
二つの視覚系　163
物体の認識　166
物体ワーキングメモリ（WM）　229-230
　　　── 課題　239
負のプライミング　169
プラン　3-4, 7
プランニング　168-169
ふり　194
ブローカ野/領域　20, 81, 83, 171, 204
プロスペクティブメモリ　22
プロセススペシフィック仮説　163
ブロックデザイン　164, 181
プローブ　204
　　　── 刺激　252
　　　── 単語　87
文意判断　137
文意判断課題　135
文章読解　107
　　　── テスト　124
文章理解　8, 90
　　　── 課題　171
文の時制　211
文のフォーカス　90
　　　── 語　94
平均正答率　115
並列分散システム　43
並列分散処理　44
ベースライン　53
　　　── 条件　207, 209-210
ヘッドコイル　35
ヘッドプローブ　234
辺縁系　21, 202
偏心度　47
扁桃体　21
報告数　129
報酬期待　19, 23, 198
紡錘状回　51, 62 → GF
傍帯状回　198
方略　82, 129, 135
方略差　7

ボクセル　36
　　　── ・レベル　115
保持　8, 106, 109, 139, 253
　　　── 機能　255
　　　── 作業　134
　　　── 段階　112
　　　── 量　134, 139, 146-148, 152
ポジトロン断層撮像法　13, 50, 106, 223 → PET
補償仮説　111
補償活動　111, 117
補足運動野　36, 180
補足眼野　57-58, 162 → SEF
ホットな実行系　200
　　　── 機能　199, 212
ボトムアップ　182-184

ま　行

マインドリーディング　193
マスク　60
マスクフレーム　61
マルチエレメントトラッキング実験　43
漫画絵　208
見えやすさ　60
ミラーシステム　21, 23-24, 195-197, 205 → "物真似"システム
ミラーニューロン　20
腹側経路　31, 45
名詞句　133
命題　133
明度　33
メタ意識　16
メタ機能　21
メタコントラストマスキング　60
メタ認識　24
メタ認知　16
メタ表象　16, 194, 196-197, 202
メタ分析　15, 125
メモリスパン　80, 127
メンタライジング機能　198
メンタルローテーション　82 → 空間回転課題
網膜　31, 45
黙読　80, 135, 137
目標　4
目標志向性　20
文字認識ユニット　44

270

モジュール　152
モジュレーション　54-56, 63-65
モジュレータ　58
モジュレート　59-60, 62-63, 66
モダリティ　152, 181, 241
モーダルモデル　5, 7
モチベーション　21-22, 198, 200
モニタ　96
モニタリング　83, 88
物語法　148
"物真似"システム　205　→ミラーシステム
　　音声的──　196
物忘れ　3
問題解決　223

や　行

有線外皮質　50, 53-55, 57-58, 60, 64
誘導電場　225
ユニット　45
ユニバーサルデザイン　11
容量（の）限界　128, 141
容量制約　5, 11
抑制　130
　　──機構　97
　　──機能　90, 197, 203, 213
　　──制御　78, 93
　　──メカニズム　107-108, 113, 116, 118
欲望　193
欲求　167
容量制約システム　12
弱い中心整合性　164

ら　行

ラージスケールネットワーク　174
ランダム運動　43
ランダムエフェクトモデル　36
ランダム効果モデル　115
ランダム生成　83
ランニングメモリスパン課題　137
リカーシブな意識　23, 196, 202, 213
リカーシブな心の働き　16
リスニングスパンテスト　86, 108　→ LST
離断性の色名呼称障害　32
リーディングスパン　123, 141
　　──課題　124

──テスト　15, 79, 104, 107, 252　→ RST
リハーサル　5, 30, 36, 81, 110, 128, 132, 135, 137, 162, 182
　　──過程　162
　　──機構　30, 39
　　──機能　38-39
　　──活動　196
　　維持──　130
流動性知能　107
領域固有　152
領域普遍的　152
両耳分離聴　150-151
　　──法　165
理論─理論　193, 195
臨床神経生理分野　225
ローカル　182
ロンドン塔課題　168, 179, 183　→ TOL

わ　行

ワーキングアテンション　11
ワーキングメモリ（WM）　3, 29, 63-65, 77, 103, 123, 161, 223, 239, 249
　　──課題　35, 104, 107, 152, 180, 229
　　──研究　124
　　──デザイン　11
　　──ネットワーク　176
　　──の個人差　224
　　──の退化　11
　　──の認知神経科学　12
　　──の負荷　171
　　──の保持量　151
　　──の容量　106, 149, 255
　　──の容量制約　106-107
　　──モデル　131, 223
我思う故に我あり　194

A-Z

ACC　20, 22, 82, 84-89, 95-98, 113, 115-118, 166-167, 198-199, 200-202, 208, 211-213　→前部帯状回
ACC-DLPFC　23
　　──のネットワーク　199
APFC　198　→前部前頭前野
Atkinson　5
B & H（型）モデル　5, 7, 13, 15

B＆Hのコンポーネントモデル　8
Baddeley, A.D.　5
BOLD　37, 118
　　── 効果　118
　　── 信号　249
　　── 信号値　37
Broadbent, D.E.　5, 7
CAPSモデル　8, 10
Carpenter, P.　7-8
Corsi-block test　229
Cross条件　36, 38-40
Cross-category条件　34
Cz　256 →頭頂中央
Daneman, M.　7
Difficult条件　146
DLPFC　15, 20, 82-89, 96-98, 163, 174, 198, 229, 250, 255-256 →背外側前頭前野領域
DMPFC　230 →背内側前頭前野
EEG　233 →脳波
EPMモデル　15
ERP　59 →事象関連電位
　　── 研究　53
F3　233
F4　233
FEF　57, 62 →前頭眼野
fMRI　13, 15-16, 29-30, 40, 48, 53-57, 60-61, 82-85, 87, 93, 96, 106, 109, 113, 118, 165-166, 171, 194, 199, 204, 209-211, 224, 238, 249-250, 252, 254, 257 →機能的磁気共鳴画像法
　　── 画像　93
　　── 信号　87
　　event-related ──　213
focus intrusion　92
fusiform gyrus　62
Galanter, E.　4
GF　62-63 →紡錘状回
GL　62-63 →舌状回
Goldman-Rakic, P.　8
Go-No Go　180
　　── 課題　86, 170
　　── 条件　179-180
HAROLD　111, 117
Hebb, D.O.　4, 8
HERAモデル　203, 205, 208
Hitch, G.　5

HSS　211-212
IPS　57, 62 →頭頂間溝
James, W　4, 8
Just, M.　8
lingual gyrus　62
LOC　55 →後頭外側複合体
Locke, J.　4
LSS　211-212
LST　86-87, 97, 108, 112 →リスニングスパンテスト
　　── 条件　86-87
MATLAB　114
MEG　14, 55, 118 →脳磁場計測
　　── 実験　55
MFG　255 →中前頭回
Miller, G.A.　4
Moderate条件　146
MPFC　16, 21, 198, 201 →内側前頭前野皮質
MRIスキャナ　35
MT　53
N-back　173
　　── 課題　35, 165, 171, 176, 178, 180-181, 228, 230, 237, 252, 254
non-focused RST（NF-RST）　91-95, 97 → RST
　　── 条件　95
OFC　21, 198 →眼窩前頭葉皮質
OSM　250 →オブジェクト置き換えマスキング
OST　80, 84, 90 →オペレーションスパンテスト
P1成分　53
PCC　201 →後部帯状回
PET　14, 57, 81, 83, 106, 109, 118, 194, 204-205, 208, 223-224, 238 →ポジトロン断層法
PFC　19 →前頭前野
PMdr　57, 62 →背外側運動前野
Pribram, K.H.　4
PSTS　200 →後部上側頭溝
READ条件　93
ROI　37, 254 →関心領域
RST　15, 79-80, 83-84, 86-87, 89-91, 96-98, 104, 107, 112, 118, 124-125, 127, 131, 135, 137, 139, 141, 143, 145, 147-148, 151, 199, 208, 211, 252-255, 257 →リーディングスパンテスト
　　── ＋　140, 143, 145-146
　　── ＃　140-141, 143, 145
　　── スパン得点　86

―― 課題　16, 89, 254
―― 条件　87
―― 成績　134
　focused ―― （F- ――）　91, 93-95, 97
rTMS　194, 250, 254 →反復経頭蓋磁気刺激法
SAS　29
Sca　62 →鳥距溝
SEF　57 →補足眼野
SEM　199 →共分散構造分析
Shiffrin, R.M.　5
SPM2　36
SPM99　114
STM　107 →短期記憶
STS　23, 202 →上側頭溝
（T＋S－）　210-211 →自己帰属，他者帰属
（T＋S＋）　210 →自己帰属，他者帰属
（T－S－）　209, 211 →自己帰属，他者帰属
（T－S＋）　210-211 →自己帰属，他者帰属
tDCS　250 →経頭蓋直流刺激
TMS　14, 16, 59, 118, 194, 224-227, 229, 233, 237-241, 249-250, 252-253, 255-257 →経頭蓋磁気刺激法
　―― パルス　16
　―― 刺激　212
TOL　180 →ロンドン塔課題
TOM　23, 166-167, 176, 178, 193-195, 197, 199-203, 208-209, 211-213 →心の理論
　―― 課題　211-212
　―― 文　211
TP　198 →側頭葉
TPJ　198, 200-203, 211, 213 →側頭頭頂接合領域
VLPFC　20, 82, 163, 196, 204, 230 →前頭前野腹外側
VMPFC　23 →腹内側前頭前野皮質
VSSP　14 →視空間スケッチパッド
WCST　168-169, 197 →ウィスコンシン・カードソーティング課題
Within 条件　36-38, 40
Within-category 条件　34
WMS-III　168 →ウェクスラーメモリースケール
Word 条件　35, 37-39
Wundt, W.　4

著者略歴

苧阪　直行（おさか　なおゆき）
　京都大学名誉教授
　1946年生まれ．1976年，京都大学大学院文学研究科博士課程修了
　文学博士
　主要編著書，論文に，
　The Cognitive Neuroscience of Working Memory. Oxford University Press, 2007
　Object Recognition, Attention and Action, Springer Verlag, 2007
　Neural Basis of Consciousness, John Benjamins Publishing, 2003
　The neural basis of executive function in working memory: an fMRI study based on individual differences, Neuroimage, 21, 623-631, 2004.
　『脳とワーキングメモリ』，京都大学学術出版会，2000
　『実験心理学の誕生と展開』，京都大学学術出版会，2000
　など

編著者
苧阪直行（上記）
苧阪満里子　大阪大学大学院人間科学研究科教授
越野英哉　　カリフォルニア大学サンベルナルディーノ校准教授
森下正修　　京都府立大学福祉社会学部准教授
坪見博之　　富山大学人文学部准教授
大塚結喜　　京都大学こころの未来研究センター研究員
田中悟志　　名古屋工業大学若手研究イノベータ養成センター准教授
池田尊司　　大阪大学大学院工学研究科特任助教

ワーキングメモリの脳内表現　　　　　　　　©Naoyuki Osaka 2008
2008年2月10日　初版第一刷発行
2013年5月30日　初版第二刷発行

　　　　　　　　　　編著者　　苧　阪　直　行
　　　　　　　　　　発行人　　檜　山　爲次郎
　　　　発行所　　京都大学学術出版会
　　　　　　　　　京都市左京区吉田近衛町69番地
　　　　　　　　　京都大学吉田南構内（〒606-8315）
　　　　　　　　　電　話　（075）761-6182
　　　　　　　　　FAX　（075）761-6190
　　　　　　　　　URL　http://www.kyoto-up.or.jp
　　　　　　　　　振　替　01000-8-64677

ISBN978-4-87698-736-8　　　　　印刷・製本　㈱クイックス
Printed in Japan　　　　　　　　定価はカバーに表示してあります

本書のコピー，スキャン，デジタル化等の無断複製は著作権法上での例外を除き禁じられています．本書を代行業者等の第三者に依頼してスキャンやデジタル化することは，たとえ個人や家庭内での利用でも著作権法違反です．